D1691046

Thieme

Die Lungenfunktion

Methodik und klinische Anwendungen

Herausgegeben von
Wolfgang T. Ulmer
Dieter Nolte
Josef Lecheler
Thorsten Schäfer

Unter Mitarbeit von

Pál L. Bölcskei
Hartmut Kronenberger
Harald Mitfessel
Denis Nowak
Karl Rasche
Jens Schlegel
Ernst Wilhelm Schmidt
Dieter Schött

6., völlig neu gestaltete Auflage

85 Abbildungen
23 Tabellen

Georg Thieme Verlag
Stuttgart · New York

*Die Deutsche Bibliothek –
CIP-Einheitsaufnahme*
Die Lungenfunktion:
Methodik und klinische Anwendung / Wolfgang Ulmer... – 6., völlig neu bearb. Aufl. – Stuttgart : Thieme, 2001

1. Auflage 1970
1. italienische Auflage 1975
2. Auflage 1976
3. Auflage 1983
4. Auflage 1986
5. Auflage 1991

Wichtiger Hinweis:
Wie jede Wissenschaft ist die Medizin ständigen Entwicklungen unterworfen. Forschung und klinische Erfahrung erweitern unsere Erkenntnisse, insbesondere was Behandlung und medikamentöse Therapie anbelangt. Soweit in diesem Werk eine Dosierung oder eine Applikation erwähnt wird, darf der Leser zwar darauf vertrauen, dass Autoren, Herausgeber und Verlag große Sorgfalt darauf verwandt haben, dass diese Angabe **dem Wissensstand bei Fertigstellung des Werkes** entspricht.

Für Angaben über Dosierungsanweisungen und Applikationsformen kann vom Verlag jedoch keine Gewähr übernommen werden. **Jeder Benutzer ist angehalten**, durch sorgfältige Prüfung der Beipackzettel der verwendeten Präparate und gegebenenfalls nach Konsultation eines Spezialisten festzustellen, ob die dort gegebene Empfehlung für Dosierungen oder die Beachtung von Kontraindikationen gegenüber der Angabe in diesem Buch abweicht. Eine solche Prüfung ist besonders wichtig bei selten verwendeten Präparaten oder solchen, die neu auf den Markt gebracht worden sind. **Jede Dosierung oder Applikation erfolgt auf eigene Gefahr des Benutzers.** Autoren und Verlag appellieren an jeden Benutzer, ihm etwa auffallende Ungenauigkeiten dem Verlag mitzuteilen.

© 2001 Georg Thieme Verlag
Rüdigerstraße 14
D-70469 Stuttgart
Unsere Homepage:
http://www.thieme.de

Printed in Germany

Zeichnungen:
Joachim Hormann, Stuttgart
Umschlaggestaltung:
Martina Bege, Erbach-Ernsbach
Satz: Druckerei Sommer,
D-91555 Feuchtwangen
(System: 3B2, Version 6.05)
Druck:
Druckerei Sommer, Feuchtwangen

ISBN 3-13-448806-X   1 2 3 4 5 6

Geschützte Warennamen werden **nicht** besonders kenntlich gemacht. Aus dem Fehlen eines solchen Hinweises kann also nicht geschlossen werden, dass es sich um einen freien Warennamen handelt.

Das Werk, einschließlich aller seiner Teile, ist urheberrechtlich geschützt. Jede Verwertung außerhalb der engen Grenzen des Urheberrechtsgesetzes ist ohne Zustimmung des Verlages unzulässig und strafbar. Das gilt insbesondere für Vervielfältigungen, Übersetzungen, Mikroverfilmungen und die Einspeicherung und Verarbeitung in elektronischen Systemen.

Vorwort zur 6. Auflage

„Die Funktionsdiagnostik der Lunge wurde von Jahr zu Jahr durch neue Methoden verbessert. ... Aber auch mit diesen Methoden kann eine qualitative und quantitative Zuordnung entsprechender Ausfallserscheinungen zu typischen Funktionsstörungen nur gelingen, wenn die Grundlagen der Lungenfunktion und die Grundlagen der verschiedenen Typen von Funktionsstörungen verstanden werden. ... Wir haben uns bemüht, aus der Vielzahl wertvoller physiologischer und pathophysiologischer Grundlagen in bewusster Vereinfachung darzustellen, was für die Klinik wesentlich ist."

Diese Sätze aus dem Vorwort der 1. Auflage von 1970 gelten auch heute noch, und bis zur 5. Auflage konnten diese Ziele für jede neue Auflage durch Korrekturen, Ergänzungen und Auslassungen erreicht werden. Die Bedeutung der Funktionsdiagnostik und unser Wissen zu den Grundlagen sind in den vergangenen 30 Jahren jedoch so gewachsen, dass es nicht mehr allein mit Ergänzungen getan sein kann. So haben wir uns entschlossen, die Grundprinzipien der bisherigen Auflagen beizubehalten, die 6. Auflage aber neu zu schreiben.

In der Klinik sind mit ganz neuen Fachgebieten und mit der Entwicklung der Pneumologie Schwerpunkte entstanden, die eine eigenständige Darstellung erfordern. So werden z.B. die Grundlagen schlafassoziierter Störungen und die für deren Diagnostik bedeutsamen Methoden sowie die Besonderheiten der Pneumologie im Kindesalter den klinischen Schwerpunkten entsprechend in neuen Kapiteln dargestellt.

Die Grundlagen der Lungenfunktion wurden zunehmend wesentlicher Bestandteil vieler medizinischer Fachbereiche. Diese Grundlagen will der erste Teil des Buches vermitteln. Die funktionsanalytischen Methoden, die für die Diagnostik, die Therapieüberwachung und für das Begutachtungswesen eingesetzt werden, fordern ein hohes Maß an Präzision und Erfahrung. Im zweiten Teil, „Methodik der Funktionsdiagnostik", werden diese daher getrennt dargestellt. Nur das Beherrschen beider Teile kann zufriedenstellende Ergebnisse sichern.

Bei der 1. Auflage waren wir bemüht, eine vollständige Literaturübersicht zu erreichen. Mit 18 Seiten Literaturangaben war dies 1970 noch möglich. Heute würde die Vollständigkeit der Literatur die Gesamtseitenzahl dieses Bandes überschreiten. Um die Entwicklung verstehen zu können, haben wir zum einen entsprechende ältere Arbeiten – auch Klassiker – zitiert. Neuere Arbeiten konnten wegen der enormen Ausweitung der Publikationen leider nur in Auswahl aufgenommen werden. Dem Interessierten wird diese Auswahl aber sicher weiterhelfen.

Die Namen der Herausgeber haben sich zum Teil, den neuen Schwerpunkten der Mitarbeit entsprechend, verändert. Viele Ergebnisse sind aus der intensiven Diskussion in verschiedenen Arbeitskreisen entstanden. Dort, wo neue Ergebnisse vorgestellt werden, möge die neue Auflage auch dazu anregen, durch kritische Diskussion zu weiteren Erkenntnissen zu gelangen. Wie bei den früheren Auflagen sind wir für Anregungen, die wir alle beantworten werden, sehr dankbar.

Wenn „Die Lungenfunktion" jetzt in ganz neuer Form erscheint, so hoffen die Herausgeber doch, dass das Werk auch in diesem neuen Gewand dem alten Ziel „zum Wohl der Patienten" treu geblieben ist und entsprechend aufgenommen wird.

Bochum,
im Dezember 2000

Für die Herausgeber
Wolfgang T. Ulmer

Vorwort zur 1. Auflage

Die Lunge muss den äußeren Gasaustausch bewältigen und dadurch für die Aufrechterhaltung normaler arterieller Blutgaskonzentrationen sorgen. Der Kreislauf, insbesondere das rechte Herz, ist von der Intaktheit des Lungengefäßsystems insoweit abhängig, als das gesamte erforderliche Herzzeitvolumen die Lunge mit normalem – sehr geringem – Gefäßwiderstand passieren muss.

Die Lunge ist auch mit anderen Funktionen, welche noch vorwiegend Gegenstand der Forschung sind, in den Dienst des Organismus gestellt. Jede spezifische Organfunktion steht mehr oder weniger eng mit anderen Funktionskreisen des Organismus in Verbindung. Die Funktionsdiagnostik ist bestrebt, die spezifische Funktion eines Organs, abgegrenzt von anderen Funktionseinheiten, zu erfassen.

Die Funktionsdiagnostik der Lunge wurde von Jahr zu Jahr durch neue Methoden verbessert. Bei der Vielzahl von Methoden, die in einer Reihe von hervorragenden Werken beschrieben sind, haben wir den Versuch unternommen, diejenigen in den Mittelpunkt zu stellen, welche am sichersten zu den für die Klinik wichtigen Aussagen kommen.

Eine gewisse Subjektivität muss hierbei in Kauf genommen werden.

Aber auch mit diesen Methoden kann eine qualitative und quantitative Zuordnung entsprechender Ausfallserscheinungen zu typischen Funktionsstörungen nur gelingen, wenn die Grundlagen der Lungenfunktion und die Grundlagen der verschiedenen Typen von Funktionsstörungen verstanden werden. Unsere Erfahrung mit Studierenden in unseren Laboratorien hat gezeigt, dass es offenbar schwierig ist, die Grundlagen aus der umfangreichen Fachliteratur herauszuarbeiten. Wir haben uns bemüht, aus der Vielzahl wertvoller physiologischer und pathophysiologischer Grundlagen in bewusster Vereinfachung darzustellen, was für die Klinik wesentlich ist.

Bochum und Gießen,
im Januar 1970

Wolfgang T. Ulmer
Gerhard Reichel
Dieter Nolte

Anschriften

Bölcskei, P. L., Univ.-Doz. Dr. med.
Medizinische Klinik III
Schwerpunkt Pneumologie
Klinikum Nürnberg
Prof.-Ernst-Nathan-Straße 1
90340 Nürnberg

Kronenberger, H., Priv. Doz. Dr. med.
Klinik Westfalen GmbH
Sandwall 25–27
25938 Wyk auf Föhr

Lecheler, J., Dr. med.
Jugenddorf Buchenhöhe
Asthmazentrum
Buchenhöhe 16
83471 Berchtesgaden

Mitfessel, H., Dr. med.
Elberfelderstraße 10
42853 Remscheid

Nolte, D., Prof. Dr. med.
Städtisches Krankenhaus
II. Medizinische Abteilung
Riedelstraße 5
83435 Bad Reichenhall

Nowak, D., Prof. Dr. med.
Institut und Poliklinik
für Arbeits- und Umweltmedizin
Klinikum Innenstadt
Ziemssenstraße 1
80336 München

Rasche, K., Priv. Doz. Dr. med.
Berufsgenossenschaftliche Kliniken Bergmannsheil
Klinikum d. Ruhr-Universität Bochum
Abt. f. Pneumologie-Allergologie u. Schlafmedizin
Bürkle-de-la-Camp-Platz 1
44789 Bochum

Schäfer, Th., Priv. Doz. Dr. med.
Ruhr-Universität Bochum
Abt. für Angewandte Physiologie
44780 Bochum

Schlegel, J., Dr.
Universitäts-Klinikum Mainz
Innere Med. – Pneumologie
Langenbeckstraße 1
55131 Mainz

Schmidt, E. W., Priv. Doz. Dr. med.
Krankenhaus Küchwald
Klinik für Innere Medizin IV
Bürgerstraße 2
09113 Chemnitz

Schött, D., Priv. Doz. Dr.
Chefarzt der Inneren Abteilung
Akademisches Lehrkrankenhaus d.
Universität Marburg
Kohlbettstraße 15
57072 Siegen

Ulmer, W. T., Prof. Dr. Dr. h.c.
Waldring 97
44789 Bochum

Inhaltsverzeichnis

I Grundlagen

1 Atemmechanik: Strömungswiderstand, Gewebswiderstand, Dehnbarkeit

Strömungswiderstände in den Atemwegen 3
    Obstruktive Atemwegserkrankungen 3
Gewebswiderstand und Dehnbarkeit 7
    Dehnbarkeit der Lungen und der Thoraxwand 8
    Messung der Compliance 10
    Pleuraspalt 12

2 Physiologie und Pathophysiologie der Atemwege

Bronchien 13
    Bronchiale Entzündungen 13
    Sputum und Kondensatanalysen 14
    Bronchoalveoläre Lavage 15

3 Ventilation und Atmungsregulation

Respiratorischer Quotient 16
Atemminutenvolumen 16
Totraum und Alveolarraum 18
Atmungsregulation 20
    Regulation durch den Kohlensäuredruck und die Wasserstoff-
    ionenkonzentration 21
    Regulation durch den Sauerstoffdruck 23
    Mundokklusionsdruck $P_{0,1}$ 23

4 Lungenkreislauf und Gasaustausch

Lungenkreislauf 25
    Druckverhältnisse 25
    Alveolargasabhängige Regulation des Gefäßwiderstandes 28
    Einfluss der Atmung auf den Pulmonalkreislauf 30
    Bronchialkreislauf 32
    Gestörter Blutfluss im Lungenkreislauf 33
Gasaustausch und dessen Störungen 38
    Sauerstoffaufnahme 38
    Kohlensäureabgabe 40
    Diffusion 42
    Verteilungsstörungen 45
Künstliche Beatmung 50
    Indikationen 50
    Beatmungsmethoden 51

5 Schlafassoziierte Störungen der Atmung

Obstruktive Schlafapnoen (OSA) und obstruktive Hypopnoen 53
    Einteilung 53
    Schweregrad 56
    Epidemiologie 57
    Therapieindikationen 57
    Therapie 57
Zentrale Schlafapnoen 58
    Einteilung 58
    Therapie 61
Alveoläre Hypoventilation 61
    Pathophysiologie 61
    Einteilung 62
    Diagnostik 63
    Therapie 63
Besonderheiten im Kindesalter 64
    Frühgeborene 64
    Säuglinge und Kleinkinder 64
    Ältere Kinder 65

6 Besonderheiten der Grundlagen im Kindesalter

Bronchialsystem im Kindesalter 66
Bronchitis im Kindesalter 66
    Anamnese 66
    Risikofaktoren 67
    Diagnostik 67
    Therapie 67
    Prognose 68

II Methodik der Funktionsdiagnostik

7 Einführung in die Funktionsdiagnostik

Indikationen 71
Qualität der Messungen: Laborleiter, Assistenz 71
Verschiedene funktionsanalytische Methoden 72

8 Spirometrie

Messverfahren 73
Parameter im Einzelnen 75
    Vitalkapazität (VC) 75
    1-Sekunden-Wert (FEV1) 77
    MEF 75 %, 50 %, 25 % 79
    Peak-Flow-Messung (PEF) 79
    Flussvolumenkurve 80
    Exspiratorisches Reservevolumen (ERV), Residualvolumen (RV)
    und totale Lungenkapazität (TLC) 84

9 Ganzkörperplethysmographie

Messverfahren für IGV und Ra_w 86
    Physikalisch-technische Grundlagen 86

Inhaltsverzeichnis

Untersuchungsablauf	87
Interpretation der Befunde	89
Pathologische Strömungswiderstandskurven	89
Hilfslinien zur numerischen Bestimmung der Kurvenverläufe	90

10 Korrelationen und Sollwerte von Spirometrie und Ganzkörperplethysmographie

Korrelationen der Strömungswiderstandskurven mit spirometrischen Funktionsparametern	92
Ursachen der Variabilitäten zwischen den Funktionsparametern	93
Sollwerte und Sollwertformeln der Spirometrie und der Ganzkörperplethysmographie	94

11 Oszilloresistometrie, Unterbrechermethode und $P_{0,1}$-Messung

Oszilloresistometrie (ORM)	96
Unterbrechermethode	97
$P_{0,1}$	98

12 Messung der Lungendehnbarkeit (Lungencompliance, C_L)

Physikalisch-technische Grundlagen	102
Untersuchungsablauf	102
Interpretation der Befunde	103

13 Diffusion (Transferfaktor T_{LCO}), Blutgas- und Atemgasanalyse in Ruhe und unter Belastung

Transferfaktor (T_{LCO}) und Tranferkoeffizient (T_{LCO}/V_A)	105
Einatemzugmethode (T_{LCOsb})	106
CO-Steady-State-Methode (T_{LCOss})	107
Fehlermöglichkeiten bei der Transferfaktorbestimmung	107
Aussagefähigkeit des Transferfaktors	108
Blutgasanalyse	108
Atemgasanalyse	109
Belastungsversuch	110
Beurteilung	110

14 Inhalative Provokationstests, Bronchodilatationstests und CO_2-Antwort-Versuche

Inhalativer Provokationstest	112
Einkonzentrationstest	113
Mehrkonzentrationstest	114
Vergleich der verschiedenen Methoden	115
Bronchodilatationstests	115
CO_2-Antwort	116
CO_2-Rückatmung	117
CO_2-Rampenverfahren	117
Ergebnisse	117

15 Analyse schlafassoziierter Störungen

Analyse des Schlafes 119
    Schlafstadienanalyse 119
Messung der Atmung und der Atmungsbewegungen 120
    Messung von Fluss und Volumen im Schlaf 120
    Atmungsbewegungen im Schlaf 122
    Genauigkeit der nichtinvasiven Ventilationsmessungen 125
    Ösophagusdruckmessung 125
    Auswertung der Atmungsmessungen 125
Oxygenierung und CO_2-Partialdruck 126
    Oxygenierung 126
    CO_2-Partialdruck 127
Weitere Parameter der Polysomnographie 129
    Herz-Kreislauf-Parameter 129
    Bewegungen und Geräusche 129
Nichtlaborgebundene Funktionsdiagnostik 130
Besonderheiten der schlafassoziierten Störungen im Kindesalter ... 131
    Messverfahren 131
    Auswertung 132

16 Methodische Besonderheiten im Kindesalter

Allgemeines 133
    Sollwertformeln 133
    Funktionsdiagnostik bei Kindern 133
Funktionsdiagnostische Methoden und Parameter im Einzelnen ... 134
    Spirometrie 134
    Ganzkörperplethysmographie 136
    Oszilloresistometrie 137
    Lungencompliance 137
    Transferfaktor 137
    Blutgasanalyse 137
    Atemgasanalyse 138
    Belastungsuntersuchungen 138
    Bronchodilatationstest 138

III Anhang

Tabellen und Umrechnungsfaktoren 141
    BTPS-Korrekturfaktoren 141
    STPD-Korrekturfaktoren 142
    Hasselbalch-Henderson-Formel 148
    Sollwert des alveolären Sauerstoffdruckes 150
    O_2-Bindungskapazität des Hämoglobins 150
    O_2 in physikalischer Lösung im Blut (ml) 151
    CO_2 in physikalischer Lösung im Blut 151
    CO_2-Umrechnungsfaktoren 151
    Umrechnungsfaktoren für Säure-Basen-Haushalt 151
    Umrechnungsfaktoren für K und Cl 151
    Formel zur Berechnung des Wasserdampfdruckes 152
Gebräuchliche Symbole für Atmung und Kreislauf 156
Weiterführende bzw. Originalliteratur 161

Sachverzeichnis 171

In diesem Buch verwendete Abkürzungen

AMV, MV	Atemminutenvolumen
A_t	Exspirationszeit für Alveolarluftanteil
AV, AZV, TV, V_T	Atemzugvolumen
BTPS-Bedingungen	bei Körpertemperatur und -druck, unter diesen Bedingungen wasserdampfgesättigt
C_L	Compliance der Lunge
C_{Lstat}	statische Lungendehnbarkeit (bei Atemstillstand oder Quasi-Apnoe gemessen)
C_{spez}	spezifische Compliance
C_{th}	Compliance des Thorax
ERV	exspiratorisches Reservevolumen
E_t	Exspirationszeit
EVC	exspiratorische Vitalkapazität
$FECO_2$	fraktionelle exspiratorische Kohlendioxidkonzentration
FEN_2	fraktionelle exspiratorische Stickstoffkonzentration
FEO_2	fraktionelle exspiratorische Sauerstoffkonzentration
FEV1	1-Sekunden-Wert
FEVC, FVCE	forcierte exspiratorische Vitalkapazität
FIN_2	fraktionelle inspiratorische Stickstoffkonzentration
FIO_2	fraktionelle inspiratorische Sauerstoffkonzentration
F_iO_2	paramagnetische PO_2-Messung in der Atemluft
FIVC, FVCI	forcierte inspiratorische Vitalkapazität
FRC	funktionelle Residualkapazität (~IGV)
FV	Flussvolumenkurve
FVCE, FEVC	forcierte exspiratorische Vitalkapazität
FVCI, FIVC	forcierte inspiratorische Vitalkapazität
Hf b-b	Schlag-zu-Schlag-Analyse der Herzfrequenz aus dem EKG
IGV, ITGV	intrathorakales Gasvolumen
IVC	inspiratorische Vitalkapazität
K_{abd}	abdominaler Volumen-Bewegungs-Koeffizient
K_{CO}, T_{LCO}/V_A	Transferkoeffizient
K_{tho}	thorakaler Volumen-Bewegungs-Koeffizient
MEF 25 %	maximale Strömung bei 25 % noch auszuatmender Vitalkapazität
MEF 50 %	maximale Strömung bei 50 % noch auszuatmender Vitalkapazität
MEF 75 %	maximale Strömung bei 75 % noch auszuatmender Vitalkapazität
M_t	Exspirationszeit für Mischluftanteil
MV, AMV	Atemminutenvolumen
ODI	Oxygen Desaturation Index
OSA	obstruktive Schlafapnoen
$P_{0,1}$	Mundokklusionsdruck
$P_{0,1\ max}$	der bei der $P_{0,1}$-Messung maximal erreichte Wert
P_A	Druck im Alveolarraum
ΔP_{A0}	Druckdifferenz im Alveolarraum bei Strömungsnull
ΔP_{At}	atemsynchrone alveoläre maximale Druckdifferenz

Abkürzungen

PC20 %	Konzentration, bei der FEV1 beim inhalativen Provokationstest um mehr als 20 % absinkt
PC30 dPa/l/s	Konzentration, bei der R_t beim inhalativen Provokationstest um mehr als 30 dPa/l/s ansteigt
PCO_{2A}	alveolärer Kohlensäurepartialdruck
PCO_{2a}	arterieller Kohlensäurepartialdruck
PCO_{2Aendt}	alveolärer endexspiratorischer Kohlensäurepartialdruck
PCO_A	alveolärer Kohlenmonoxidpartialdruck
PCO_v	venöser Kohlenmonoxidpartialdruck
PD20 %	Substanzmenge (Dosis), bei der FEV1 beim inhalativen Provokationstest um mehr als 20 % absinkt
PD30 dPa/l/s	Substanzmenge (Dosis), bei der R_t beim inhalativen Provokationstest um mehr als 30 dPa/l/s ansteigt
PEF	exspiratorischer Spitzenfluss
P_{el}	elastischer Retraktionsdruck der Lunge
PF	Spitzenfluss
P_{imax}	der bei der willkürlichen Inspiration maximal erreichbare Wert
P_l	Druck Lunge
$P_{Nase}int$	integrierter Nasendruck
$P_{O2\,A}$	alveolärer Sauerstoffpartialdruck
P_{O2a}	arterieller Sauerstoffpartialdruck
P_{pl}	Pleuradruck
P_{th}	Druck Thoraxwand
$R0_E$	Resistance zu Beginn der Exspiration
$R0_I$	Resistance zu Beginn der Inspiration
R_{aw}	Strömungswiderstand in den Atemwegen
RIP_{abd}	Rohsignal der respiratorischen Induktionsplethysmographie vom Abdomen
RIP_{tho}	Rohsignal der respiratorischen Induktionsplethysmographie vom Thorax
R_{oe}	oszillatorisch bestimmter endexspiratorischer Widerstand
R_{oi}	oszillatorisch bestimmter endinspiratorischer Widerstand
R_{os}	oszillatorisch bestimmter Atemwiderstand
RQ	respiratorischer Quotient
R_t	totale Resistance, Gesamtwiderstand
Rt_E	totale exspiratorische Resistance
Rt_I	totale inspiratorische Resistance
R_u	mit der Unterbrechermethode gemessener Strömungswiderstand
RV	Residualvolumen
S_{aO2}	arterielle Sauerstoffsättigung
STPS-Bedingungen	bei Standardtemperatur und -druck, unter diesen Bedingungen wasserdampfgesättigt
$tcPCO_2$	PCO_2-Messung mit transkutaner Elektrode
$tcPO_2$	PO_2-Messung mit transkutaner Elektrode
Tho Imp	Thoraximpedanz
TLC	totale Lungenkapazität, Totalkapazität
T_{LCO}	Transferfaktor
T_{LCO}/V_A, K_{CO}	Transferkoeffizient
T_{LCOss}/V_A	mit der Steady-State-Methode bestimmter Transferkoeffizient

Abkürzungen

T_{LCOsb}/V_A	mit der Single-Breath-Methode bestimmter Transferkoeffizient
TSVC	„two-stage" VC
TV, AV, AZV, V_T	Atemzugvolumen
URAS	Ultrarotabsorptionsschreiber
$\dot{V}/\dot{Q}$	Ventilations-Perfusions-Verhältnis
V_{abd}	kompartimentelles Volumen im Abdomen
VC	Vitalkapazität
VD	funktioneller Totraum
V_T, AV, AZV, TV	Atemzugvolumen
V_{tho}	kompartimentelles Volumen im Thorax
V_TRIP	Darstellung des Atemzugvolumens mittels kalibrierter Induktionsplethysmographie

I Grundlagen

1 **Atemmechanik: Strömungswiderstand, Gewebswiderstand, Dehnbarkeit**

2 **Physiologie und Pathophysiologie der Atemwege**

3 **Ventilation und Atmungsregulation**

4 **Lungenkreislauf und Gasaustausch**

5 **Schlafassoziierte Störungen der Atmung**

6 **Besonderheiten der Grundlagen im Kindesalter**

1 Atemmechanik: Strömungswiderstand, Gewebswiderstand, Dehnbarkeit

Atemarbeit

Die Lungenventilation stellt den Gasaustausch sicher. Sie erfordert Atemarbeit, die gegen Strömungswiderstände in den Atemwegen und gegen elastische Widerstände zu leisten ist. Unter physiologischen Bedingungen ist die zu leistende Atemarbeit gegen die Strömungswiderstände mit ca. 20 dPa/l/s und bei den Dehnbarkeitsverhältnissen der Lungen mit 200 ml/dPa recht gering. In Ruhe werden hierfür 0,25 – 0,5 ml O_2/min benötigt, was 1 – 2 % des Grundumsatzes entspricht.

Die Ventilation steigt unter körperlicher Belastung zusammen mit dem Sauerstoffverbrauch linear an. Die entsprechend gesteigerte Atemarbeit ist unter physiologischen Bedingungen auch bei schwerer körperlicher Belastung nicht leistungsbegrenzend.

Bei den meisten bronchopneumonischen Erkrankungen treten Störungen der Atemmechanik auf, die im pathophysiologischen Geschehen dann eine zentrale Rolle spielen.

Atemmechanische Störungen

Atemmechanische Störungen können relativ plötzlich auftreten, aber auch im Rahmen anderer Krankheiten zustande kommen. In jedem Fall ist es bedeutsam, sie möglichst frühzeitig zu erkennen, da oft weitgehende, hervorragende therapeutische Möglichkeiten zur Verfügung stehen. Deren zu später oder ganz fehlender Einsatz hat weitreichende, unter Umständen dramatische Konsequenzen. Die adäquate funktionsdiagnostische Untersuchung ist deshalb wichtig.

> •••• Auf die individuell sehr unterschiedliche Sensitivität der Patienten, diese Störungen z. B. als Atemnot zu empfinden, ist kein Verlass (Bijl-Hofland et al. 1999). Erst in fortgeschrittenen Stadien werden entsprechende Atemnotbeschwerden regelhaft geklagt. Die Funktionsdiagnostik ist aber auch für die Diagnose, die Begutachtung (Begutachtungswesen), die optimale Therapieeinstellung und für die Therapiekontrolle unerlässlich. Nur eine funktionsanalytisch kontrollierte Therapie darf als optimal angesehen werden.

Strömungswiderstände in den Atemwegen

Obstruktive Atemwegserkrankungen

> •••• Die Strömungswiderstände in den Atemwegen sind bei obstruktiven Atemwegserkrankungen erhöht. Obstruktive Atemwegserkrankungen, die auf unterschiedlichen Mechanismen beruhen und so auch mit unterschiedlichen Diagnosen belegt sein können, zählen zu den häufigsten Erkrankungen.

Endobronchiale und exobronchiale Faktoren

Erhöhter Bronchialmuskeltonus und Schleimverlegung der Bronchien, gelegentlich auch bösartige sowie gutartige Tumoren in den Bronchien sind als endobronchiale Faktoren von den exobronchialen abgrenzbar.

Entspannungsobstruktion

Die exobronchialen Faktoren beruhen auf Mechanismen, die zu einer Entspannung des Lungengewebes führen. Hiermit werden die Bronchien enger gestellt. Kompression der Lungen, wie bei Pleuraergüssen oder auch bei

1 Atemmechanik

Pneumothorax, führen zu einer solchen Entspannungsobstruktion. Die häufigste Ursache der Entspannungsobstruktion ist der für die Emphysembildung pathognomonische Elastizitätsverlust der Lungen.

Erhöhter Bronchialmuskeltonus

Der für die endobronchiale Obstruktion meist dominierend erhöhte Bronchialmuskeltonus entsteht durch bei verschiedenen Entzündungsprozessen frei werdende bronchokonstriktorisch wirkende Mediatoren (Frossard und Barnes 2000). Allergische, bakterielle und virale Entzündungen sind hier jeweils allein oder auch synergistisch wirksam. Für den Bronchialmuskeltonus, der zirkadiane Rhythmik zeigt, ist auch das vegetative Nervensystem von großer Bedeutung. Der Sympathikus wirkt bronchodilatierend, was therapeutisch mit den β_2-Sympathikomimetika genutzt wird. Der Parasympathikus – N. vagus – wirkt bronchokonstriktorisch; seine Wirkung kann zusammen mit den bronchokonstriktorischen Mediatoren als Multiplayer beschrieben werden. Therapeutisch wird dies durch Einsatz des Anticholinergikums Ipratropiumbromid (Atrovent) oder auch in der synergistischen Kombination eines Sympathikomimetikums mit dem Anticholinergikum, wie im Berodual vorliegend, bei Atemwegsobstruktionen genutzt.

Strömungswiderstandskurve

Die Strömung der Luft in den Atemwegen ist bei gesunden Personen eine lineare Funktion des inspiratorisch wie exspiratorisch aufgebrachten Druckes. Der Strömungswiderstand in den Atemwegen ist unabhängig von der Mitarbeit und ohne wesentliche Belastung des Patienten mit der Ganzkörperplethysmographie (s. S. 86) zuverlässig messbar. Aufgezeichnet wird entsprechend den Kalibrierfaktoren die Strömungswiderstandskurve, die bei Gesunden auch entsprechend linear verläuft: doppelter Alveolardruck = doppelte Luftströmung (Abb. 1.**1**).

Homogene Obstruktion

Diese Linearität bleibt bei homogener Obstruktion erhalten. Raumfordernde Prozesse in der Trachea, wie Tumoren, erhöhen die Strömungswiderstände in dieser Weise. Die Kurven verlaufen dann lediglich flacher (höherer Druck für gleiche Strömung).

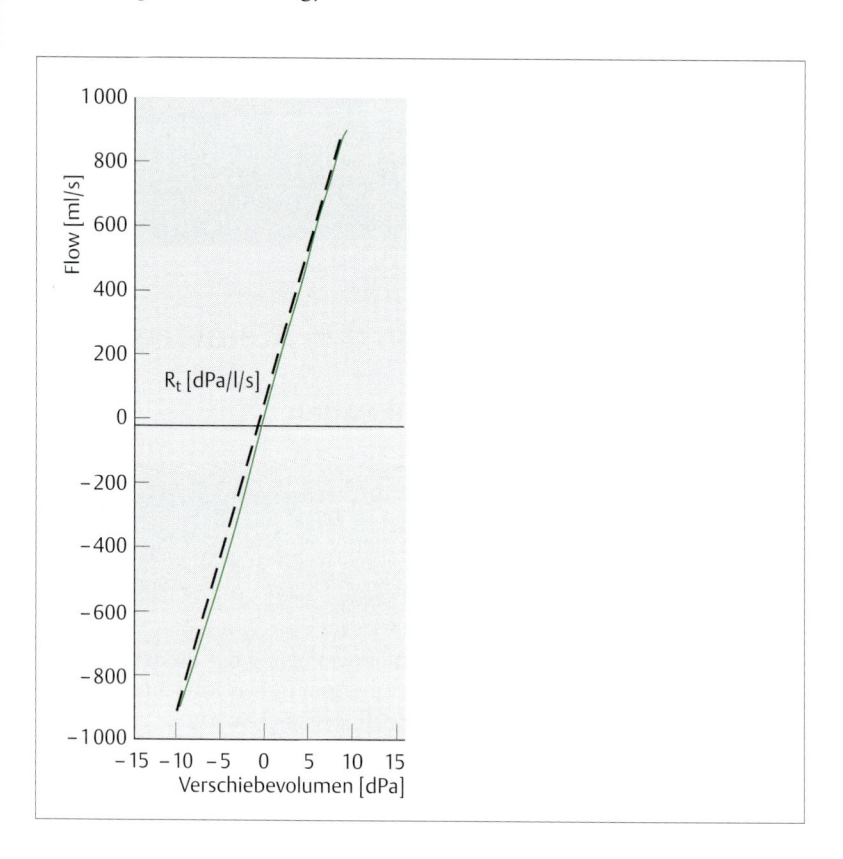

▶ **Abb. 1.1** Ganzkörperplethysmographische Strömungswiderstandskurve eines gesunden Probanden mit R_t-Linie (gestrichelt eingezeichnet).

Strömungswiderstände in den Atemwegen

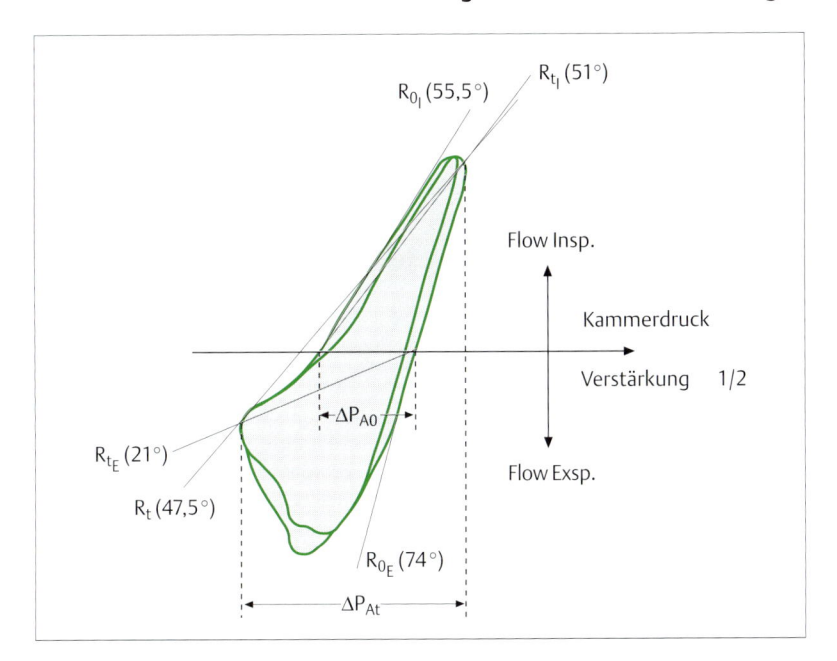

Abb. 1.2 Ganzkörperplethysmographische Kurve der Spontanatmung bei einem Patienten mit obstruktiver Atemwegserkrankung mit den Hilfslinien R_t, R_{t_E}, R_{t_I}, R_{0_I}, R_{0_E}, ΔP_{At} und ΔP_{A0}. Dargestellt sind 2 weitgehend deckungsgleiche Atemzüge.

Bei den allermeisten Formen der Atemwegsobstruktionen entwickelt sich aber die Obstruktion in verschiedenen Bronchienabschnitten nicht gleichmäßig. Während der Exspiration wie während der Inspiration werden zunächst, abhängig von der Geschwindigkeit der Druckentwicklung, die nicht oder weniger obstruierten Bezirke und später die stärker obstruierten ausgeatmet bzw. gefüllt. Dies führt zur typischen Schleifenbildung der Strömungswiderstandskurven (Abb. 1.2).

Die zusätzlichen neben der R_t-Linie eingezeichneten Geraden dienen ebenfalls dem Versuch, die Dynamik der im Laufe eines Atemzuges eintretenden Veränderungen der Strömungswiderstände numerisch zu erfassen. ΔP_{A0} entspricht der bei Strömungsnull im Alveolarraum zwischen Inspirations- und Exspirationsbeginn vorhandenen Druckdifferenz, wie sie durch gefesselte Luft (Trapped Air) verursacht wird (Islam und Ulmer 1971, Matthys et al. 1970). Im Laufe solcher Erkrankungen werden dem Schweregrad der inhomogenen Obstruktion entsprechend, typische Kurvenformen durchlaufen. Bei unter der Therapie häufig eintretenden Verbesserungen sind die Kurvenformen in rückläufiger Reihenfolge unter Umständen bis zur Normalisierung zu dokumentieren (Abb. 1.3).

R_t als die geradlinige Verbindungslinie zwischen den Druckmaxima und den dabei vorhandenen Strömungsmaxima (Ulmer und Reif 1965) wird wie auch die zeitliche Integration (Matthys et al. 1982) als brauchbarer numerischer Parameter eingesetzt. Mittels der registrierten Kurvenformen lassen sich Momentanströmungswiderstände ablesen. Da bislang nicht ohne weiteres angegeben wird, bei welchem Atemzugsbereich welche Strömungswiderstände vorhanden sind, ist es möglich, dass bei ähnlichem Kurvenverlauf sehr unterschiedliche Volumenanteile mit unterschiedlichen Strömungswiderständen geatmet werden. Ein Teil der nicht großen, aber doch bestehenden Variabilität der R_t-Werte in Bezug zum klinischen Zustand ist auf diese fehlenden Informationen zurückzuführen. Auch können sehr unterschiedliche Lungenüberdehnungen (Emphysembildungen) bei gleichen R_t-Werten vorhanden sein und das klinische Bild mitbestimmen.

Die arteriellen Blutgaswerte, die auch von weiteren Parametern, vor allem den Verteilungsstörungen von Ventilation/Zeiteinheit zu Perfusion/Zeiteinheit ($\dot{V}/\dot{Q}$), wesentlich beeinflusst werden, stehen auch nur in locke-

Inhomogene Obstruktion

Kurvenformen

Variabilität des klinischen Zustandes

1 Atemmechanik

▶ Abb. 1.3 Ganzkörperplethysmographische Strömungswiderstandskurven mit den R_t-Linien als Mehrfachbestimmungen (**a** 5fach, **b** und **c** je 2fach) von Patienten mit obstruktiver Atemwegserkrankung im Krankheitsverlauf. Eingetragen sind auch die Verschlussdruckkurven (zur Bestimmung des intrathorakalen Gasvolumens [IGV]).
In **b** und **c** sind auch die jeweiligen Flussvolumenkurven eingetragen.

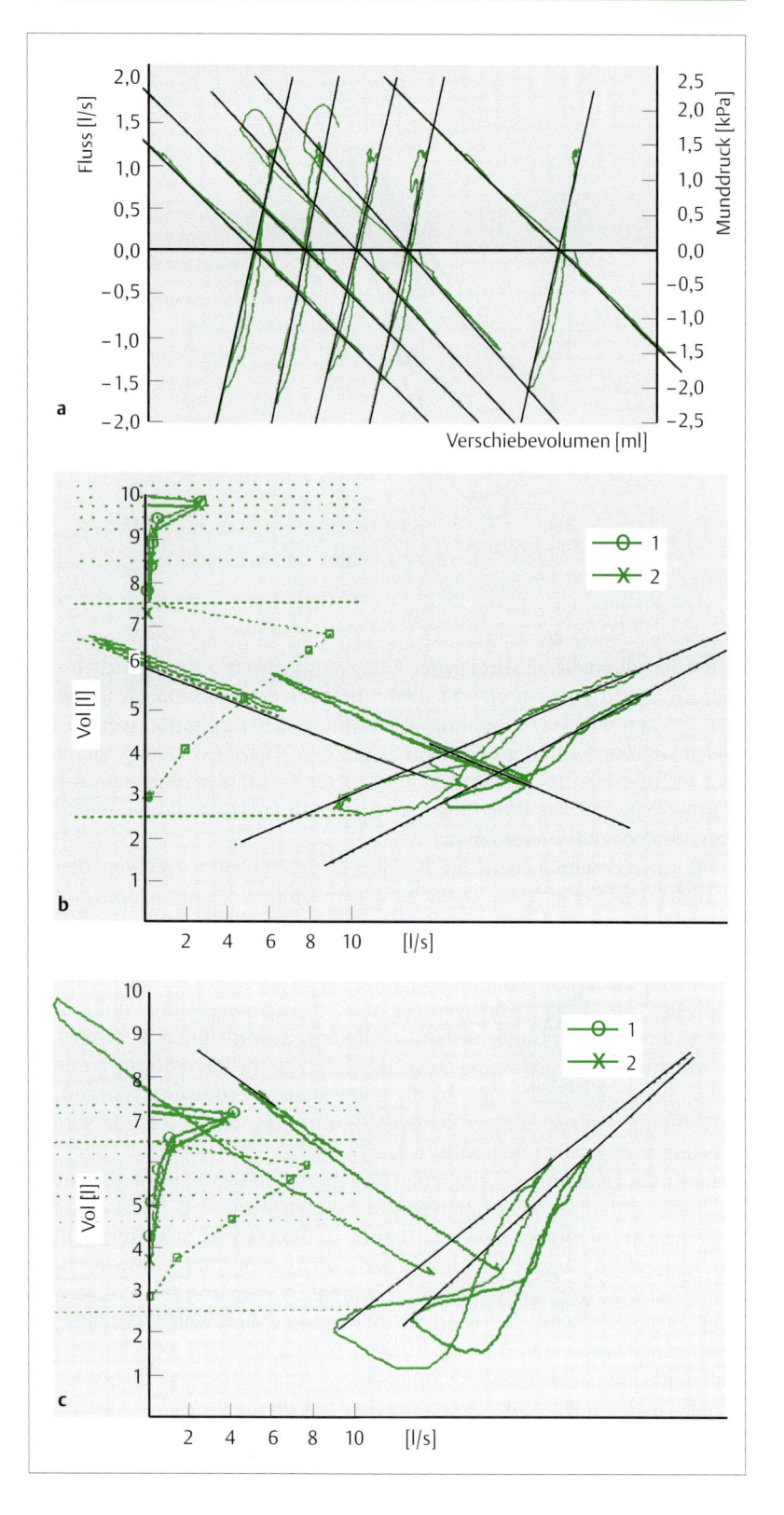

Gewebswiderstand und Dehnbarkeit

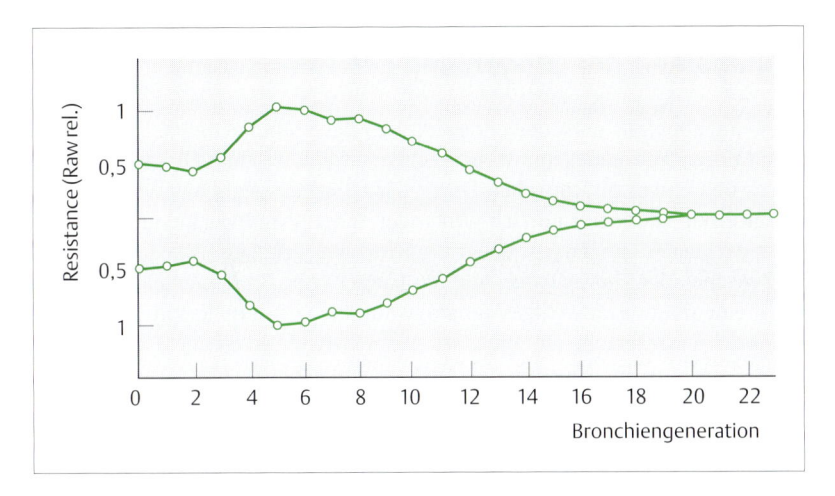

Abb. 1.4 Relative Strömungswiderstandswerte in den verschiedenen Bronchiengenerationen in Relation zur transportierten Volumen/Zeiteinheit.

rer Beziehung zu den R_t-Werten (s. S. 90). Dies beeinflusst ebenfalls die Variabilität der klinischen Befunde bezogen auf den prinzipiell bedeutsamen R_t-Wert.

Bei gesunden Personen sind die Strömungswiderstände in den verschiedenen Bronchiengenerationen nicht gleich groß (Abb. 1.4). Nach den auf den Analysen von Weibel (1963) beruhenden Berechnungen sind die Strömungswiderstände in der 5.–8. Bronchiengeneration am höchsten. Da der Strömungswiderstand von der vierten Potenz des Radius der Bronchien abhängt (r^4), sind diese Bronchiengenerationen durch den bei Einengungen resultierenden Strömungswiderstand besonders beeinträchtigt. Die relative Einförmigkeit der ganzkörperplethysmographischen Strömungswiderstands-Kurvenveränderungen und Analysen der spirometrischen Flussvolumenkurven (s. S. 80) lassen diese Generationsbereiche bei der Atemwegsobstruktion als besonders vulnerabel und dominierend erscheinen.

Bronchiengenerationen

•••• Die Ganzkörperplethysmographie mit den Strömungswiderstandskurven liefert bei Atemwegsobstruktionen zuverlässige Ergebnisse. Die anderen Funktionsparameter, die in diesem Buch ebenfalls beschrieben werden, liefern über die Strömungswiderstände weitgehend indirekte Parameter, die noch von weiteren Größen abhängen.

Gewebswiderstand und Dehnbarkeit

•••• Auch die Gewebe des Thorax und der Lunge setzen der Atembewegung einen Widerstand entgegen. Dieser Widerstand ist abhängig von der Geschwindigkeit der Bewegung und damit von der pro Zeiteinheit ventilierten Luftmenge.

Vom gesamten Reibungswiderstand des ventilatorischen Systems entfallen auf den Gewebswiderstand der extrapulmonalen Strukturen (Thoraxwand und Abdomen) ca. 30 %, auf den Gewebswiderstand der gesunden Lunge nur 15 %. Die verbleibenden 55 % entfallen auf den bronchialen Strömungswiderstand (Brusasco et al. 1999, D'Angelo 1999).

1 Atemmechanik

Dehnbarkeit der Lungen und der Thoraxwand

Dies sind ebenfalls entscheidende Faktoren der Atemmechanik. Die Thoraxwand entwickelt endexspiratorisch einen inspiratorischen Druck (Sog), der durch den endexspiratorischen Druck der Lunge ausgeglichen wird. Endexspiratorisch sind inspiratorisch wirkender Thoraxwanddruck und exspiratorisch wirkender Lungendruck bei ca. – 5 Torr ausgeglichen (Abb. 1.5).

Resultierende Druckbeziehung

Zwischen der Thoraxwand- und der Lungen- und Bronchienelastizität besteht eine über das jeweilige Atemzugvolumen wirksame Resultierende, die in Abb. 1.6 dargestellt ist. Die dort gestrichelt eingezeichnete Kurve entspricht der aus der Thoraxwand- und der Lungenelastizität resultierenden Druckbeziehung.

Pleuraspaltdruckverhältnisse

Im Pleuraspalt ist diese resultierende Druckbeziehung vorhanden und messbar. Bei ca. 55 % der Vitalkapazität geht der inspiratorische Thoraxwanddruck in exspiratorische Wirksamkeit über. Ab diesem Volumen wird der Pleuradruck stärker positiv als es dem elastischen Lungendruck entspricht. Bei stärkeren Emphysembildungen, mit dem entsprechenden Verlust der Lungenelastizität, wird der endexspiratorische Pleuradruck dann positiv. Abb. 1.7 gibt bei verschiedenen Lungenvolumina die Pleuraspaltdruckverhältnisse wieder. Beim Volumen der Totalkapazität (TLC) ist bei gesunden Probanden mit einem Pleuraspaltdruck von – 18 Torr zu rechnen, beim Residualvolumen (RV) mit + 0,5 Torr.

Bauchwand und Bauchhöhle

In der Atemmechanik verstehen wir unter „Thoraxwand" alle extrapulmonalen Gebilde, die den Ablauf der Ventilation „mechanisch" beeinflussen. Hierzu zählen somit auch die entsprechenden anatomischen Strukturen der Bauchhöhle, und der Begriff „Thoraxwand" ist in diesem Zusammenhang funktionell zu verstehen.

Die Bauchwandmuskulatur hat beachtliche ventilatorische Funktionen. Jede Volumenzunahme des Bauchraumes führt zu einer Veränderung der

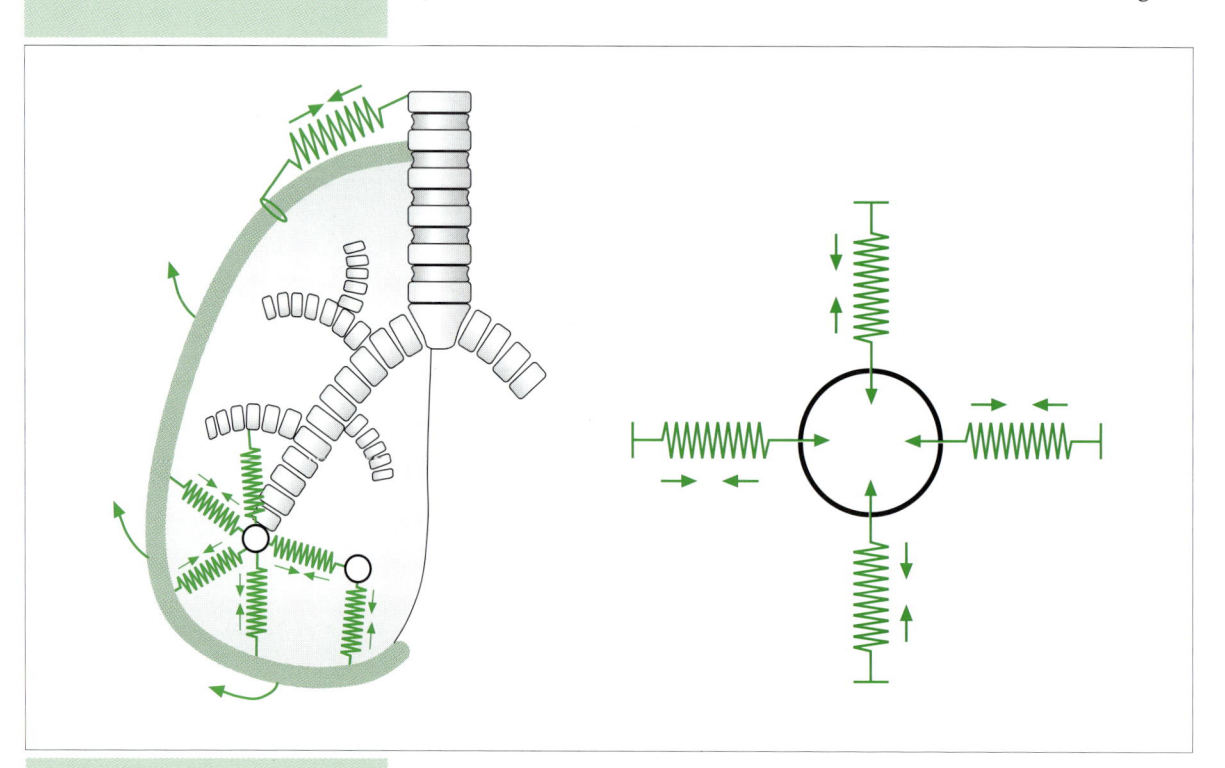

▲ Abb. 1.5   Druckgleichgewicht zwischen Thoraxwand, Lungengewebe und Bronchien.

Gewebswiderstand und Dehnbarkeit

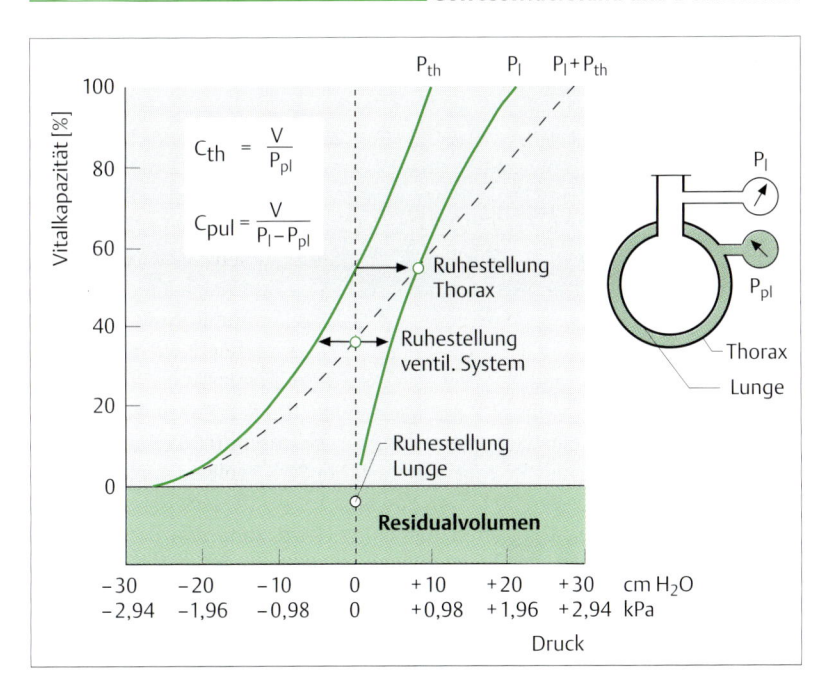

◀ **Abb. 1.6** Dehnungskurve von Thoraxwand (P_{th}), Lunge (P_l) und Gesamtsystem ($P_l + P_{th}$) = Pleuraspalt.

$$C_{th} = \frac{V}{P_{pl}}$$

$$C_{pul} = \frac{V}{P_l - P_{pl}}$$

Atemruhelage. Unterschiedliche Körperlagen bewirken messbare Veränderungen der Atemmechanik. Das funktionelle Residualvolumen, hier synonym mit intrathorakalem Gasvolumen (IGV), ist im Stehen und Sitzen größer als im Liegen (Craig 1960). Ebenso besteht eine Abhängigkeit vom Körpergewicht (Broca-Index, Body-Mass-Index, BMI) (Abb. 10. 2).

Die elastischen Retraktionsdrücke der Lunge sind auch für die verschiedenen Lungenvolumina altersabhängig (Tab. 1.1). Bei 50 % der TLC beträgt der

Retraktionsdruck der Lunge

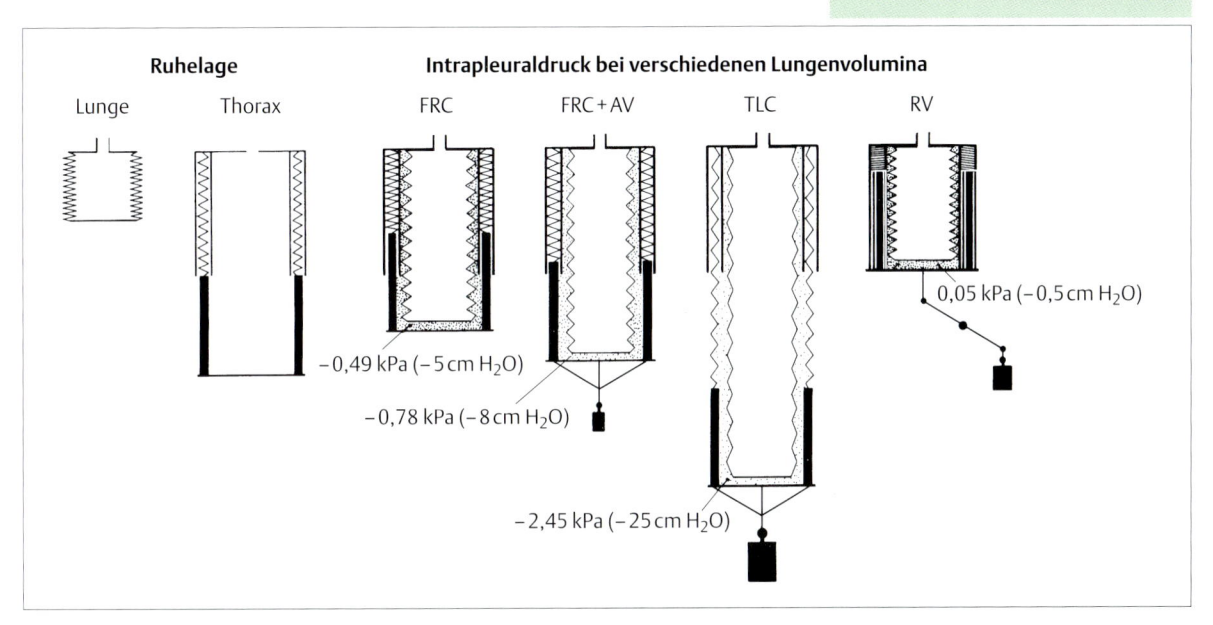

▲ **Abb. 1.7** Druckverhältnisse im Pleuraspalt bei verschiedenen Lungenvolumina im Druckgleichgewicht.
FRC = funktionelle Residualluftkapazität (~ IGV),
AV = Atemzugvolumen,
TLC = Totalkapazität,
RV = Residualvolumen.

1 Atemmechanik

▶ Tabelle 1.1 Sollwertformeln des elastischen Retraktionsdruckes der Lunge (P_{el}) für verschiedene Lungenvolumina

P_{el} bei	Sollwertformel
100 % TLC	P_{el} (kPa) = 4,10–0,027 × A
90 % TLC	P_{el} (kPa) = 1,99–0,013 × A
80 % TLC	P_{el} (kPa) = 1,51–0,011 × A
70 % TLC	P_{el} (kPa) = 0,81–0,010 × A
60 % TLC	P_{el} (kPa) = 0,88–0,008 × A
50 % TLC	P_{el} (kPa) = 0,61–0,006 × A

A = Lebensalter, P_{el} = Differenz zwischen alveolärem und pleuralem Druck bei bestimmtem Lungenvolumen unter statischen Bedingungen.

Retraktionsdruck nur noch 22 % des Wertes bei 100 % TLC. Mit zunehmendem Alter nimmt der elastische Retraktionsdruck immer stärker ab. Im Alter von 70 Jahren beträgt der Retraktionsdruck bei 50 % TLC nur noch 39 % des Wertes, den er im Alter von 20 Jahren aufweist.

Oberflächenkräfte der Alveolarwand

Das Druck-Volumen-Diagramm der Lunge wird auch von den Oberflächenkräften der Alveolarwand mitbestimmt (Clements et al. 1961, van Neergaard und Wirz 1927, Nolte 1967). Wird der oberflächenspannungsaktive Film, der die Alveolen auskleidet, entfernt, so neigen die Alveolen dazu zu kollabieren. Sollen die Alveolen dann wieder eröffnet werden, ist ein Öffnungsdruck von ~ 6 Torr erforderlich. Dieser Druckwert ist ein Maß für die Oberflächenspannung der Alveolen und ist abhängig von der Alveolengröße:

$$\Delta P = 2 \times \text{Oberflächenspannungskoeffizient} / \text{Krümmungsradius der Alveole}$$

Je kleiner der Radius, desto größer muss ΔP werden. Der Öffnungsdruck der Neugeborenenlunge liegt dementsprechend mit 20 Torr etwa 3,5-mal höher als der einer Erwachsenenlunge (Gribetz et al. 1959).

Der Oberflächenfilm der Alveolen enthält Moleküle mit räumlich getrennten hydrophilen und hydrophoben Gruppen, wie sie bei den Seifen vorliegen. Lecithin und Lipoproteide sind solche Substanzen mit Dipolcharakter (Clutario et al. 1966).

Atelektasenbildung

Das Fehlen oberflächenaktiver Substanzen spielt bei der Atelektasenbildung eine wichtige Rolle. Für die Persistenz fetaler Atelektasen bei Frühgeborenen ist das Fehlen solcher oberflächenaktiven Substanzen entscheidend verantwortlich (Kluge 1967). Auch bei der verzögerten Entfaltung einzelner Lungenpartien nach Pneumothorax oder Pneumonien kommt dem Fehlen dieser Substanzen eine wesentliche Rolle zu.

In die Entwicklung gut verträglicher oberflächenaktiver Flüssigkeiten wurde viel experimentelle Arbeit investiert. Im Rahmen der klinischen Testung erweisen sich die Substanzen bei den entsprechenden Krankheitsbildern als erfolgversprechend.

Messung der Compliance

Bei der Messung der Compliance der Lungen, der Lungendehnbarkeit, sind am Ergebnis in Atemmittelage die Oberflächenkräfte und die Gewebselastizität zu jeweils etwa 50 % beteiligt (Mead und Milic-Emili 1964). Der reziproke Wert der Compliance entspricht der Elastance.

Spezifische Compliance

Die Compliance ist nach dem Hook-Gesetz auch vom Lungenvolumen abhängig: Ein langer Stab lässt sich bei gleicher Zugkraft um einen größeren Betrag dehnen als ein kurzer. Je kleiner das Ausgangsvolumen, von dem aus

Gewebswiderstand und Dehnbarkeit

die Lungen gedehnt werden sollen, umso geringer ist die Compliance. Das Neugeborene hat daher eine 25- bis 30-mal geringere, das 9- bis 12-jährige Kind noch eine 2- bis 3-mal geringere Compliance als der Erwachsene (Engström et al. 1962). Mit dem Begriff „spezifische Compliance", der den Compliancewert/Lungenvolumeneinheit darstellt, kann diesen Beziehungen Rechnung getragen werden:

$$C_{spez} = \Delta V / \Delta P / IGV$$

Für Erwachsene, bei denen Emphysembildungen zur Diskussion stehen, ist der Begriff C_{spez} allerdings weniger hilfreich, denn hohe IGV-Werte können einer großen Köpergröße oder auch einer Emphysembildung entsprechen. In diesem Fall wäre es adäquat, IGV in % des Sollwertes einzusetzen. Da bei schwereren Emphysembildungen die meist gleichzeitig vorhandene Obstruktion nicht homogen ist, lässt sich die Compliance kaum zuverlässig bestimmen.

Bei der Entblähung der Lunge werden die Gewebselemente nicht gleichförmig relaxiert. Einfaltungen der Alveolarsepten unter dem Oberflächenfilm und wellenförmige Deformationen der Alveolaroberflächen, „surface crumpling", treten auf (Gil und Weibel 1972, Gil und Bachofen 1977). Besonders bei geringeren Lungenvolumina können dann ausgedehnte Alveolarkollapse auftreten. Mit zunehmender Lungendehnung werden diese Alveolarbezirke sequenziell wieder entfaltet. Die alveoläre Struktur wird durch ein subtiles Gleichgewicht zwischen den Oberflächen- und Gewebespannungen bestimmt (Bachofen 1979).

Bei Lungenfibrosen mit der entsprechenden Lungenschrumpfung wird C_{spez} relativ groß, bei stärkeren Emphysemen mit entsprechend großem IGV relativ klein, was den pathologischen Prozessen nicht entspricht. Für klinische Fragestellungen ist es deshalb zweckmäßig, die Werte der Compliance der Lunge (C_L) und die Werte des IGV in % des Sollwertes getrennt zu überprüfen. Wie so oft können sonst Quotientenbildungen die entscheidenden Einzelkomponenten verschleiern.

Zur Compliance-Bestimmung der Lunge ist die Kenntnis des Verhaltens des Pleuradruckes erforderlich:

$$C_L = \Delta V / \Delta P_{pl}$$

Der Pleuradruck lässt sich klinisch nicht direkt messen. Der im Ösophagus unter bestimmten Kautelen messbare Druck gleicht dem P_{pl} (Milic-Emili et al. 1964), sodass über Ösophagussonden bei gleichzeitiger Volumenregistrierung die C_L messbar ist. Bei Spontanatmung wird so aber nicht nur die Lungendehnbarkeit, sondern auch der Strömungswiderstand in den Bronchien mit gemessen. Dieser Strömungswiderstandsanteil lässt sich allerdings gut abtrennen, indem die Messung bei sehr langsamer Inspiration = „quasi statisch" erfolgt. Bei stehender Strömung sind auch keine Strömungswiderstände wirksam, sodass die „quasi statische Messung" der Dehnbarkeit der Lunge entspricht (C_{Lstat}).

Absolute Drücke sind im Ösophagus im Vergleich zu den Pleuradrücken nur unsicher zu erfassen, da das Lungengewicht in Abhängigkeit von der Höhe der Sonde für den Ösophagusdruck wirksam wird. In tieferen Ösophagusbereichen wird das Herz für den absoluten Druck wirksam. Hier kann sich auch die Herzaktion für die Druckentwicklung im Ösophagus während der langsamen Inspiration als Störfaktor erweisen. Die beste Lage der Sonde ist im mittleren Drittel des Ösophagus ~30 cm von der Mund- bzw. Nasenöffnung entfernt. Moderne Sonden tragen einen zweiten Rezeptor an der Sondenspitze, sodass die atemsynchronen Druckdifferenzen zwischen Ösopha-

Emphysembildung

Alveolarkollapse

Messungen bei Fibrose und Emphysem

Pleuradruck

Ösophagusdruck

gus und Magen = intraabdominaler Druck zu erfassen sind. Für die Compliance-Messung der Lunge genügt es aber, die ΔP-Werte im Ösophagus in Relation zu den gleichzeitig gemessenen ΔV-Werten zu bestimmen. Bei stärkeren Emphysembildungen mit größeren Trapped-Air-Volumina, wie bei stärkeren inhomogenen Verteilungsstörungen, bleiben die derartig gemessenen C_L-Werte allerdings unsicher.

Pleuraspalt

Gleiten der Pleurablätter

Der Pleuraspalt ermöglicht mit seinem Flüssigkeitsfilm das unbehinderte Gleiten der Pleurablätter während der Spontanatmung. Es liegt somit kein eigentlicher „Spalt" vor. Wird die Oberfläche der Pleurablätter rau, wie bei Entzündungen, dann wird die Atmung schmerzhaft, wenn sich die Pleurablätter verschieben. Tritt Luft in den Pleuraspalt ein, wie bei externen Eröffnungen oder bei Ruptur der Pleura visceralis, dann kann diese Luft wegen des unterschiedlichen Verlaufes der O_2- und CO_2-Dissoziationskurven wieder resorbiert werden. Der Gesamtgasdruck des venösen Blutes ist um 667–999 dPa (50–75 mmHg) geringer als der Gesamtgasdruck des arteriellen Blutes. Auch bei der Resorption von „Hautemphysemen" wird der gleiche Mechanismus wirksam.

Die Absorption von Pleuraergüssen erfolgt durch den osmotischen und hydrostatischen Druck in den Pleurakapillaren. Der niedrige hydrostatische Druck in den Lungenkapillaren begünstigt die Absorption.

2 Physiologie und Pathophysiologie der Atemwege

Bronchien

Die Bronchien sind dem Alveolarraum, in dem der Gasaustausch stattfindet, vorgeschaltet. Beginnend mit den oberen Atemwegen – Nase bis zum Kehlkopf, die in die Trachea übergehen – teilen sich die Bronchien in 23 Generationen auf. Ab der 16. Generation beginnen die Bronchioli terminales mit Durchmessern von 0,5 – 0,2 mm. Deren Teilungsbronchien enthalten schon Alveolen (Bronchioli respiratorii) mit Gasaustauschfunktion. Die oberen Atemwege finden auch wegen ihrer Bedeutung bei der Schlafapnoe zunehmendes Interesse (s. S. 53) (Liistro et al. 1999).

Bronchiale Entzündungen

Das Bronchialsystem, welches oft mit der Lunge als bronchopneumologisches System zusammengefasst wird, spielt für die Pathophysiologie von bronchopulmonalen Erkrankungen oft eine entscheidende Rolle. Die Atemwegsobstruktion, wie sie oben besprochen wurde, findet hier statt und ist meist Folge bronchialer Entzündungen.

Verschiedene Formen der Bronchitis liegen der Atemwegsobstruktion zugrunde. Bronchitis kann primär sowohl durch bakterielle als auch durch virale Infektionen sowie durch bei Allergisierung des Bronchialsystems freigesetzte Entzündungsmediatoren ausgelöst und unterhalten werden. Auch ein gestörter Reinigungsmechanismus, wie er durch Störungen der Zilienaktivität und durch Zilienverlust sowie durch exobronchiale Engerstellung beim Emphysem zustande kommt, ist als Manifestations- und Unterhaltungsfaktor wesentlich. **Ursachen**

In der Bronchialschleimhaut sind Rezeptoren lokalisiert, die den Husten kontrollieren (Chang 1999). Diese Rezeptoren können sensitiviert werden, sodass ein chronischer Husten resultiert.

Die Atemtiefe und damit auch die Atemfrequenz werden über Rezeptoren, die auch in der Bronchialwand liegen und als Reflexe über den N. vagus laufen (Hering-Breuer), reguliert.

Auch übermäßige Schleimproduktion und fehlerhafte Zusammensetzung des Schleims, wie z. B. bei Mukoviszidose, fördern das Angehen von Entzündungen. Die bakteriellen, allergischen und viralen Entzündungen fördern die Schleimproduktion, die in verschiedenen Zellen und Zellsystemen stattfindet. Auch durch übermäßige Belastung des Reinigungsmechanismus, z. B. durch Staubpartikel und toxische Gase, kann das System überfordert werden. Stäube, Gase und Allergene (am Arbeitsplatz!) spielen hier oft eine wesentliche Rolle.

Schutzmechanismen des immunologischen Systems und Antiproteasen **Schutzmechanismen** helfen bei der Abwehr der Entzündungen (Rasche 1976). Werden diese Schutzmechanismen, zu denen auch die Flimmertätigkeit der Flimmerzellen im gesamten Bronchialsystem bis zu den Bronchioli respiratorii zählt, überfordert, dann kommt es zur „Bronchitis". Diese Schutz- und Abwehrfunktion des Bronchialsystems ist somit nicht nur zum Schutz des Alveolarraums, der mit seiner nur 1 – 2 μm dünnen Alveolarkapillarmembran das „Milieu exterieur" vom „Milieu interieur" trennt und deshalb besonderen Schutzes bedarf, bedeutsam.

2 Physiologie und Pathophysiologie der Atemwege

Bronchopneumonie und chronische Bronchitis

Die Schutz- und Abwehrfunktion in ihrer ständigen Aktivität muss gegen Überforderung bewahrt werden. Das Angehen einer Bronchitis birgt vielfältige Gefahren, von denen die wichtigste mit dem Übertritt der Erreger in das Lungengewebe gegeben ist: die Bronchopneumonie. Dann droht eine irreversible Schädigung der Bronchialschleimhaut mit narbiger und funktionsgeminderter Restitution. Auf solchem Boden tritt schließlich die Chronifizierung ein, es entsteht eine „chronische Bronchitis".

Diese unterschiedlich rasch zustande kommende Chronifizierung gilt es mit allen Möglichkeiten zu verhindern. Genetische Faktoren sind, wie größere epidemiologische Studien gezeigt haben, auch an der Manifestation solcher Bronchitiden beteiligt (Los et al. 1999).

Obstruktive Bronchitis

Bei der Hälfte der Patienten mit obstruktiver Bronchitis findet sich im Mittel eine Husten- und Auswurfanamnese von über 5 Jahren. Dann begann die Atemnot, welche die Patienten zum Arzt führte. Nach mehr oder weniger langer Zeit einer nichtobstruktiven chronischen Bronchitis wird diese obstruktiv oder die Obstruktion, bis dahin unerkannt, verschlechtert sich zur klinischen Manifestation.

> Als Folgerung ist abzuleiten, dass jede Bronchitis Ernst genommen werden muss und einer konsequenten, heute oft sehr wirksamen, adäquaten Therapie zu unterziehen ist. Funktionsanalytische Untersuchungen bringen die für die Intensität der Therapie wichtigen Angaben.

Schleimbildung

Die Bronchitiden können „trocken" sein oder nur mit relativ geringen Sputummengen einhergehen. Der Bronchialschleim bedeutet, besonders wenn er länger im Bronchialsystem bleibt, eine zusätzliche Gefährdung. Er kann nicht nur das Bronchialsystem rein mechanisch einengen, sondern belastet auch durch den von ihm ausgelösten ständigen Hustenreiz. Häufig ist der Schleim bakteriell besiedelt (Hahn 1999). Bakterien können Histamin produzieren, das sich dann in hohen Konzentrationen im Sputum findet (Zimmermann et al. 1986, 1988).

Überempfindliches Bronchialsystem

Histamin im Bronchialsystem und auch andere Mediatoren verursachen schon in geringen Konzentrationen ebenso wie Allergene, die selbst noch keine Bronchokonstriktion auslösen, wenn sie längere Zeit einwirken, ein überempfindliches Bronchialsystem (Zimmermann et al. 1983, Ulmer 1982, Ulmer und Zimmermann 1983). Alle möglichen unspezifischen und spezifischen Reize – Autoabgase, kalte Luft, Reizgase – verursachen dann einen Anstieg der Strömungswiderstände bis hin zum bedrohlichen Asthmaanfall. Der inhalative unspezifische Provokationstest (s. S. 112) lässt die Reaktionsbereitschaft des Bronchialsystems unspezifischen Reizen gegenüber erkennen.

Sputum und Kondensatanalysen

Untersuchung des Sputums

Das Sputum, das bei Bronchitiden nach Menge, Fließeigenschaften und Zusammensetzung, insbesondere nach Mediatoren, zellulären Bestandteilen, Enzymen, sonstigen Eiweißverbindungen und Bakterienbesatz erheblich variieren kann, wurde hinsichtlich all dieser Bestandteile intensiv untersucht (Rasche 1979). Da das Sputum Ausdruck ätiologisch sehr unterschiedlicher Entzündungen ist, wurden alle Teilaspekte vielfältig geprüft, um die zugrunde liegenden Erkrankungen definieren zu können. In vielen Aspekten wurden erhebliche Erfolge erzielt, wie z. B. bei den zellulären (Ohta et al. 1999) und den bakteriellen Analysen (Theegarten et al. 1997, 1999, 2000) oder auch den Enzymanalysen.

Bronchien

Um ganz sicher frisches Sputum vorliegen zu haben, wird „provoziertes Sputum" untersucht. Ein Problem für sonstige Sputumanalysen ist die Inhomogenität des Sputums, wobei alle Eingriffe mit dem Bestreben, eine Homogenisierung zu erreichen, die Eigenschaften des Sputums u. U. für den Untersuchungszweck entscheidend verändern.

In durch Kältefallen gewonnenen Kondensaten lassen sich ebenfalls Entzündungsmediatoren und bronchokonstriktorisch wirksame Mediatoren analysieren (Barnes et al. 1999). Die Zahl der in Spezialinstituten so zu bestimmenden Substanzen, wie Prostaglandine, Leukotriene, Histamin, NO, hat in den letzten Jahren ständig zugenommen. Diese Verfahren könnten klinische Bedeutung erlangen für die Frühdiagnostik und Differenzierung der bronchialen und alveolären Prozesse (Holz et al. 1998)

Bronchoalveoläre Lavage

Die bronchoalveoläre Lavage (Reynolds 1987) kann hier unter den Grundlagen besprochen werden, da ihre Ergebnisse wesentlich zum Verständnis der Lungenfunktion und ihrer Störungen beigetragen haben.

Der Alveolarraum ist weitgehend einschichtig mit verschiedenen Zellen ausgekleidet. Die dort nachweisbaren Alveolarmakrophagen sind monozytären Ursprungs und wandern aus dem Blut in den Alveolarraum ein (Rasche 1996). Dort verrichten sie wesentliche Abwehrfunktionen durch Phagozytose von Staubteilchen, Bakterien und Viren, die mit der Atmung bis in den Alveolarraum eindringen. Einige dieser Makrophagen können auch in den Kreislauf zurückwandern, wodurch auch chemische Reaktionen, z.B. allergische Sensibilisierungen, ausgelöst werden können. Die meisten dieser Makrophagen werden in den Alveolarraum abgestoßen, von wo sie als Zelldetritus, auch teilchenbeladen, im Sputum zu finden sind. Der größte Teil des in die Alveolen gelangten Staubes wird über diesen alveolären Reinigungsmechanismus wieder ausgeschieden. Nur ein geringer Teil verbleibt im Lungengewebe und entfaltet dort seine pathologischen Wirkungen (Walkenhorst 1976), wie z.B. bei den Pneumokoniosen. Neben den Alveolarmakrophagen befinden sich auf der Alveolarwand auch Granulozyten und Lymphozyten. Die Clara-Zellen in den Bronchioli (Clara 1936) sind für die Bildung der Surfactant-Flüssigkeit verantwortlich, die wiederum für die Stabilität der Alveolen eine zentrale Rolle spielt.

Die Zellzusammensetzung auf der Alveolarwand kann sich bei bronchopulmonalen Erkrankungen, insbesondere bei den interstitiellen Lungenerkrankungen sehr verändern (Costabel 1988, Strauß et al. 1989). Bei der bronchoalveolären Lavage werden diese Zellen ausgespült und können dann analysiert werden. Auch die weitere Differenzierung in verschiedene Zelltypen, wie bei den Lymphozyten, kann dann zusammen mit Ergebnissen der Immunologieforschung weitere Einblicke in mikrobiologische Abläufe ermöglichen.

Neben den zellulären sind in der Spülflüssigkeit auch Proteine und weitere biologische Bestandteile zu analysieren. Proteasen und Proteaseinhibitoren sowie Lactoferrin sind ebenfalls von praktischer Bedeutung. Proben, bei denen die Spülflüssigkeit mit Blut kontaminiert ist, was leider häufig vorkommt, sind für derartige Analysen nicht zu gebrauchen (von Wichert et al. 1993). Mehnert und Braun (1997) glauben allerdings, dass solche Analysen durch den Einsatz entsprechender Korrekturfaktoren für quantitative Angaben doch verwendet werden können.

Auf die methodischen Anweisungen wird hier verzichtet, da diese der Spezialliteratur zur Bronchoskopie und zur Lavage selbst entnommen werden können. Die Indikation zur Lavage sollte kritisch gestellt werden, da der Eingriff häufig nicht komplikationslos abläuft und die Bearbeitung des gewonnenen Materials spezielle Techniken und Erfahrungen erfordert.

Provoziertes Sputum

Kältefallen

Alveolarmakrophagen

Zellzusammensetzung bei bronchopulmonalen Erkrankungen

Weitere Analysen

Durchführung und Indikation

3 Ventilation und Atmungsregulation

Nach der Entdeckung des Sauerstoffes durch Scheele (1771/72, 1774) und Priestley (1772) und der Kohlensäure konnte zusammen mit der Messung der Ventilation die Bedeutung der Lunge als Gasaustauschorgan erkannt werden. Mit der Beschreibung des Glockenspirometers durch Hutchinson (1844, 1846) bestand dann die Möglichkeit, den Gasaustausch zu messen.

Respiratorischer Quotient

Ein- und ausgeatmete Gasvolumina sind nur gleich groß, wenn der respiratorische Quotient (RQ) 1 beträgt. Bei normalen Stoffwechselbedingungen gilt:

$$RQ = CO_2\text{-Abgabe/Zeiteinheit} \div O_2\text{-Aufnahme/Zeiteinheit} = 0{,}82$$

Das ausgeatmete Gasvolumen ist somit um 0,72 % kleiner als das inspiratorische. Hieraus leitet sich ab:

ΔP_{CO_2} Alveolarluft – Zimmerluft = 40 Torr
ΔP_{O_2} Zimmerluft – Alveolarluft = 49 Torr

Werden für die Bestimmung des RQ die Gaskonzentrationen in der Exspirationsluft verwendet, dann gilt folgende Formel:

$$RQ = F_{ECO_2} / (F_{IO_2} \times F_{EN_2} / F_{IN_2} - F_{EO_2})$$

Dann ist auch der Stickstoffgehalt der In- und Exspirationsluft bei von 1 abweichendem RQ nicht gleich groß. Bei einem RQ von 0,82 enthält die ausgeatmete Luft um 0,68 % mehr an N_2 als die Inspirationsluft.

> Spirometer mit geschlossenem System und Sauerstoffstabilisation zeichnen das inspiratorische Atemvolumen auf. Das exspiratorisch aufgezeichnete Volumen wird durch die O_2-Stabilisation auf das Volumen des inspiratorischen gebracht.

Atemminutenvolumen

Atemzugvolumen

Das Atemzugvolumen (AZV, TV) zeigt große individuelle Schwankungen. Bei Erwachsenen von normaler Körpergröße werden Atemzugvolumina etwa zwischen 350 und 850 ml gemessen (Abb. 3.1).

Atemfrequenz

Entsprechend den Schwankungen des Atemzugvolumens variiert auch die Atemfrequenz zwischen etwa 7 und 20 Atemzügen/Minute. Die Ursachen für diese große Variabilität sind nicht bekannt. Bei Neugeborenen liegt die Atemfrequenz bei 60–70 Atemzügen/Minute. Atemtiefe und Atemfrequenz scheinen individuell so eingestellt zu sein, dass die zur Aufrechterhaltung des Atemminutenvolumens (AMV, MV) geringste Atemarbeit aufgebracht werden muss (Otis et al. 1949).

Atemminutenvolumen

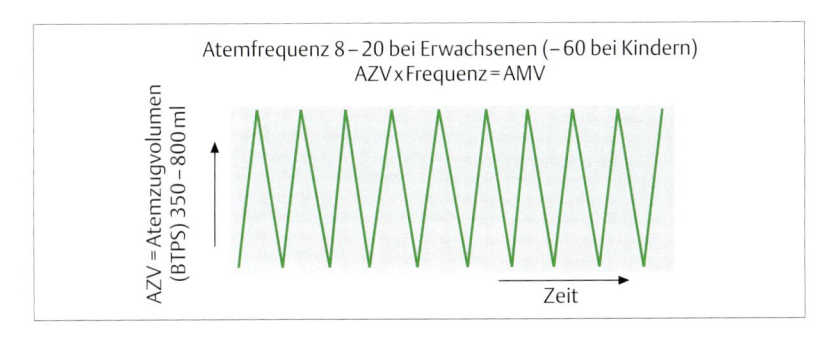

◀ Abb. 3.1 Atemzugvolumen und Atemfrequenz.

Dieses wird für BTPS-Bedingungen angegeben:

Atemzugvolumen × Atemfrequenz = Atemminutenvolumen

Das Atemminutenvolumen korreliert sehr gut mit dem Sauerstoffverbrauch. Rossier und Méan (1943) haben das pro ml Sauerstoffverbrauch geatmete Atemminutenvolumen „spezifische Ventilation" genannt. Die Berechnung erfolgt nach der Formel:

Spezifische Ventilation =
Atemminutenvolumen (l/min) (BTPS) / O_2-Verbrauch (ml/min) (STPS) = 28 ± 3

Unter Arbeitsbelastung sinkt der Wert der spezifischen Ventilation etwas ab, da der Totraum in Prozent des Atemzugvolumens geringer wird (Ulmer und Stammberger 1959).
Eine Vergrößerung der spezifischen Ventilation kann aus zweierlei Gründen vorliegen:
- Der Alveolarraum wird hyperventiliert.
  Der arterielle Kohlensäuredruck sinkt entsprechend ab.
- Der funktionelle Totraum ist vergrößert.

Alveoläre Hyperventilationen treten emotionell bedingt oder willkürlich auf. Als Hyperventilationssyndrom oder Effortsyndrom können sie erhebliche Beschwerden verursachen. Sie werden vor allem im Rahmen vegetativer Störungen gesehen (Christian et al. 1955).
Der arterielle Sauerstoffdruck kann auch bei einer durch Sauerstoffmangel bedingten alveolären Hyperventilation erniedrigt sein. Solche Kombinationen finden sich bei Diffusionsstörungen im Rahmen interstitieller Lungenerkrankungen und bei Asthmaanfällen, ebenso beim Aufstieg in größere Höhen.
Das Atemzugvolumen kann für Einzelpersonen sehr stabil sein. Andere, sonst gesunde Personen zeigen ein ausgesprochen unruhiges Verhalten von Atemtiefe und Atemfrequenz (Herberg 1968). Oft ist eine ausgesprochene Rhythmik der Atemtiefe vorhanden. Unregelmäßig eingestreute tiefere Atemzüge werden als „Seufzer" und der Atemtyp entsprechend als „Seufzeratmung" bezeichnet. Bei stärkerer Unruhe des Atembildes bestehen Übergänge zum Hyperventilationssyndrom (Bühlmann et al. 1954, Rossier und Blickenstorfer 1946).
Das Zwerchfell trägt in unterschiedlichen Anteilen zur Gesamtventilation bei. Bei gesunden Personen liegt dieser Anteil bei 50–70 % (Bergofsky 1964, Josenhans 1967).

3 Ventilation und Atmungsregulation

Totraum und Alveolarraum

> Die Atemluft muss die zuführenden Atemwege passieren, ehe sie die Alveolen erreicht, an deren Kapillaren der Gasaustausch durch Diffusion zwischen Alveolarluft und Kapillarblut stattfindet.

Anatomischer Totraum

Je nach Messmethode wird der dem Alveolarraum vorgeschaltete Anteil unterschiedlich bezeichnet. Der durch Ausgießen oder direktes Ausmessen der Atemwege bestimmte Raum heißt „anatomischer Totraum". Dieser ist, wie die Lunge selbst, dehnbar (Radfort 1964) und beträgt etwa 150 ml. Wie sich der anatomische Totraum auf die verschiedenen Bronchiengenerationen verteilt, zeigt nach den Ergebnissen von Weibel (1963) Abb. 3.2. Der anatomische Totraum kann bei stärkeren Obstruktionen, wie sie dann in der Flussvolumenkurve zur Darstellung kommen, durch zirkumferenzielle Kompression (zirkumferenzielle Ventilation s. S. 81, 83) kurvenbestimmend werden.

Funktioneller Totraum

Der „funktionelle Totraum" wird von den Gasstoffwechselvorgängen nach Bohr (1891) mit folgender Formel bestimmt:

> Funktioneller Totraum = alveoläre CO_2-Konzentration − exspiratorische CO_2-Konzentration / alveoläre CO_2-Konzentration × Atemzugvolumen

Da es bei Gasaustauschstörungen kaum möglich ist, einen repräsentativen alveolären Gaskonzentrationswert zu bestimmen, haben Rossier et al. 1956 vorgeschlagen, arterielle Gaspartialdrücke einzusetzen und den PCO_{2a} anstelle des PCO_{2A} zu verwenden.

Mit diesem Verfahren findet sich ein funktioneller Totraum, der mit ca. 150 ml bei gesunden Personen weitgehend dem anatomischen Totraum entspricht. ¼–⅓ des Atemzugvolumens entfällt somit auf den funktionellen Totraum. Anatomischer und funktioneller Totraum sind jedoch grundverschiedene Größen. So hat die oft für den Gasaustausch entscheidende Vergrößerung des funktionellen Totraumes nichts oder nur sehr wenig mit einer Vergrößerung des anatomischen Totraumes zu tun.

▶ Abb. 3.2 Volumenbeteiligung der verschiedenen Bronchiengenerationen am anatomischen Totraum (nach Weibel 1963).

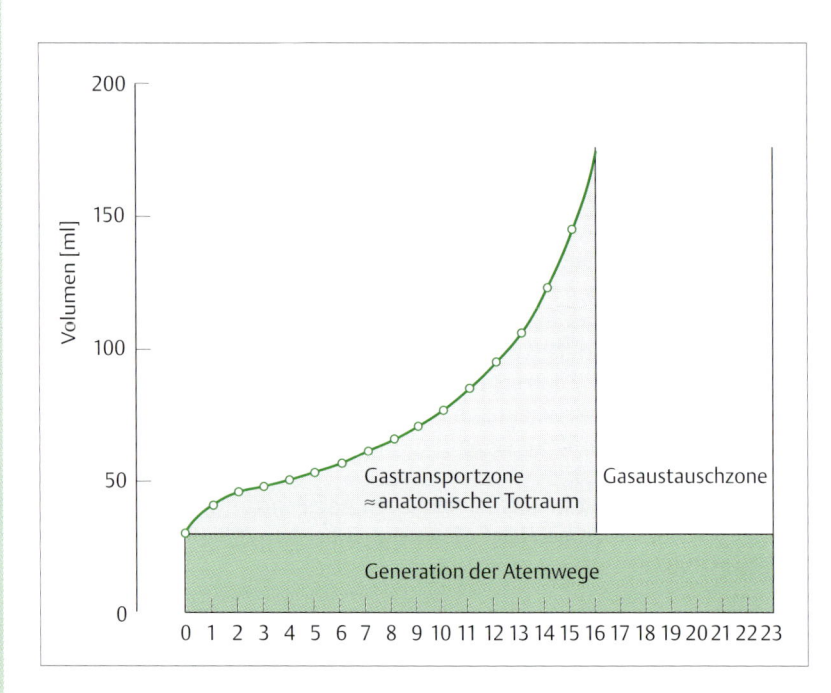

Totraum und Alveolarraum

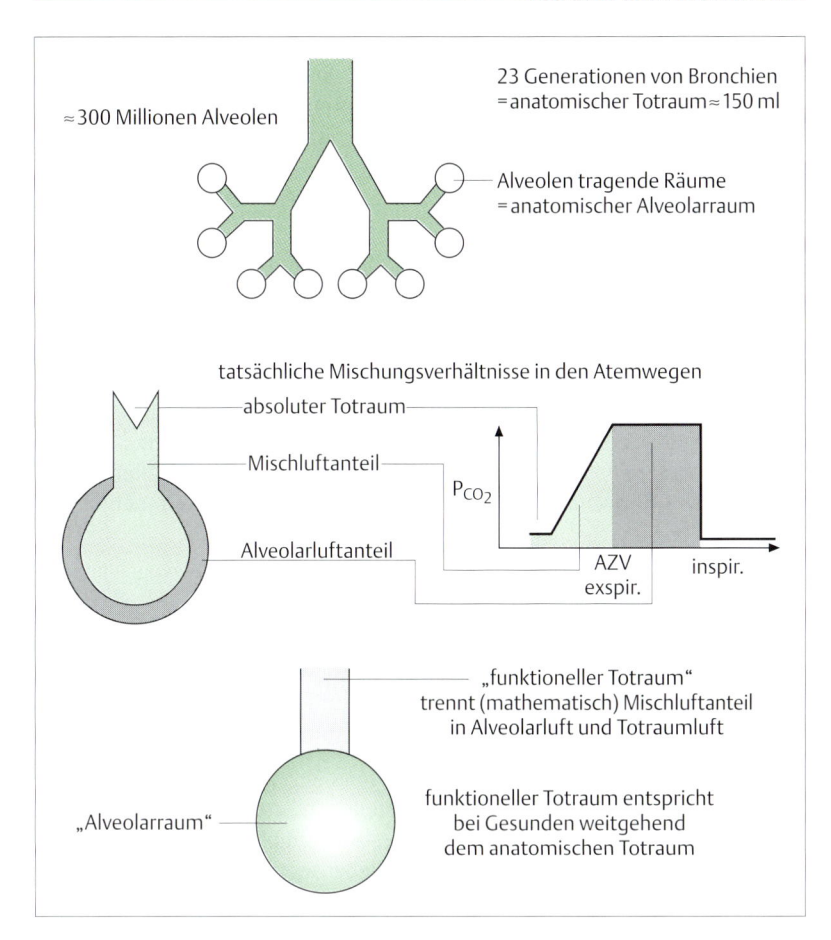

◀ Abb. 3.**3** Anatomischer und „funktioneller" Totraum sowie tatsächliche Mischungsverhältnisse mit Mischluftanteil.
Mitte rechts: exspiratorische CO_2-Konzentrationskurve mit den tatsächlichen Kurvenbestandteilen: absolutem Totraum, Mischluftanteil und Alveolarluftanteil.

Die Berechnungsart des funktionellen Totraumes entspricht einer mathematischen Abstraktion: Die zugrunde gelegte scharfe Trennung zwischen Totraumluft und Alveolarluft besteht in vivo nicht (Abb. 3.**3**).

Während der Ausatmung wird nur ein kleines Gasvolumen ohne Kohlensäure ausgeatmet. Dieser absolute Totraum schwankt bei Gesunden in Abhängigkeit von der Strömungsgeschwindigkeit zwischen 20 und 100 ml (Ulmer und Stammberger 1959, Herberg et al. 1960).

Der auf den absoluten Totraum folgende Teil der Ausatemluft ist aus Alveolarluft und Totraumluft gemischt. Dieser „Mischluftanteil" schwankt bei gesunden Personen zwischen 200 und 300 ml. Der letzte Teil des Ausatemvolumens ist bei Gesunden, wie es von einem mit dem endalveolären kapillären Blut im Druckgleichgewicht stehenden Gas zu erwarten ist, der „Alveolarluftanteil" (Grosse-Brockhoff und Schoedel 1936, Herberg et al. 1960, Ulmer und Reichel 1961).

Schon bei gesunden Personen ist die Zusammensetzung der Alveolarluft in verschiedenen Alveolen nicht gleich (Ulmer et al. 1962). Die Ventilations-Perfusions-Quotienten sind in verschiedenen Lungenarealen lageabhängig unterschiedlich. Diese Verteilungsabweichungen nehmen mit steigendem Lebensalter zu, was sich in größer werdenden alveolär-arteriellen CO_2-Druckdifferenzen dokumentiert (Ulmer et al. 1963).

Bei Patienten mit Verteilungsstörungen, wie sie in stärkerem Ausmaß bei allen Atemwegsobstruktionen vorkommen, lässt sich aus Alveolarluftproben nicht mehr die „ideale Alveolarluft" ermitteln. Die exspiratorischen Gaskonzentrationskurven nehmen dann einen „sukzessiven" Verlauf an, bei dem ein Alveolarluftanteil nicht mehr abgrenzbar ist. Der mittels des arteriellen

Absoluter Totraum

Mischluft- und Alveolarluftanteil

Verteilungsstörungen

3 Ventilation und Atmungsregulation

Paralleltotraum

Kohlensäuredruckes bestimmte funktionelle Totraum ist dann immer größer als der aus den nicht mehr repräsentativen alveolären Werten bestimmte. Der aus den arteriellen Werten bestimmte Totraum ist jedoch eindeutig, da die arteriellen Kohlensäuredruckwerte leicht zu bestimmen sind und dem Mittelwert des gemischten arteriellen Blutes entsprechen. Die Verteilungsstörungen beherrschen bei den Ventilationsstörungen weitgehend die Pathophysiologie des Gasaustausches.

In die Literatur hat auch der Begriff „Paralleltotraum" Eingang gefunden (Pappenheimer et al. 1952). Man erhält ihn aus der Differenz der Totraumbestimmungen, die aus alveolären und arteriellen Kohlensäuredruckwerten zu errechnen sind. Jede Verteilungsstörung verursacht eine alveolär-arterielle Kohlensäuredruckdifferenz, die Ausdruck des Paralleltotraumes ist. Der Paralleltotraum entspricht der zusätzlichen Ventilationsgröße, die erforderlich ist, um über den in Serie vorhandenen Totraum hinausgehend, den tatsächlichen arteriellen Kohlensäuredruck zu erhalten. Der Paralleltotraum kann bei schweren Ventilationsstörungen erhebliche Ausmaße annehmen.

Atmungsregulation

Entscheidende Regelgrößen sind die arteriellen Blutgase: der Kohlensäuredruck, die Wasserstoffionenkonzentration und der Sauerstoffdruck.

Regelgrößen

Für jede dieser Regelgrößen existieren eigene Rezeptoren, Reflexwege und zentrale Verarbeitungs-(Verrechnungs-)stellen (Cunningham et al. 1986). Zwischen diesen Systemen bestehen aber auch additive und supraadditive Interaktionen (Abb. 3.**4**). Hierdurch ist die lebensnotwendige ständige Ventilation gut abgesichert.

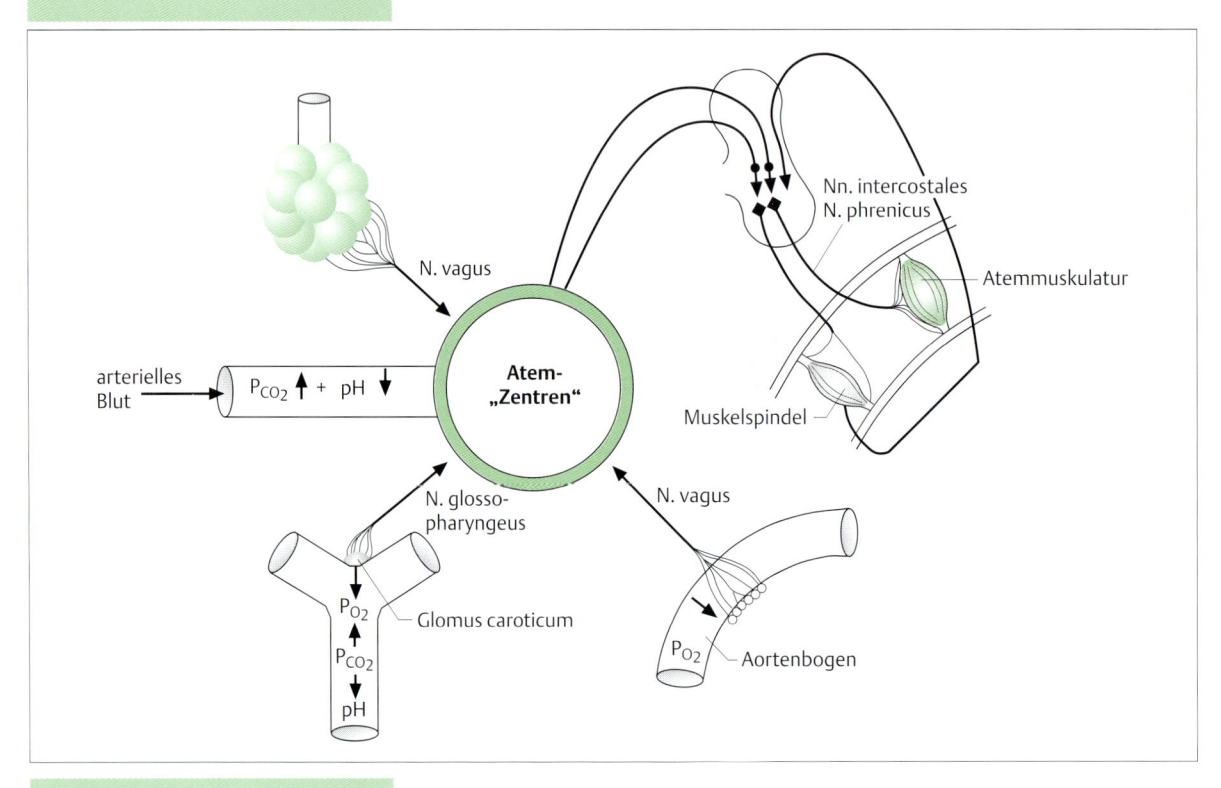

▲ Abb. 3.**4** Atemregulation durch Regelkreise.

Atmungsregulation

Das Atemminutenvolumen ist das Produkt aus Atemfrequenz und Atemzugvolumen. Die Rhythmik ist eigenständig im Zentralnervensystem terminiert. Ein Atemzentrum im anatomischen Sinne gibt es jedoch nicht. Stereotaktische Experimente am Tier haben ergeben, dass Impulse aus dem unteren Bereich der Formatio reticularis inspiratorisch wirken, während von der Gegend der oberen Formatio reticularis exspiratorische Impulse ausgehen (Wang und Ngai 1964, Wyss 1968). Durch verschiedene Experimente ist es gelungen, die Lokalisation bestimmter „zentraler Verrechnungsstellen" weitgehend aufzuklären (Schläfke et al. 1979). Untersuchungen an Menschen, die unter Schädigungen der entsprechenden Zentren leiden, sprechen dafür, dass die tierexperimentellen Ergebnisse auch für den Menschen gültig sind:

Zentrale Regulationsstellen

1. Regulationen über den nervalen Weg und dabei über
   – propriorezeptive Reflexe und
   – zentrale Schaltstellen,
2. Regulationen über humorale Wege.

Alle Glieder der Regelkreise können sich durch Rückwirkung auf die Stellglieder untereinander beeinflussen.

Regulation durch den Kohlensäuredruck und die Wasserstoffionenkonzentration

> Im Bereich der Medulla oblongata befinden sich Rezeptoren, die auf arterielle Kohlensäure und auf Wasserstoffionen ansprechen. Jede Kohlensäuredruckerhöhung steigert bei Gesunden das Atemminutenvolumen. In CO_2-Response-Versuchen kann so die Funktion dieses Regelkreises von den CO_2-/pH-Rezeptoren über die zentrale Verarbeitung, die Efferenz und die Funktion des muskulären Erfolgssystems bis zu dessen ventilatorischer Effektivität überprüft werden.

Regelkreis

Interindividuell ist die Empfindlichkeit des Regelkreises sehr unterschiedlich. Bei verschiedenen Autoren, ausgedrückt in der üblichen Größenordnung von ΔMinutenvolumen/Δendexspiratorischem CO_2-Druck (P_{CO_2Aendt}), schwankt sie zwischen 1,4 und 3,4 l/P_{CO_2Aendt}. Bei unseren Untersuchungen fanden sich statistisch sichere Differenzen zwischen Frauen und Männern mit 0,7 für Frauen und 1,6 für Männer. Individuell ist die Empfindlichkeit sehr gut reproduzierbar, sodass ihr Wert als determiniert anzusehen ist (Abb. 3.**5**). Die Minutenvolumen/P_{CO_2Aendt}-Kurve ist nicht immer linear. Besteht eine alveoläre Hyperventilation, so steigt die Kurve erst nach Erreichen des Schwellenwertes, dann aber ebenfalls linear an.

Empfindlichkeit

Mit dem $P_{0,1}$ (s. S. 98) lässt sich der CO_2-Regelkreis unterteilen in CO_2-Rezeption, Verarbeitung, Efferenz und muskuläre Druckentwicklung einerseits und in Umsatz dieses Druckes in Ventilation andererseits (Abb. 3.**6**).

$P_{0,1}$

Bei experimenteller Stenoseatmung, wobei Strömungswiderstände erreicht wurden, die schweren Atemwegsobstruktionen vergleichbar waren, blieb bis zu R_t-Werten von 120 dPa/l/s das Atemminutenvolumen normal. Da P_{CO_2Aendt} nicht anstieg, muss diese erhebliche Steigerung der Atemarbeit als ausschließlich durch Mechanorezeptoren des bronchopulmonalen Systems gesteuert angesehen werden. (Abb. 3.**7**). Die Atemarbeitsregulation über Mechanorezeptoren, d.h. über propriozeptive Reflexe, geschieht praktisch trägheitslos. Große Steigerungen der Atemarbeit können so ohne Veränderungen der arteriellen Blutgase zustande kommen.

Mechanorezeptoren

Mechanorezeptorische Aktivität und chemische Stimulation wirken weitgehend additiv auf die inspiratorische atemsynchrone Druckentwicklung (Ulmer 1983). Etwa 60 % der chemischen Regulation macht der spezifische

Zentrale chemische Regulation

3 Ventilation und Atmungsregulation

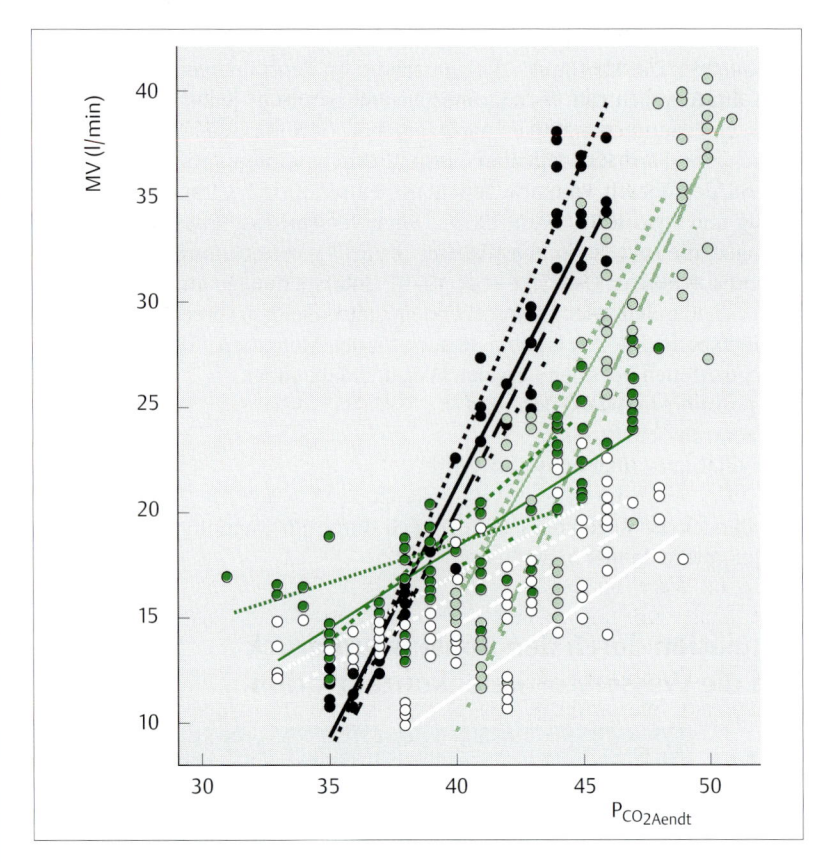

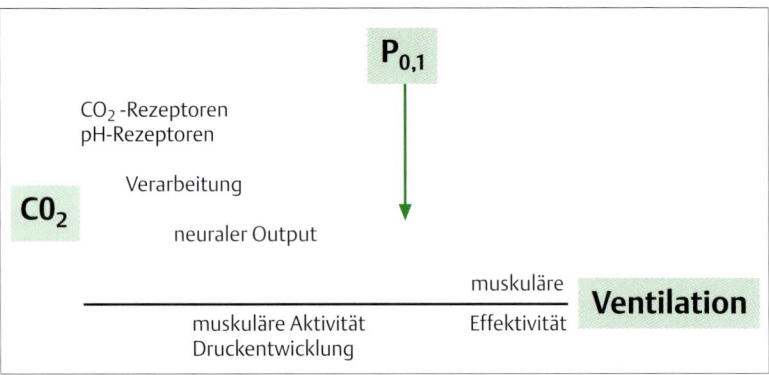

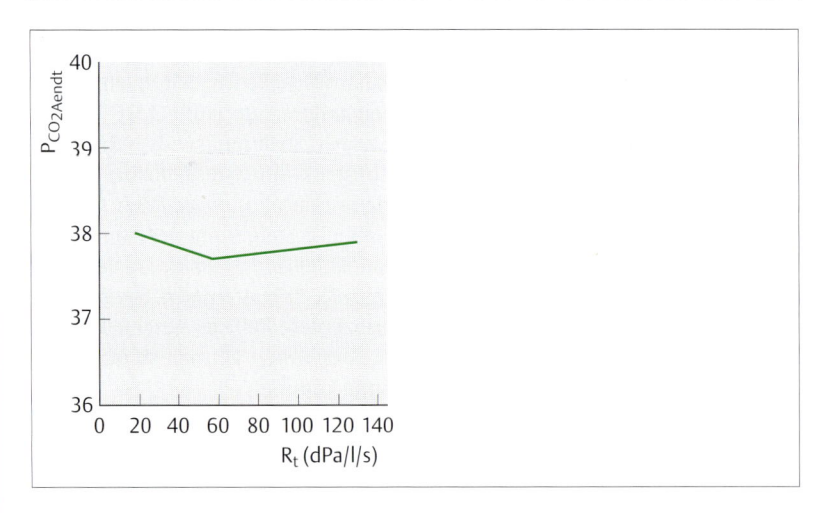

▶ **Abb. 3.5** Jeweils 4 CO_2-Response-Kurven von 2 Männern (die beiden steilsten Kurvenscharen) und von 2 Frauen (die beiden flacheren Kurvenscharen) mit endexspiratorischen Kohlensäuredrucken (P_{CO_2Aendt})/Atemminutenvolumen (MV).

▶ **Abb. 3.6** CO_2-gesteuerte Regulation mit möglicher Unterteilung durch die inspiratorische Druckentwicklung ($P_{0,1}$) in inspiratorische Aktivität und die hierdurch entstehende Ventilation (Minutenventilation – Atemtiefe).

▶ **Abb. 3.7** Alveolärer Kohlensäuredruck unter experimenteller Stenoseatmung, vergleichbar mit schwererer Atemwegsobstruktion.

Atmungsregulation

CO_2-Effekt aus, 40 % sind mit den entsprechenden Verschiebungen des Blut-pH-Wertes verbunden.

Wahrscheinlich gibt es nur eine zentrale chemische Regulation. Die Kohlensäure diffundiert schneller in Liquor und Gewebe als Wasserstoffionen. Sie erreicht somit schneller und in höheren Konzentrationen die Rezeptoren und stellt dadurch einen stärkeren Reiz dar. Dennoch lassen die Untersuchungen von Loeschcke (1973) mit großer Wahrscheinlichkeit annehmen, dass der pH-Wert der Zerebrospinalflüssigkeit die Regelgröße darstellt. Der CO_2-Reiz ist nicht spezifisch. Die Chemosensitivität ist in oberflächlichen Schichten der ventralen Medulla oblongata lokalisiert (Schläfke et al. 1971).

Regulation durch den Sauerstoffdruck

Sauerstoffrezeptoren wurden in der Teilungsstelle der A. carotis (Glomus caroticum) und im Bereich des Aortenbogens nachgewiesen. Von dort werden die Impulse nerval über den N. glossopharyngeus und den N. vagus zum Atemzentrum weitergeleitet. Die Glomuszellen sprechen auf Sauerstoffdruck an. Wäre der Sauerstoffgehalt, d. h. der HbO_2-Gehalt entscheidend, dann müsste z. B. eine CO-Vergiftung mit Hyperpnoe einhergehen, was nicht der Fall ist. Eine pH-Erniedrigung zeigt an den Glomuszellen ebenfalls Effekte, wobei nicht klar ist, ob durch eine pH-Veränderung die Empfindlichkeit der Sauerstoffrezeptoren gesteigert wird oder ob ein direkter pH-Effekt vorliegt.

Rezeptoren

> Die umfangreiche Literatur zur Atmungsregulation zeigt, dass über Schwerpunkte, wie Kohlensäuredruck, pH-Wert, Sauerstoffdruck und vielfach lokalisierte Mechanorezeptoren, bis hin zu den Muskelspindeln (Cooper 1960, v. Euler und Peretti 1966) ein komplexer Regelmechanismus besteht, der über Rückkopplungseffekte auch andere Organe wie die Nieren betrifft und der fein abgestimmt in hervorragender Effektivität der Gewebshomöostase dient.

Mundokklusionsdruck $P_{0,1}$

Wird frühinspiratorisch über 0,1 Sekunden bei elektronisch gesteuertem Verschluss der Atemwege der Druck im Mund gemessen, so entspricht dieser Druck demjenigen, der für die Inspiration bereitgestellt wird.

Dieser Druck ist erniedrigt, wenn
- das Atemzentrum nicht genügend Efferenz bereithält,
- die neurale Übertragung dieser Efferenz nicht gut funktioniert,
- die Atemmuskulatur diese Efferenz nicht genügend umsetzen kann, obwohl sie selbst ausreichend effektiv arbeitet,
- die Atemmuskulatur nicht effektiv die normale Atemarbeit erbringt.

Erniedrigter $P_{0,1}$-Druck

Bei normalem $P_{0,1}$ kann aber auch die dadurch bewirkte Ventilation unzureichend sein, wenn der Ventilation Behinderungen im Sinne von Atemwegsobstruktionen oder verminderter Lungendehnbarkeit entgegenstehen. $P_{0,1}$ ermöglicht somit eine Differenzierung ungenügender Ventilation, was für manche Fragen der gestörten Atmungsregulation von grundlegender Bedeutung ist.

Differenzierung ungenügender Ventilation

Das Verfahren ist leicht einzusetzen, da die neuen Geräte die notwendige Elektronik bereithalten (Peterson et al. 1981). Der Vorteil ist, dass diese Messungen unabhängig von der Mitarbeit sind und dass sie den Patienten nicht belasten (Criée 1988, Scott und Burki 1990, Wegner und Szadkowski 1987).

Durchführung

3 Ventilation und Atmungsregulation

	MV (l/min)	TV (l)	Atemfrequenz (/min)	$P_{0,1}$ (kPa)]
Frauen	12,08 ± 2,37	0,87 ± 0,3	15,95 ± 4,27	0,157 ± 0,048
Männer	13,6 ± 2,22	0,87 ± 0,16	16,42 ± 3,35	0,106 ± 0,046

▶ Tabelle 3.1 Mittelwerte mit SD von Frauen und Männern für MV, TV, Atemfrequenz und $P_{0,1}$.

Abhängigkeiten

Es bestehen aber verschiedene Abhängigkeiten, wie vom Atemminutenvolumen, der Atemtiefe, der Atemfrequenz und vom Geschlecht, die noch nicht formelmäßig beschrieben sind, sodass Einzelwerte noch nicht ausreichend zuverlässig beurteilt werden können. Wegen der vielfachen Vorteile ist es auch zweckmäßig, immer die Minutenventilation, die Atemtiefe und die Atemfrequenz mit zu messen, vielleicht auch noch IGV, TLC und andere Parameter der Atemmechanik. So werden sich Sollwerte erarbeiten lassen, mit denen dieses Verfahren einen festen Platz in der Lungenfunktionsdiagnostik erhält. Tabelle 3.1 gibt einige Mittelwerte mit SD für $P_{0,1}$, wie sie für Männer und Frauen vorliegen, an.

$P_{0,1\,max}$ und P_{imax}

Ähnlich dem $P_{0,1}$ wird auch der Einsatz von $P_{0,1\,max}$ als dem bei der $P_{0,1}$-Messung maximal erreichten Wert und von P_{imax} als dem bei der willkürlichen Inspiration maximal erreichbaren Wert empfohlen (Hautmann et al. 1999). Die veröffentlichten Werte helfen, die Atmungsregulation besser zu erfassen. Sobald aber Mitarbeit gefragt ist, wird das Problem der multifaktoriellen Abhängigkeit um einen entscheidenden Punkt erweitert, durch den der Einsatz dieser Methoden für die Beurteilung von Individualwerten weiter infrage gestellt wird.

Inhomogene Obstruktion

Der $P_{0,1}$-Anstieg bleibt bei Patienten mit COPD deutlich hinter dem Anstieg der Strömungswiderstände zurück. So bleibt offen, ob der $P_{0,1}$-Anstieg unter den Bedingungen der inhomogenen Obstruktion als inspiratorisch relevanter Druckanstieg gelten kann. Im Kollektiv liegt beim Vergleich von COPD-Patienten mit gesunden Probanden $P_{0,1}$ bei den COPD-Patienten signifikant höher.

4 Lungenkreislauf und Gasaustausch

Lungenkreislauf

Druckverhältnisse

Wegen des in der A. pulmonalis mit ca. 16 Torr niedrigen Druckes wird das Lungenkreislaufsystem auch als „Niederdrucksystem" bezeichnet. Der Druck in der A. pulmonalis beträgt nur $\frac{1}{7}$–$\frac{1}{10}$ des Druckes im Systemkreislauf. Abb. 4.1 zeigt die Druckwerte in den verschiedenen Kreislaufabschnitten. Der Lungengefäßwiderstand beträgt 220 dyn × s × cm^{-5}. Das größte Druckgefälle liegt im Bereich der Arteriolen, Kapillaren und Venolen (Abb. 4.2).

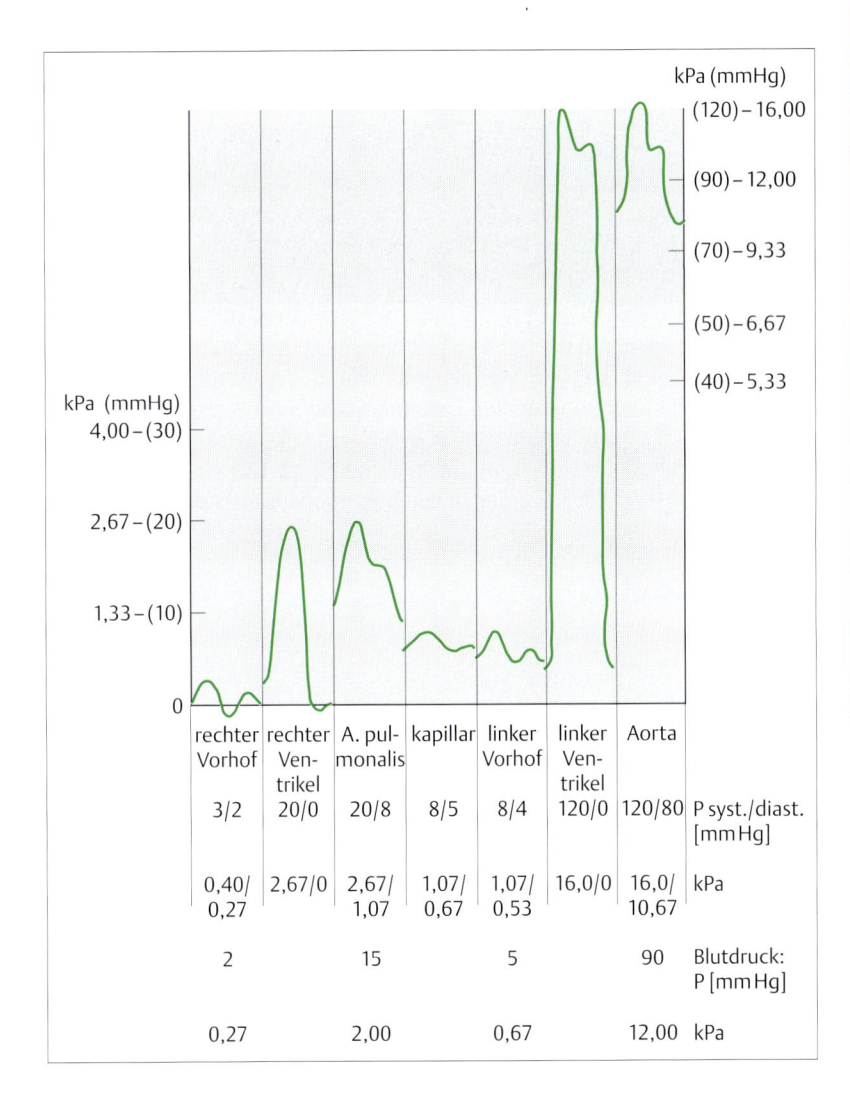

Niederdrucksystem

◀ Abb. 4.1 Drücke in verschiedenen Kreislaufabschnitten.

	rechter Vorhof	rechter Ventrikel	A. pulmonalis	kapillar	linker Vorhof	linker Ventrikel	Aorta	
P syst./diast. [mmHg]	3/2	20/0	20/8	8/5	8/4	120/0	120/80	
kPa	0,40/0,27	2,67/0	2,67/1,07	1,07/0,67	1,07/0,53	16,0/0	16,0/10,67	
Blutdruck: P [mmHg]	2		15		5		90	
kPa	0,27		2,00		0,67		12,00	

▶ Abb. 4.2 Widerstände in verschiedenen Bereichen des Lungenkreislaufes.

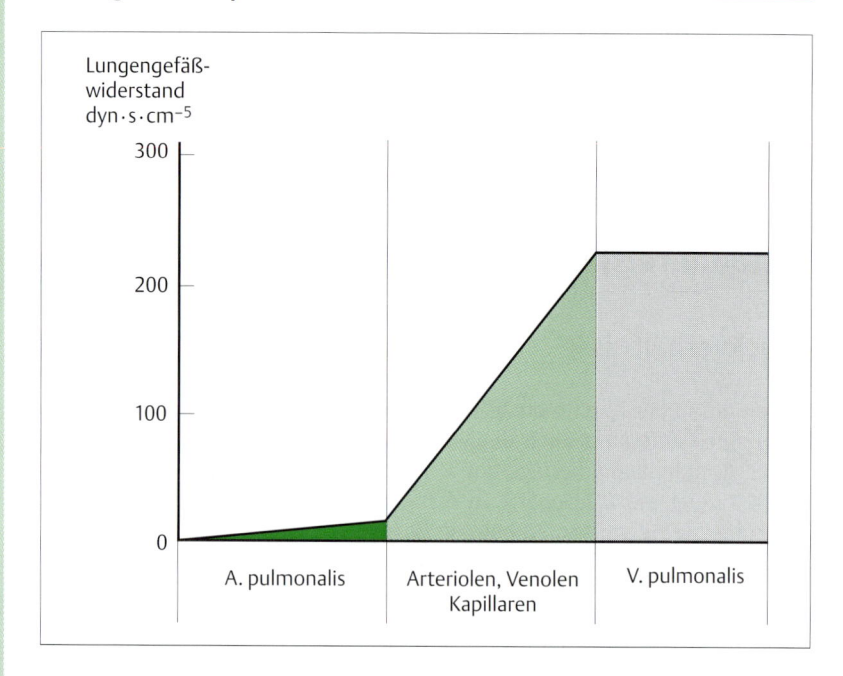

4 Lungenkreislauf und Gasaustausch

Der Pulmonalkreislauf dient ausschließlich dem Gasaustausch, der in den Alveolarkapillaren stattfindet. Über das linke Herz, die Arterien des großen Kreislaufes und die Organkapillaren wird das in der Lunge arterialisierte Blut den Zellen der Organe zur Verfügung gestellt. Vorwiegend über die Bronchialarterien, die aus der Aorta entspringen, wird die Lunge nutritiv versorgt.

Strömungskurve

Das Gefäßvolumen und die Dehnbarkeit des arteriellen Abschnittes des Lungenkreislaufes entsprechen weitgehend dem des venösen (Piiper 1957, 1961). Die Strömung im gesamten Lungenkreislauf ist ausgesprochen rhythmisch (Abb. 4.3). Nach einer systolischen Hauptwelle wird nach dem Verschluss der Pulmonalklappe eine diastolische Nachwelle registriert. In der Spätdiastole beträgt die Strömung in der A. pulmonalis nur noch wenige Pro-

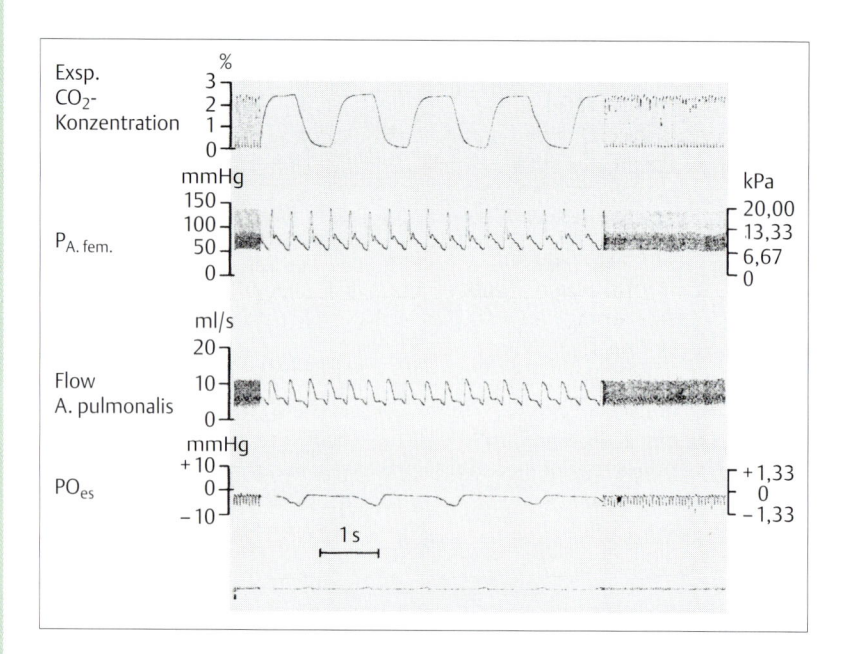

▶ Abb. 4.3 Rhythmische Strömung in der A. pulmonalis. Von oben nach unten: Exspiratorische CO_2-Konzentration, Druck in der A. femoralis, Strömung in der A. pulmonalis, Ösophagusdruck.

Lungenkreislauf

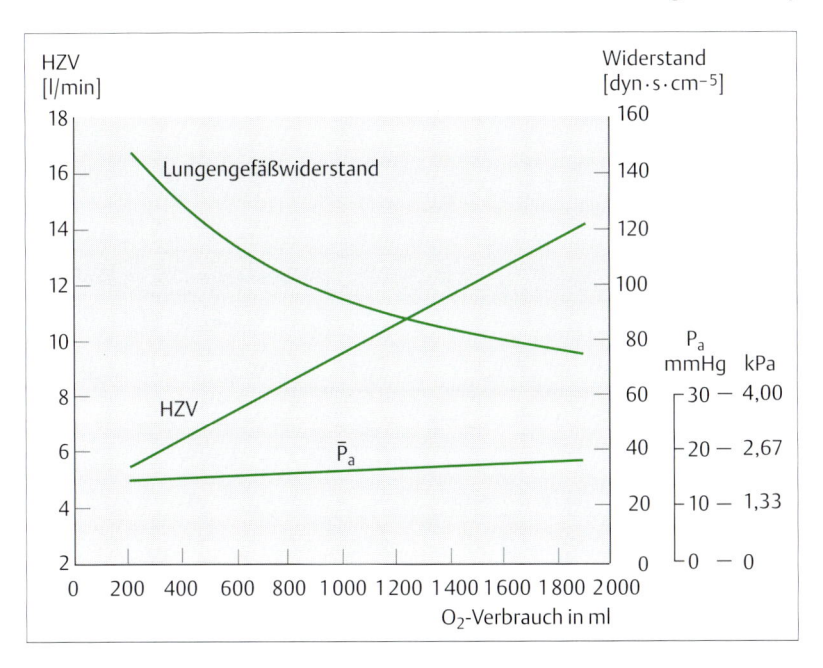

Abb. 4.4 Lungengefäßwiderstand, Herzzeitvolumen und Druck in der A. pulmonalis in Abhängigkeit vom Sauerstoffverbrauch unter körperlicher Belastung.

zent des systolischen Spitzenwertes. Aufgrund der niedrigen Druckwerte im Lungenkreislauf wirken hohe Drücke im linken Vorhof, wie z.B. bei Mitralstenosen oder bei Linksherzinsuffizienz, über die Drücke im Kapillarbereich bis in den arteriellen Schenkel des Lungenkreislaufes zurück.

Herzzeitvolumen

Das gesamte Herzzeitvolumen muss durch die Lungen fließen. Dieses Herzzeitvolumen ist aber großen Schwankungen unterworfen und kann bis auf das 6fache seines Ruhewertes ansteigen. Das normale Lungengefäßbett verfügt über die Fähigkeit, durch Änderung des Gefäßwiderstandes jedes infrage kommende Herzzeitvolumen ohne wesentliche Druckerhöhung passieren zu lassen (Abb. 4.4) (Cournand 1950). Auch bei körperlicher Belastung übersteigt der mittlere Pulmonalisdruck 30 Torr (4 kPa) in der Regel nicht (Bühlmann et al. 1955).

Reservekapillaren und Diffusionskapazität

Die Verminderung des Gefäßwiderstandes in der Lunge mit steigendem Herzzeitvolumen erfolgt druckpassiv und durch Eröffnung von Reservekapillaren (Borst et al. 1956). In Ruhe wird nur ⅓ der Kapillaren durchblutet. Durch die druckpassive Erweiterung des Lungenkapillarbettes wird die Gasaustauschfläche erheblich vergrößert und kann den Anforderungen eines erhöhten Gasstoffwechsels nachkommen. So steigt unter Arbeitsbelastung die Diffusionskapazität der Lunge deutlich an (Podlesch und Stevanovic 1966, Filley et al. 1954).

Altersabhängigkeit

Unter körperlicher Belastung steigt der Pulmonalisdruck in Abhängigkeit vom Lebensalter merklich an (Abb. 4.5) (Gloger 1972). Bei 18- bis 29-Jährigen beträgt der Druckanstieg 31 %, bei 50- bis 70-Jährigen 55 %, was – wenn auch die Drücke absolut gesehen gering bleiben – für das rechte Herz bedeutsam ist. Der Anstieg des Mitteldruckes erfolgt auch durch einen Anstieg des diastolischen Druckes. Dieser steigt altersunabhängig um 40 % an, während der systolische Pulmonalisdruck altersabhängig um 27–54 % höher wird. Auffallend ist, dass diese Druckveränderungen bereits bei niedrigen Belastungen einsetzen, ohne bei höheren Belastungen weiter anzusteigen. Diese Ergebnisse verdeutlichen, dass Diffusionsmessungen und Druckwerte aus Ruheuntersuchungen nur begrenzte Aussagen über Leistungsreserven des bronchopulmonalen Systems zulassen.

◤ Abb. 4.5 Diastolische und systolische Mitteldrücke in der A. pulmonalis bei Ruhe und bei körperlicher Belastung (O_2-Verbrauch) in verschiedenen Altersgruppen. Die Pfeile geben den Sigmastreubereich der Einzelwerte an (nach Gloger 1972).

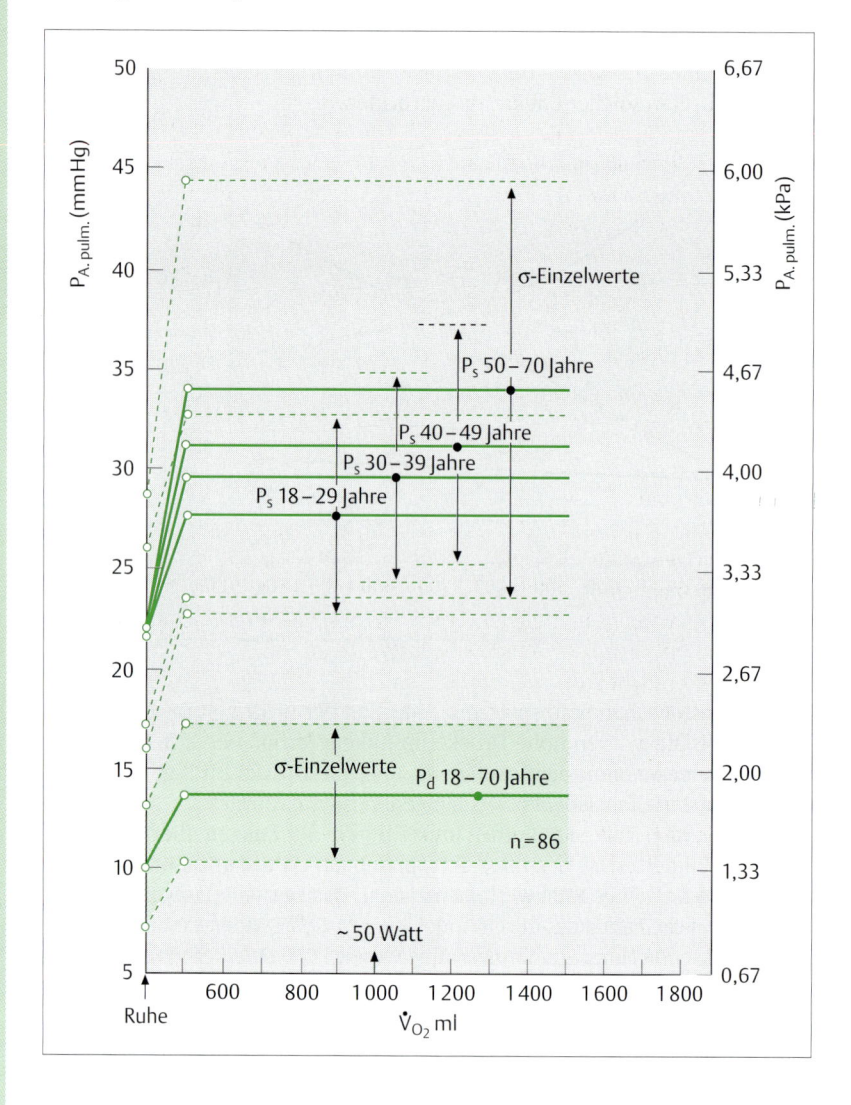

Alveolargasabhängige Regulation des Gefäßwiderstandes

Euler-Liljestrand-Effekt

Von Euler und Liljestrand zeigten 1946 bei Katzen, dass bei Erniedrigung des alveolären O_2-Druckes der Pulmonalisdruck signifikant ansteigt. Diese Ergebnisse wurden später unter verschiedensten Bedingungen, so auch im Rahmen von Höhenversuchen, bei Menschen vielfach bestätigt (Fishman 1961). Der Druckanstieg hält sich aber mit 5–6 mm Hg im Mittel in Grenzen (Fishman 1961). Allerdings ist zwischen einer rasch einsetzenden Widerstandserhöhung und einer sich über längere Zeit entwickelnden zu unterscheiden. Letztere kann wegen des Remodellings der Gefäßwand bedeutender für die Entwicklung des Cor pulmonale sein (Olschewski und Seeger 1999). Die Rückbildung dieser strukturellen Veränderungen bei wiederhergestellten alveolären Sauerstoffdrücken dauert dann ebenfalls längere Zeit. Bei der hypoxiebedingten Vasokonstriktion sind Kaliumkanäle der Muskelzellen der A. pulmonalis sowie Sauerstoffradikale beteiligt.

Abhängigkeiten

Dieser primär sehr zweckmäßige Mechanismus, der hilft, das Blut von unterventilierten Arealen in besser ventilierte zu leiten, ist anfällig gegen Medikamente, welche auf das Herzzeitvolumen und den Lungenkreislauf

Lungenkreislauf

wirken. Calciumantagonisten und Betablocker, aber auch β_2-Sympathikomimetika können die Ventilations-Perfusions-Inhomogenität verstärken. Ggf. ist das Auftreten solcher Effekte zu überprüfen.

Der Euler-Liljestrand-Effekt ist individuell unterschiedlich stark ausgeprägt. Bei älteren Probanden werden im Allgemeinen schwächere Reaktionen gemessen. Inwieweit diese Aussagen auch für das hypoxische Remodelling gelten, ist noch nicht geklärt.

> •••• Die Anpassung der Durchblutung an die Ventilation erfolgt nur unvollkommen (Hertz 1955, Ulmer und Wenke 1957). Die alveoläre Hypoxie mit erniedrigten arteriellen Sauerstoffwerten spielt aber für die Entstehung des Cor pulmonale eine entscheidende Rolle.

Alveolärer Kohlensäuredruck und Blutazidose

Der Einfluss des alveolären Kohlensäuredruckes und der Blutazidose auf den Gefäßwiderstand im Lungenkreislauf scheint unwesentlich.

Umgehung des Lungenkreislaufes

Ein kleiner Teil des nichtarterialisierten Blutes gelangt unter Umgehung des Lungenkreislaufes aus dem rechten Herzen in den linken Vorhof. Bei gesunden Personen sind diese über Venenplexus in der Pleura sowie über arteriovenöse Anastomosen in den Venenplexus der kleinen Bronchien strömenden Blutvolumina unbedeutend (Hayek 1953).

Transferfaktor

Bei allen bronchopulmonalen Erkrankungen spielt die Inhomogenität der Ventilations-Perfusions-Quotienten die dominierende Rolle. Auch bei den interstitiellen Lungenerkrankungen (Lungenfibrosen), wo vorwiegend Diffusionsstörungen angenommen wurden, zeigen spezielle Analysen, dass in Ruhe nur 19 % und auch unter körperlicher Belastung nur 40 % des Sauerstoffmangels mangelnder Diffusion zuzuordnen sind. Die „Diffusionsmessungen" bei Patienten mit Atemwegsobstruktion erfassen aus methodischen Gründen (s. S. 105) letztlich nur die Ventilations-Perfusions-Inhomogenität. Der Begriff „Transferfaktor" anstelle des Begriffes „Diffusionsbestimmung" versucht, diesen Erkenntnissen gerecht zu werden. Ein erniedrigter Wert dieses Begriffes sagt dann ohne Ursachenangabe nur aus, dass der Gasaustausch gestört ist.

Verteilungsstörungen

Alveolär-arterielle Sauerstoffdruckdifferenzen sind ganz vorwiegend auf Verteilungsstörungen zurückzuführen. Die alveolären Werte sind dann aber bei körperlicher Belastung kaum korrekt zu bestimmen, da in diesem Fall der Alveolarluftanteil der exspiratorischen Konzentrationskurven atemsynchron sehr steil verläuft und die Festlegung eines zuverlässigen „mittleren Alveolardruckes" kaum möglich ist (Abb. 4.6).

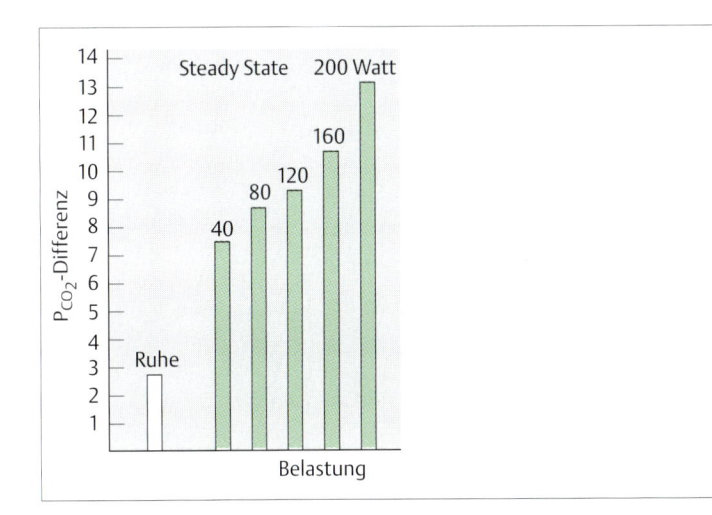

◀ Abb. 4.6 Exspiratorische Kohlensäuredruckschwankungen im Alveolarluftanteil bei verschiedenen Belastungsstufen (Watt).

4 Lungenkreislauf und Gasaustausch

Einfluss der Atmung auf den Pulmonalkreislauf

Atemsynchrone Druckschwankungen

Das intrathorakale Kreislaufsystem der Lungen steht unter atemsynchronen intrapulmonalen Druckschwankungen, die sich auf die hämodynamischen intravasalen Nettodrücke der einzelnen Gefäßabschnitte übertragen. Bezogen auf den Atmosphärendruck führt deshalb die Inspiration zu einer Verminderung der Herzdrücke und zu einer Herabsetzung der Drücke in den zuführenden Körpervenen und in der Aorta. Diese Druckschwankungen sind am Puls aller Arterien des Systemkreislaufes (z. B. A. radialis) deutlich zu spüren und werden so bei Atemwegsobstruktionen, entsprechend den vergrößerten atemsynchronen Druckschwankungen, fühlbar. Die Veränderungen im Pulmonalkreislauf sind je nach Lage des Gefäßabschnittes unterschiedlich. Für den „transmuralen" Pulmonalisdruck gilt der Druck in den Alveolen als „Referenzdruck". Um vergleichbare absolute Werte zu erhalten, wird deshalb der Pulmonalisdruck bei kurzem Atemanhalten gemessen. Hierbei stellt sich in den ventilierbaren Alveolen Umgebungsdruck ein.

Auswirkungen hoher Alveolardrücke

Für den rechten Ventrikel gilt der Druck im Intrapleuralraum als Referenzwert. Bei stärkerem intraalveolärem Druck, wie bei positiver Druckbeatmung mit zu hohen Drücken, kann es zu Schwierigkeiten des rechten Ventrikels kommen, die hohen Alveolardrücke zu überwinden. Die Anspannungszeit wird dann auf Kosten der Austreibungszeit für den rechten Ventrikel immer länger (Ulmer und Reif 1966). Diese Druck- und Widerstandsänderungen führen zu atemsynchronen Schwankungen des Herzzeitvolumens, des Lungenblutvolumens und der arteriellen Blutdrücke. Unter pathologischen Bedingungen erhalten diese Schwankungen erhebliche Bedeutung. Diese starken Druck-, Füllungs- und Auswurfschwankungen (Abb. 4.**7** – 4.**10**) führen bei den obstruktiven Atemwegserkrankungen zu einer zusätzlichen Belastung des Herzens. Die bei Cor pulmonale gelegentlich zu beobachtende Mitbeteiligung des linken Herzens findet hierin eine teilweise Erklärung.

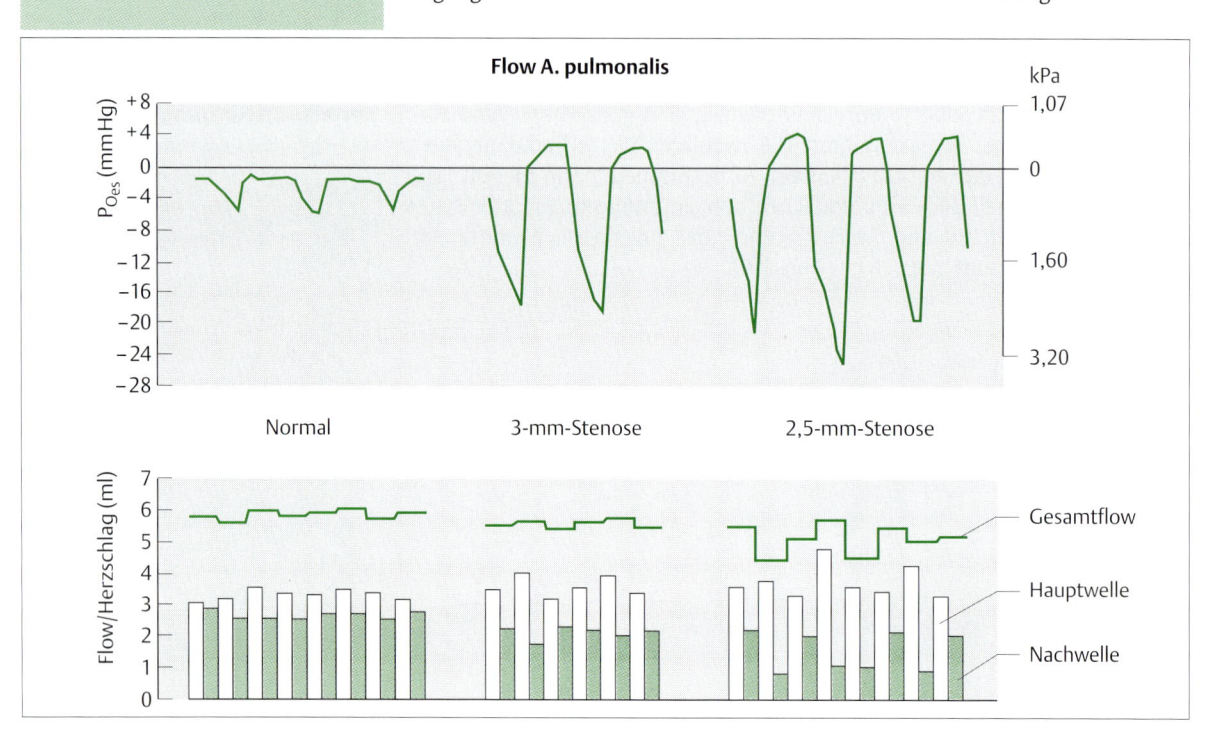

▲ Abb. 4.**7** Strömung in der A. pulmonalis pro Herzschlag bei verschiedenen Stärken experimenteller Atemwegsobstruktion. Oben: atemsynchrone Druckschwankungen im Ösophagus; unten: Gesamtströmung, Hauptwelle und Nachwelle pro Herzaktion.

Lungenkreislauf

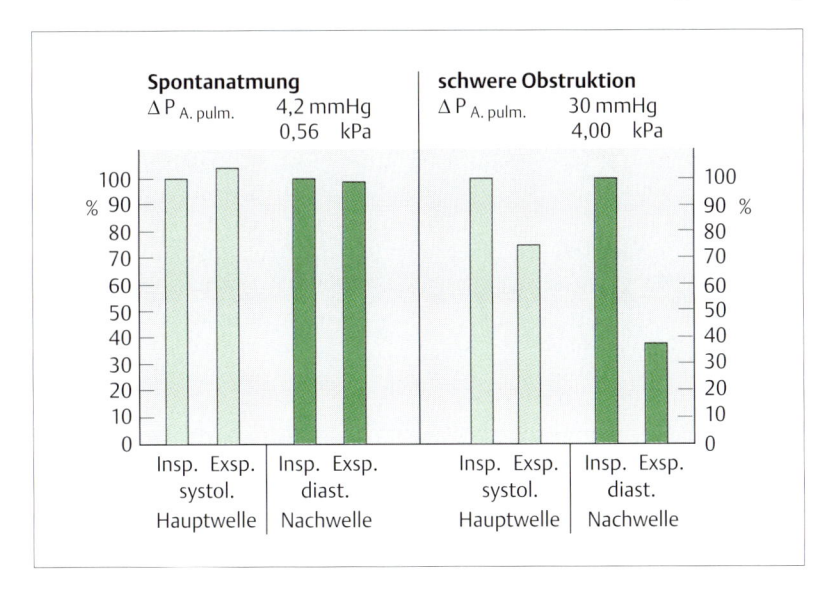

◀ Abb. 4.**8** Atemsynchrone Durchflussdifferenzen in der A. pulmonalis bei Spontanatmung und bei schwerer Atemwegsobstruktion. Die inspiratorisch maximalen Strömungen = 100 %.

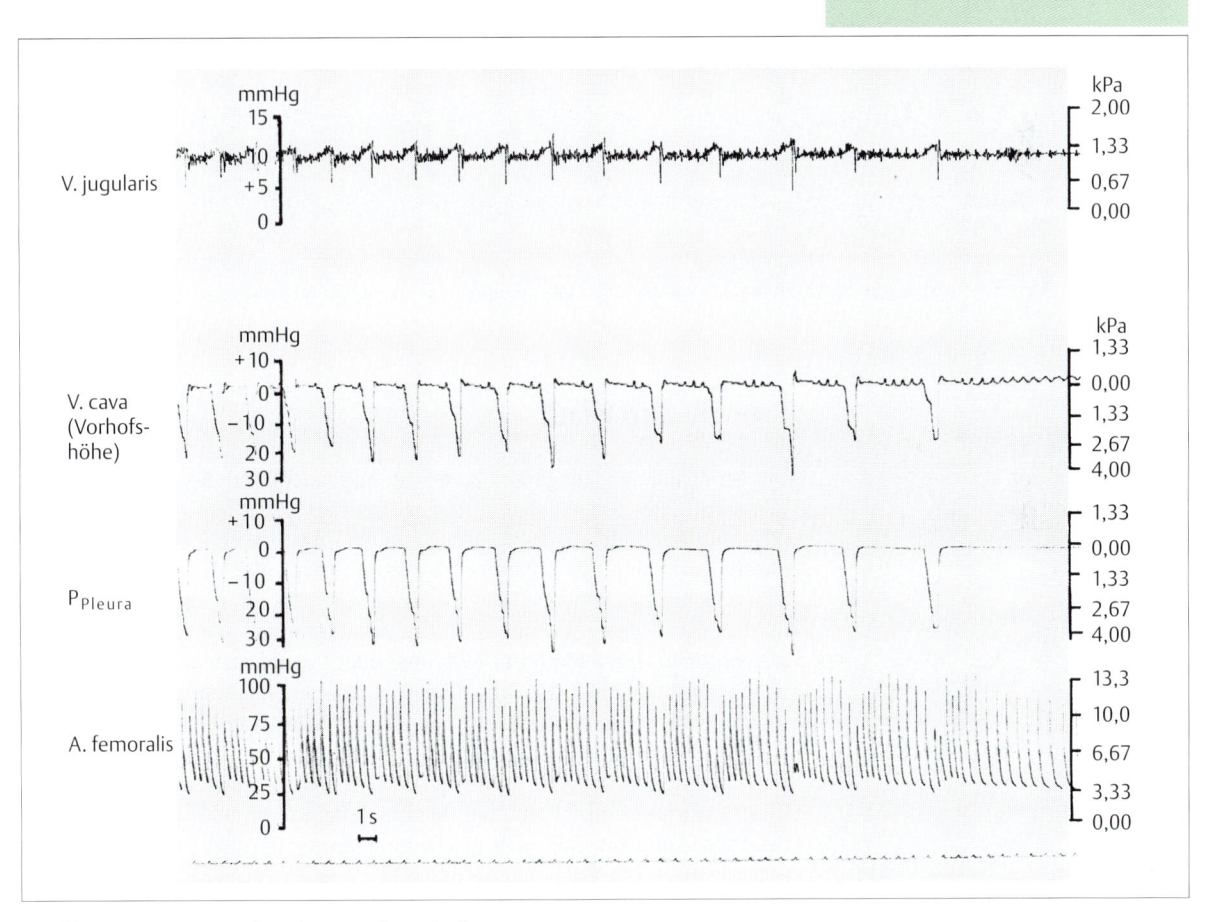

▲ Abb. 4.**9** Atemwegsobstruktion und Kreislauf: Übertragung der intrapleuralen atemsynchronen Drücke auf V. jugularis, V. cava und A. femoralis.

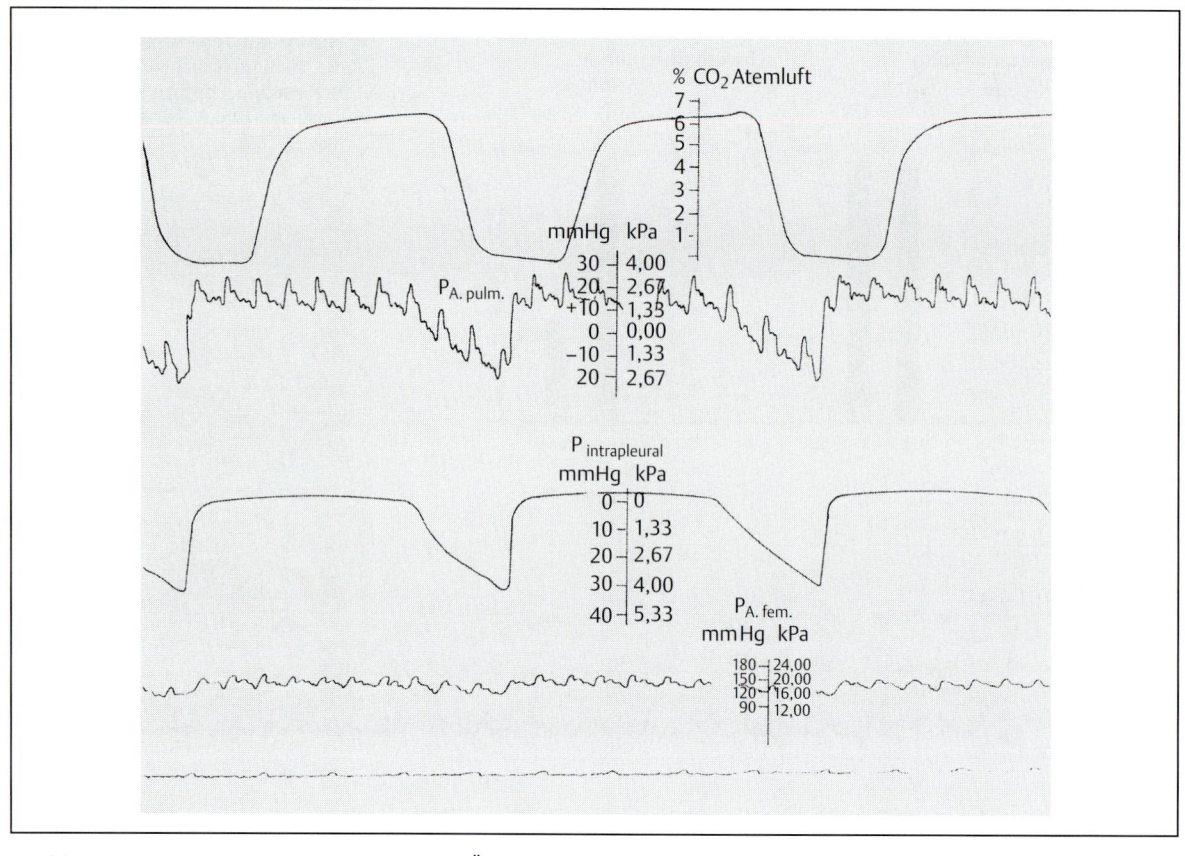

▲ Abb. 4.**10** Atemwegsobstruktion und Kreislauf: Übertragung der intrapleuralen atemsynchronen Drücke auf A. pulmonalis und A. femoralis. Oben CO_2-Konzentration in der Atemluft.

Bronchialkreislauf

Verbindungen über Anastomosen

Der Bronchialkreislauf gehört zum Systemkreislauf und dient der nutritiven Versorgung des Bronchial- und Lungengewebes. Zwischen den Bronchialarterien und den Alveolarkapillaren bestehen Anastomosen, deren Durchfluss durch Sperrarterien reguliert werden kann (Hayek 1953, Lapp 1951). Da der Bronchialkreislauf unter relativ hohem Druck steht, ist es möglich, dass über diese Verbindungen arterielles Blut in den Pulmonaliskreislauf gelangt. Bei angeborenen Herzfehlern mit fehlender oder hypoplastischer Pulmonalarterie dienen manchmal die Bronchialarterien als Kollateralwege für eine zusätzliche Versorgung der Lungenkapillaren mit Mischblut aus der Aorta (Grosse-Brockhoff 1951).

Müller demonstrierte 1981 Typ-I- und Typ-II-Anastomosen zwischen Bronchialarterien und Pulmonaliskreislauf. Bei Verschluss der Anastomosen des Typs I kann eine hämorrhagische Infarzierung durch die kapillären Anastomosen vom Typ II entstehen (Abb. 4.**11**).

Lungenkreislauf

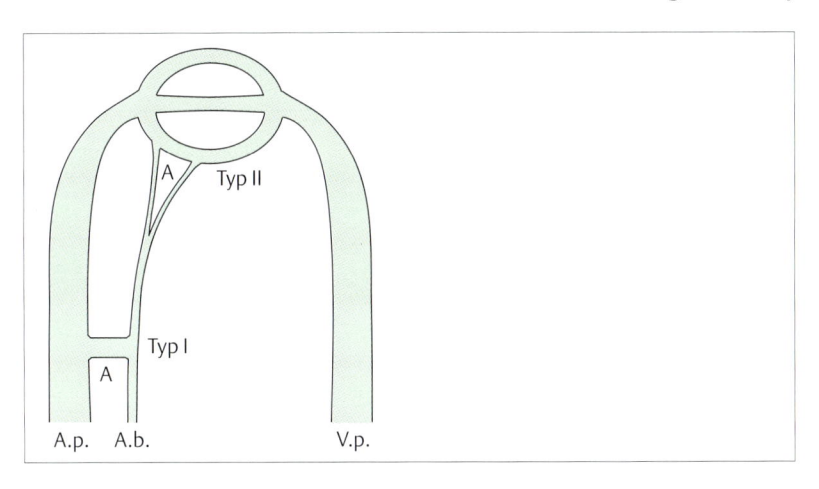

◀ Abb. 4.11 Präkapilläre (Typ I) und kapilläre (Typ II) Anastomosen (A) zwischen Bronchialarterien (A. b.) und Pulmonalarterien (A. p.); V. p. = Pulmonalvenen (nach Müller 1981).

Gestörter Blutfluss im Lungenkreislauf

Stauungsbronchitis

Die Anastomosen zwischen den Bronchialarterien und den Alveolarkapillaren haben auch für die Entstehung der Stauungsbronchitis und das Auftreten von „Herzfehlerzellen" Bedeutung: Der erhöhte Lungenkapillardruck wirkt auf die Bronchialkapillaren zurück und in das endo- und peribronchiale Gewebe kommt es zu Flüssigkeits- und Blutaustritt. Auch an der Entstehung hämorrhagischer Lungeninfarkte sind die bronchopulmonalen Kurzschlüsse beteiligt (Robertson et al. 1950).

Lungenembolie, akutes Cor pulmonale

> Der komplette Verschluss der A. pulmonalis führt zum vollständigen Sistieren der Blutströmung mit Überdehnung der rechten Kammer und akutem Herztod. Bei nicht so massivem Verschluss kann es zu einer akuten Insuffizienz der rechten Kammer mit Stauung vor dem rechten Herzen kommen.

Typisch für die Lungenembolie ist der Kollaps des Systemkreislaufes. Die hierbei entstehende Mangeldurchblutung der Koronarien führt wie die Druckbelastung des rechten Herzens zur Rechtsherzinsuffizienz. Das Überwinden des akuten Ereignisses hängt u. a. stark von den Koronarreserven des linken Ventrikels ab. Lässt sich die Durchblutung des Herzens steigern, wie durch Einsatz einer kleinen Herz-Lungen-Maschine, die venöses Blut nach extrakorporaler Oxygenierung in den Systemkreislauf zur Druckerhöhung in der Aorta bringt, so kann wertvolle Zeit bis zum Wirksamwerden der Spontanlyse des meist organischen Thrombusmaterials und zu sonstigen therapeutischen Möglichkeiten gewonnen werden.

In Abhängigkeit von der Größe des Embolus kommt es zu einer Okklusionshypotonie (Phase I). In der hieran anschließenden Gegenregulationsphase (Phase II) können mehr oder weniger normale Systemdrücke erreicht werden. Die darauf folgende Phase III der labilen Stabilisation ist trotz (relativ) normaler Blutdruckwerte durch eine u. U. äußerst labile Blutdruckregulation gekennzeichnet (Abb. 4.12). Bei den meisten der tödlich verlaufenden Lungenembolien tritt der Exitus in der Phase I ein, da die Gegenregulation nicht erreicht wird. Aber auch in der Phase III bestehen noch große Gefahren,

Phasen der Embolie

4 Lungenkreislauf und Gasaustausch

▶ Abb. 4.12 Die 3 Stadien der akuten Lungenembolie:
I Okklusionshypotonie
II Gegenregulationsphase
III labile Stabilisation.

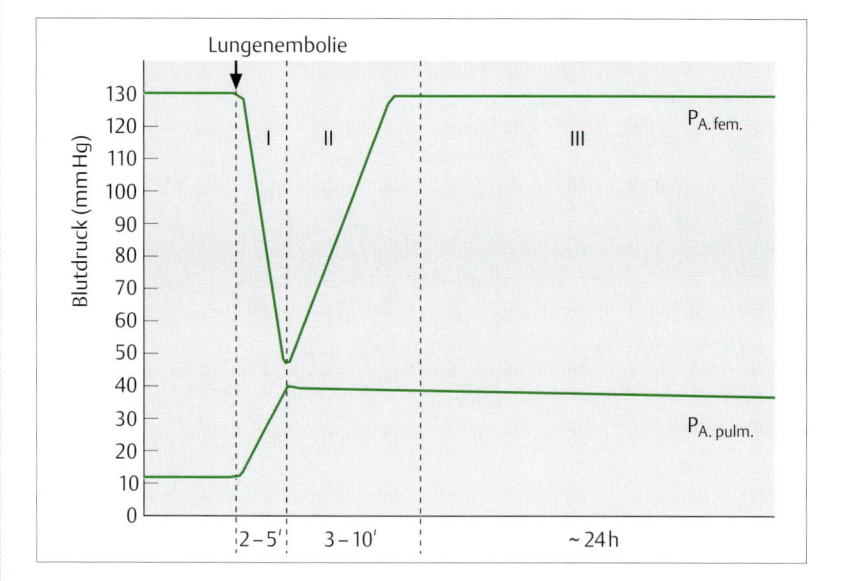

da geringste Belastungen des Kreislaufes, z. B. bei Umlagerungen, zum Versagen der Regulation führen können.

Erkrankungen des Herzens

Bei Erkrankungen des Herzens wird der Lungenkreislauf in vielfältiger Art betroffen. Insuffizienz des linken Herzens führt zum Rückstau in den Lungenkreislauf mit Erhöhung des alveolokapillären und pulmonalarteriellen Druckes. Wird die Förderleistung des linken Ventrikels erhöht, so sinken die Drücke in der Lungenstrombahn.

Lungenödem

Die veränderten Bedingungen im Lungenkreislauf bei Linksherzinsuffizienz begünstigen den Flüssigkeitseinstrom in das Lungengewebe und damit die Entstehung eines Lungenödems. Dabei ist das gestörte Gleichgewicht zwischen Kapillardruck und kolloidosmotischem Druck von entscheidender Bedeutung. Nähert sich der Kapillardruck an den kolloidosmotischen Druck des Blutes an (3,33–4,67 kPa, ~ 25–35 Torr), so droht die Gefahr eines Lungenödems (Finlayson et al. 1961). Die akute Linksherzinsuffizienz, z. B. nach Herzinfarkt oder einer übermäßigen Infusionsbehandlung bei bestehender Herzschädigung, führt häufig zum Lungenödem (Tirella 1957). In diesem Zusammenhang sind auch der Zustand der Kapillarmembran und des interstitiellen Lungengewebes wichtige Faktoren (Grosse-Brockhoff 1951). Sauerstoffmangel und entzündliche Schäden erhöhen die Permeabilität der Alveolarkapillarmembran. Langsame Entwicklung der Linksherzinsuffizienz führt dagegen zur Adaptation der Gefäßwand und damit des Gefäßsystems, welche der Ödementstehung entgegenwirkt. Die Geschwindigkeit der funktionellen Veränderungen ist somit für die Manifestation eines Lungenödems mit entscheidend.

> Die Lungenstauung führt zu einer verminderten Dehnbarkeit der Lunge und auch zu einem Anstieg der Strömungswiderstände in den Atemwegen. Dadurch wird auch die Atemarbeit erhöht, was mit entsprechender Dyspnoe einhergeht.

Lungenkreislauf

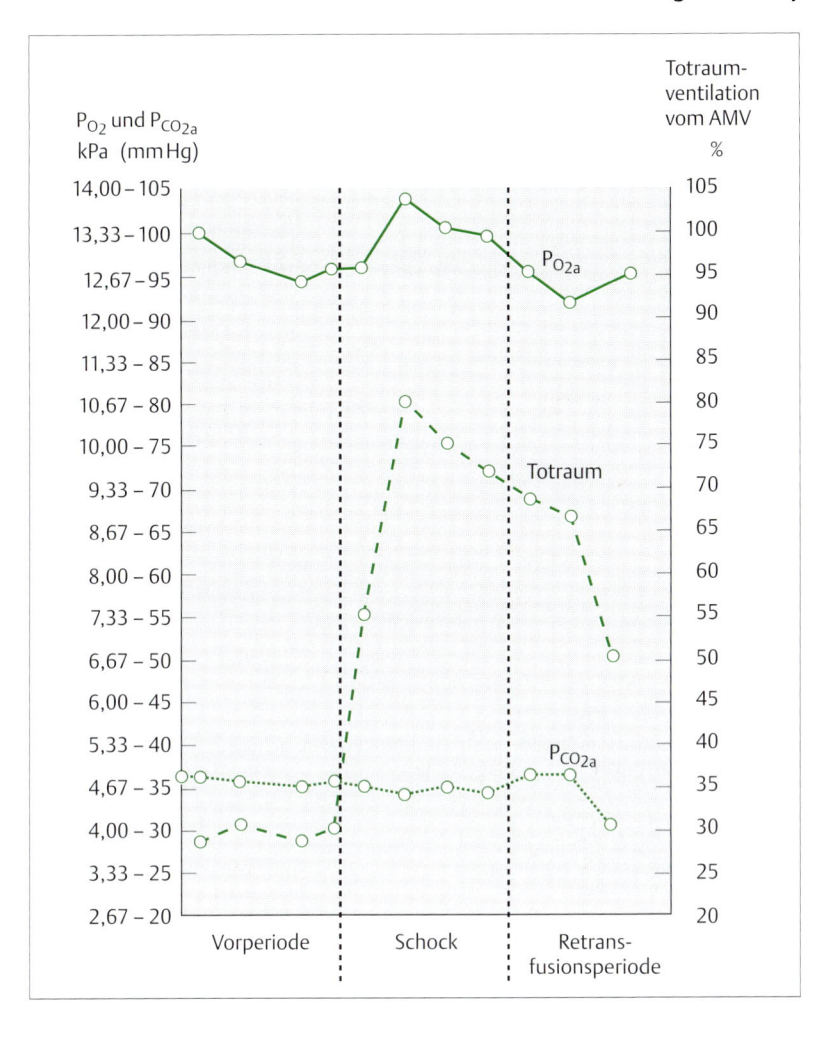

Abb. 4.13 Totraumventilation in Prozent des Atemminutenvolumens bei hämorrhagischem Schock und bei Retransfusion. Angegeben sind auch arterielle Sauerstoff- und Kohlensäuredrücke.

Blutverlust

Selbst bei relativ geringem Abfall des Blutdruckes im Lungenkreislauf, wie er bei mäßigem Blutentzug zu beobachten ist, kommt es zu erheblichen zirkulatorischen Verteilungsstörungen mit deutlicher Vergrößerung des funktionellen Totraumes (Abb. 4.13). Die Totraumventilation wird durch entsprechende Ventilationssteigerung abgedeckt. Die arteriellen Blutgaswerte bleiben somit weitgehend unverändert. Bei Patienten, deren Ventilationsvermögen begrenzt ist, besteht dann allerdings die Gefahr unzureichender alveolärer Ventilation. Anreicherung der Atemluft mit Sauerstoff kann die drohende Gefahr oft verhüten. Die gesteigerte Atemarbeit bedeutet in derartigen Krisensituationen eine zusätzliche Belastung für den Organismus.

Übertransfusion von Blutersatzflüssigkeiten

Diese führt lange vor einem stärkeren Anstieg des Venendruckes zu einem Druckanstieg in der A. pulmonalis. Auch bei einem massiven Flüssigkeitsersatz bei hämorrhagischem Schock kommt es zum Druckanstieg im Niederdrucksystem, noch ehe dies am Systemkreislauf zu erkennen ist (Abb. 4.14). Dieser Druckanstieg ist von einem entsprechendem Druckanstieg im linken Vorhof begleitet.

Vergrößerung des funktionellen Totraumes

4 Lungenkreislauf und Gasaustausch

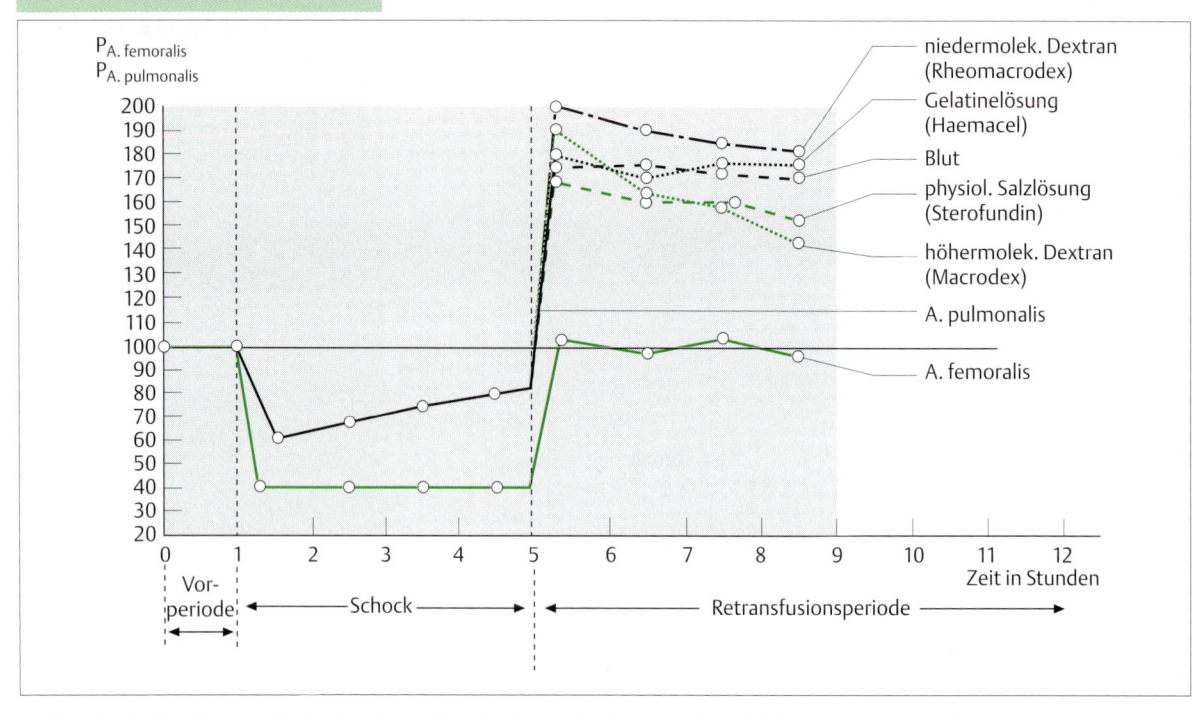

▲ Abb. 4.14 Druckanstieg in der A. pulmonalis in der Retransfusionsperiode nach hämorrhagischem Schock. Der Druck in der A. femoralis wurde auf die Ausgangswerte gebracht (Hundeversuche).

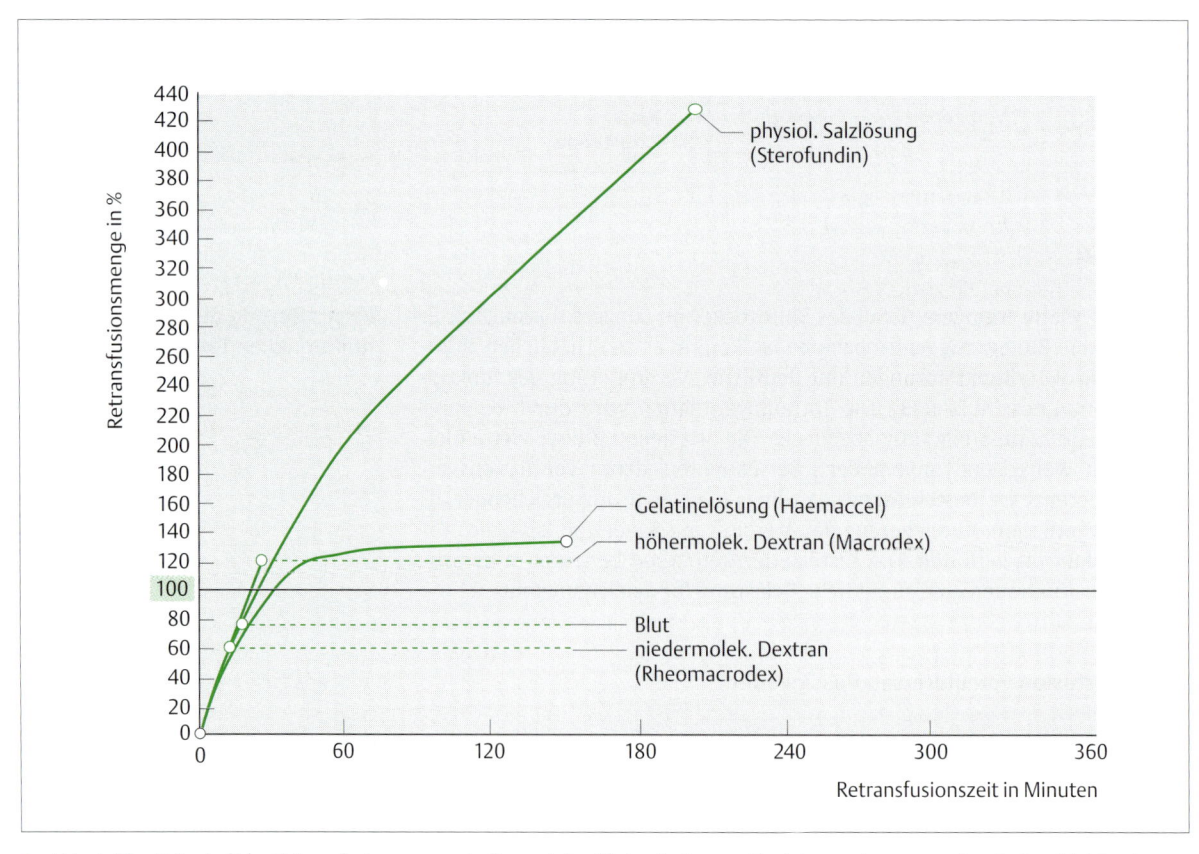

▲ Abb. 4.15 Erforderliche Retransfusionsmenge in Prozent des Blutverlustes zur Erreichung eines normalen Systemblutdruckes mit verschiedenen Ersatzflüssigkeiten (Hundeversuche).

Lungenkreislauf

Die von den verschiedenen Blutersatzflüssigkeiten zur Normalisierung des Systemdruckes benötigten Volumina im Verhältnis zur entzogenen Blutmenge sind sehr unterschiedlich. Je größer der „plasmaexpandierende" Effekt der Lösung, umso geringer ist die benötigte Menge der Ersatzflüssigkeit. Sie kann, wie bei Rheomacrodex oder Blut, deutlich unter der verlorenen Flüssigkeitsmenge liegen (Abb. 4.15). Unabhängig davon, welche Lösungen verwendet werden, kommt es immer zu einem erheblichen pulmonalen Hochdruck. Dieses Verhalten des Pulmonalisdruckes lässt bei großen Infusionsmengen eine Kontrolle des Druckes wünschenswert, unter Umständen geboten erscheinen.

Pulmonaler Hochdruck

Reversibilität des pulmonalen Hochdruckes

Die Ursachen der Druckerhöhung in der A. pulmonalis sind meist gut diagnostizierbar, wenn auch bei der „primären pulmonalen Hypertonie" oft Zweifel an dem Terminus „primär" bleiben.

Bei chronischem Cor pulmonale infolge obstruktiver Atemwegserkrankungen ist der Hochdruck oft (partiell) reversibel. Entscheidend ist, inwieweit es gelingt, die Atemwegsobstruktion zu verbessern, was häufig möglich ist. Abb. 4.16 zeigt die Ergebnisse bei 5 Patienten mit zum Teil schwerem chronischem Cor pulmonale. Unter der klassischen Therapie sinkt der Druck in der A. pulmonalis mit dem Abbau der Strömungswiderstände in den Atemwegen erheblich. Allerdings sinkt der Blutdruck unter Sauerstoffgabe nicht immer sofort in Normbereiche.

Chronisches Cor pulmonale

Mit dem Abbau des Remodelling der Gefäßwände und mit der Anpassung des rechten Ventrikels können sich die Lungenkreislaufverhältnisse auch über längere Zeiträume wieder verbessern, selbst wenn das Herzzeitvolumen für längere Zeit erhöht war (high output failure). Es bestehen oft komplexe Beziehungen zwischen Herzzeitvolumen, Druck in der A. pulmonalis und Gefäßwiderstand.

Ähnliche Anpassungen sind bei Lungenfibrosen zu beobachten, wenn es gelingt, das Fortschreiten des Grundprozesses zum Stillstand zu bringen.

Bei Lungenembolien kann der zunächst erhöhte Pulmonalisdruck im Verlauf von Minuten bzw. Stunden bis Monaten durch Rekanalisation embolisierter Gefäße erheblich absinken. Dass der Druckabfall unter Therapie gelegentlich nicht eintritt, kann daran liegen, dass ein Embolus aufgrund seines Alters nicht lysierbar ist. Auch mangelnde Fraktionalisierung kann die weitere Entwicklung der Kreislaufverhältnisse ungünstig beeinflussen.

Lungenembolien

Unsere experimentellen Ergebnisse haben gezeigt, dass Sauerstoffatmung in der akuten Phase der Lungenembolie den Anschluss an die Stabilisierungsphase ermöglicht. Jede geringste Menge zusätzlich angebotenen Sauerstoffes kann entscheidend sein.

Die Anpassung des rechten Ventrikels an eine gesteigerte Widerstandsbelastung ist vom Zeitraum des Bestehens der Widerstandsbelastung abhängig. Bei Einwohnern in Mexiko-City, die dort von Jugend an in dieser Höhe von über 2 000 m lebten, wurden Drücke in der A. pulmonalis gemessen, die fast Systemdrücken entsprachen. Es bestand keine Rechtsherzinsuffizienz, die sonst bei älteren Patienten bei schon wesentlich geringeren Drücken eintritt. Auch waren diese Probanden trotz der sehr hohen Pulmonalisdrücke voll leistungsfähig.

Anpassung des rechten Ventrikels

4 Lungenkreislauf und Gasaustausch

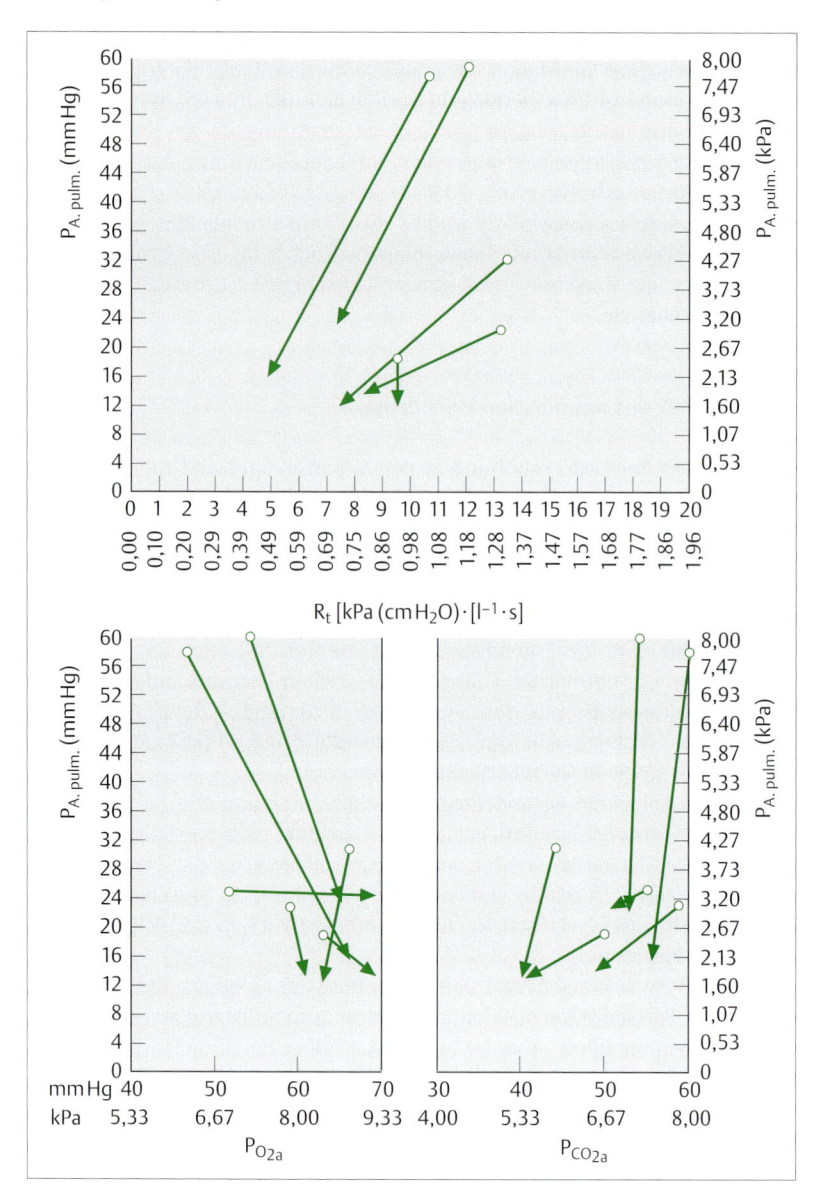

▶ Abb. 4.**16** Druck in der A. pulmonalis in Beziehung zum Strömungswiderstand in den Atemwegen (R_t) und zum arteriellen Sauerstoff- und Kohlensäuredruck zu Beginn und am Ende der klinischen Behandlung von 5 Patienten mit chronisch obstruktiver Atemwegserkrankung.

Gasaustausch und dessen Störungen

Die Hauptaufgabe der Lunge ist es, den Organismus mit Sauerstoff zu versorgen und das gasförmige Stoffwechselprodukt CO_2 abzuatmen.

Diese Aufgabe wird nur unter bestimmten Kautelen optimal erfüllt.

Sauerstoffaufnahme

Arterieller Sauerstoffdruck

Der Sauerstoffdruck darf eine kritische Grenze nicht unterschreiten, da sonst die Diffusion, durch welche allein der Sauerstoff aus der Alveole in das Blut und von den Kreislaufkapillaren in das Gewebe transportiert wird, nicht mehr zur Gewebeversorgung ausreicht. Aus klinischer Sicht ist jeder Torr

Gasaustausch und dessen Störungen

des $P_{O_{2a}}$ unter 50 bedeutsam. Die O_2-Mangeltoleranz ist abhängig von den Durchblutungsreserven und weiteren Anpassungsvorgängen, wie Verschiebung der Sauerstoffdissoziationskurve, Polyglobulie und weiteren Höhenanpassungsprozessen.

Sauerstoffschuld

Bei etwas stärkerer körperlicher Belastung entwickelt sich im Muskel immer eine Sauerstoffschuld. Die entstehende Milchsäure (Ulmer et al. 1963, Ulmer und Rasche 1968) wird vor allem in der Leber abgebaut. Dieser Milchsäureabbau ist trainierbar. Bei folgender körperlicher Ruhe wird die Sauerstoffschuld abgetragen.

Hämoglobingebundener Sauerstoff

Der Organismus verfügt praktisch über keinerlei Sauerstoffreserven: 1 g Hämoglobin kann 1,34 ml O_2 binden (s. S. 151). Bei 5 l Blut sind dies nur 1 072 ml Sauerstoff. Da die sonstigen Gewebereserven minimal sind, reichen die hämoglobingebundenen Reserven bei einem Sauerstoffverbrauch von 300 ml/min für nur ca. 3,5 Minuten. Schon vorher setzen anoxidative Stoffwechselprozesse ein, deren Nutzen aber zeitlich sehr begrenzt ist.

Venöser Sauerstoffdruck

Der venöse O_2-Partialdruck beträgt in Ruhe ca. 40 Torr, was einer O_2-Sättigung von ca. 75 % entspricht. Hiermit bestehen im venösen Blut noch beträchtliche Reserven, die bei Arbeitsbelastung durch vermehrte Ausschöpfung genutzt werden. Die Messung des gemischten venösen Sauerstoffdruckes, die an Blut aus dem rechten Vorhof relativ leicht durchzuführen ist, gibt u. U. auch einen wichtigen Einblick in das Verhalten des Herzzeitvolumens.

Sauerstoffdissoziationskurve

Die Sauerstoffdissoziationskurve, die das Verhältnis der Sauerstoffsättigung zum Sauerstoffpartialdruck wiedergibt, zeigt einen S-förmigen Verlauf (Abb. 4.17). Dieser S-förmige Verlauf erleichtert die Sauerstoffaufnahme des Blutes in der Lunge und begünstigt die Abgabe in das Gewebe, sodass im Gewebe ausreichende O_2-Partialdrücke vorliegen. Der Anteil an Sauerstoff, der im Blut physikalisch gelöst werden kann, ist sehr gering (Abb. 4.17). In 100 ml Plasma sind bei einem $P_{O_{2A}}$ von 100 Torr 2 ml O_2 enthalten (s. S. 151); Hämoglobin ist daher für den Sauerstofftransport zu den Geweben unerlässlich.

Einflussfaktoren

Die Lage der Sauerstoffdissoziationskurve wird durch Faktoren, wie sie in Abb. 4.18 aufgezeigt sind, verändert.

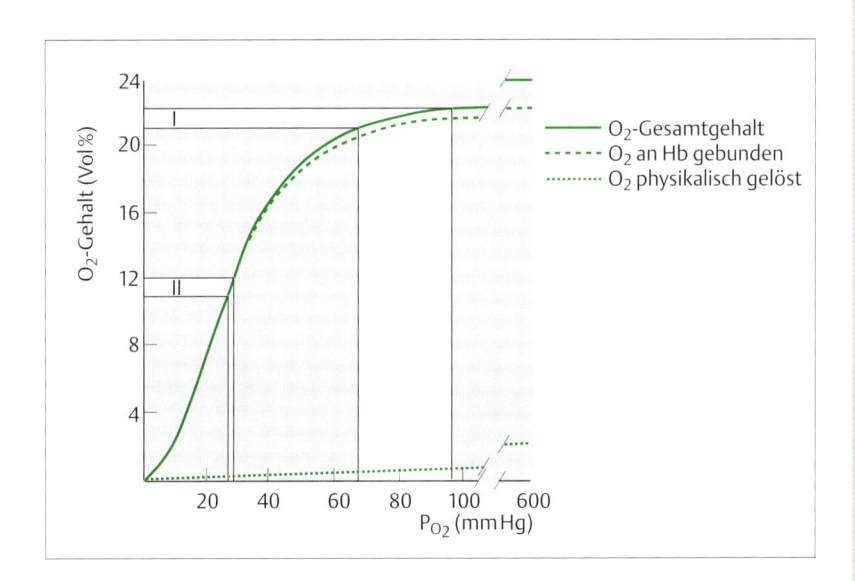

◀ Abb. 4.17 Sauerstoffdissoziationskurve des Blutes (Hb = 16 g %; pH = 7,4; PCO_2 = 40 Torr). Durch den S-förmigen Verlauf unterschiedliche Partialdruckänderungen bei gleichen O_2-Gehaltsänderungen (I und II im flachen und steilen Abschnitt).

4 Lungenkreislauf und Gasaustausch

▶ Abb. 4.18 Sauerstoffdissoziationskurve mit Faktoren, die die Lage der Kurve verändern.

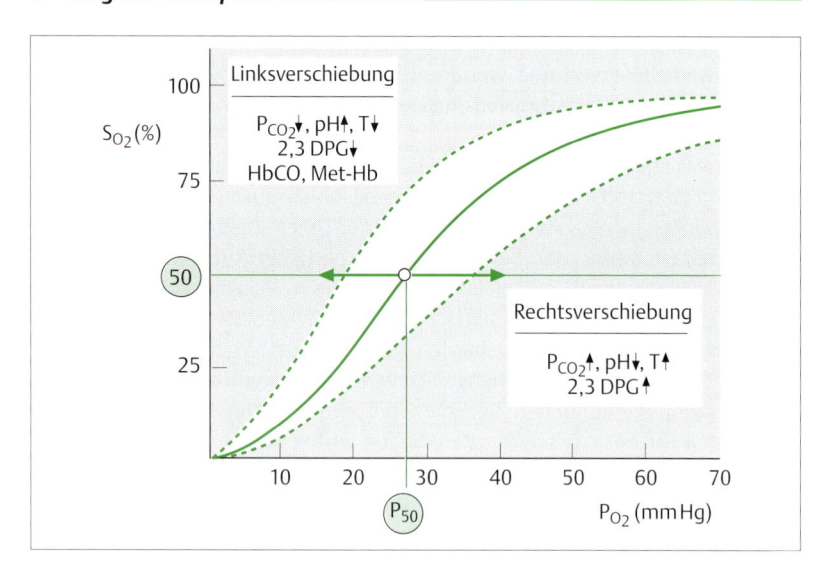

- **P_{CO_2}-Erhöhung.** P_{CO_2}-Erhöhung und entsprechende pH-Erniedrigung verschieben die Kurve nach rechts. Dieser als „Bohr-Effekt" bezeichnete Vorgang erleichtert die Sauerstoffabgabe an das Gewebe. In den Alveolarkapillaren wird durch die CO_2-Abgabe die Sauerstoffaufnahme begünstigt. Die Carbaminohämoglobinbildung ist für ca. 20 % und die pH-Änderung für ca. 80 % dieses Effektes verantwortlich.
- **Temperaturerhöhung.** Temperaturerhöhung verschiebt die Kurve ebenfalls nach rechts (Severinghaus 1966). Dies fördert die O_2-Abgabe an besonders aktive Zellen.
- **Erythrozytenstoffwechsel.** Die langsamen Veränderungen des 2,3 Diphosphoglycerat-Gehaltes im Erythrozyten spielen unter den organischen Phosphaten, die ebenfalls eine Rechtsverschiebung der Kurve bewirken, die dominierende Rolle. Insbesondere bei der Höhenanpassung ist dieser Mechanismus bedeutsam. CO-Hb und Methämoglobin verlagern die Kurve nach links, wodurch die O_2-Abgabe an das Gewebe erschwert wird.

P_{50}-Wert

Der P_{50}-Wert (Abb. 4.18), der angibt wie hoch der Sauerstoffdruck des Blutes bei 50 %iger Sättigung des Hämoglobins ist, sagt etwas über die Lage der O_2-Dissoziationskurve aus. Modernere Blutgasanalysatoren bestimmen auch diesen Wert mit, wodurch die O_2-Austauschbedingungen überschaubar sind.

Kohlensäureabgabe

Alveolärer und arterieller Kohlensäuredruck

Die Kohlensäureabgabe muss wegen der ständig im Gewebe entstehenden Kohlensäure ebenfalls kontinuierlich ablaufen. Durch CO_2-Abgabe des mit einem Kohlensäuredruck von ca. 45 Torr die Alveolen erreichenden venösen Blutes entsteht der sehr konstant gehaltene alveoläre Kohlensäuredruck (P_{CO_2A}) von 40 Torr, dem dann auch der arterielle Kohlensäuredruck (P_{CO_2a}) unter physiologischen Bedingungen entspricht. Da sich der alveoläre Kohlensäuredruck ohne Schwierigkeiten zum Beispiel mit einem Ultrarotabsorptionsschreiber (URAS) von Atemzug zu Atemzug messen lässt (Abb. 4.19), wird der am Ende eines Atemzuges (endt) in der Ausatemluft messbare Kohlensäuredruck (P_{CO_2Aendt}) in erster Näherung dem arteriellen gleichgesetzt:

$$P_{CO_2Aendt} = P_{CO_2a}$$

Gasaustausch und dessen Störungen

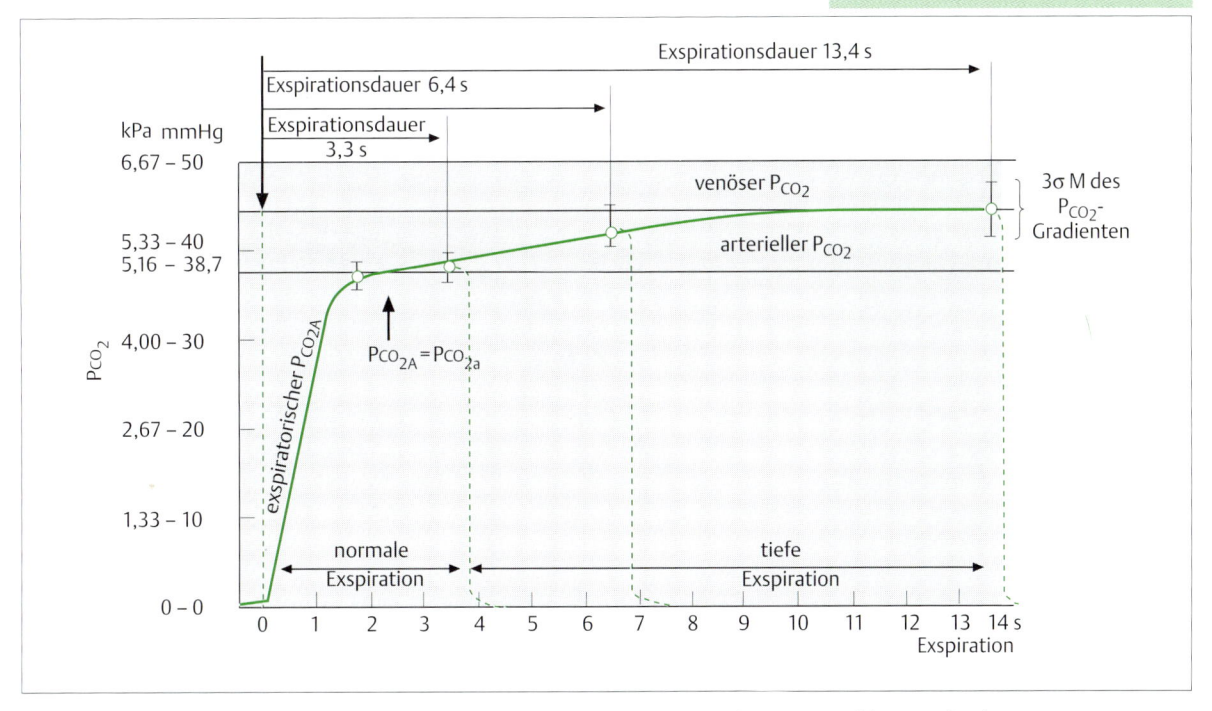

▲ Abb. 4.19 Beziehung zwischen exspiratorischem alveolärem, arteriellem und venösem Kohlensäuredruck bei verschieden langer Exspirationsdauer.

Störungen der Kohlensäureabgabe

- **Verteilungsstörungen.** Bei Verteilungsstörungen stimmt die Annahme der genannten Gleichung nicht mehr. Auch die schon mit zunehmendem Alter auftretenden Verteilungsanomalien führen zu alveolär-arteriellen Kohlensäuredruckdifferenzen von bis zu 6 Torr (Ulmer et al. 1963).
- **Verlängertes Exspirium.** Bei verlängerter Exspirationsdauer steigen der alveoläre und ebenso der arterielle Kohlensäuredruck an. Nach einer Ausatmungszeit von ca. 13 Sekunden liegt dann der venöse Kohlensäuredruck (P_{CO_2v}) in der Alveolarluft vor.
- **Kohlensäurezufuhr.** Bei arteriellen P_{CO_2}-Werten von 60–70 Torr kommt es zur CO_2-Narkose. Solche Werte können bei Rückatmungsversuchen oder bei Kohlensäurezufuhr, auch in kohlensäureverseuchter Luft, wie in Silos oder Tanks, vorkommen.
- **Alveoläre Hypoventilation.** Auch bei Patienten mit alveolärer Hypoventilation können solche (selten noch höheren) Kohlensäuredruckwerte auftreten. Gleichzeitig zur Normalisierung der Azidose vorwiegend über die Niere einsetzende metabolische Prozesse erhöhen die „Alkalireserve". Diese Anpassungsvorgänge laufen über Tage ab und erreichen keine vollständige pH-Normalisierung. So bleiben entsprechend der Verschiebung der CO_2-Dissoziationskurve (Abb. 4.20) bei erhöhten P_{CO_2a}-Werten pH_a-Werte um 7,35 bestehen, nachdem zuvor ein pH_a-Wert von z.B. 7,14 vorhanden war.
- **Chronische alveoläre Hyperventilation.** Bei chronischer alveolärer Hyperventilation mit erniedrigtem P_{CO_2a}, welche bei Höhenaufenthalten, aber auch bei Lungenfibrosen vorkommen kann, kommt es durch umgekehrte metabolische Prozesse zu einer Verminderung der Alkalireserve und somit ebenfalls zu einer Tendenz zur Normalisierung des pH-Wertes durch Gegenregulation. Vor allem die pH-Werte werden stabilisiert. Es

▶ **Abb. 4.20** Normale CO_2-Dissoziationskurve (wahres Plasma). Alleinige respiratorische Störungen liegen auf der (normalen) Dissoziationskurve. Metabolische Störungen oder Kompensationsmechanismen verursachen Abweichungen von der Normkurve.

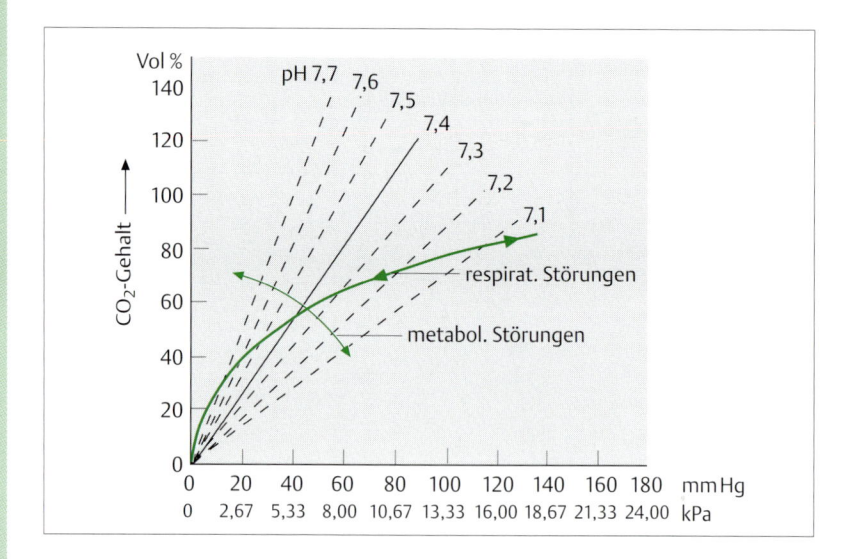

ist erstaunlich, wie präzise der pH-Wert mit Werten um 7,4 (7,38 – 7,43) konstant gehalten wird. Ebenso wird der $P_{CO_{2a}}$-Wert zwischen 34 und 43 Torr, individuell mit noch engeren Grenzbereichen, konstant gehalten.

- **Hyperventilationssyndrom.** Im Rahmen des „Hyperventilationssyndroms" kann es zu erheblicher alveolärer Hyperventilation kommen. Durch die dabei auftretende Alkalose mit erniedrigtem PCO_{2a} kann eine Kreislaufhypotonie mit entsprechender Symptomatik einsetzen. Die Patienten klagen u.U. über Atemnot, obwohl keine atemmechanische Störung vorliegt. Es ist wichtig, diese als psychosomatisch eingeordnete Störung zu erkennen, weil meist durch Erklärung der Zusammenhänge eine erfolgreiche Therapie erreicht wird.

Diffusion

Entsprechend dem Sauerstoffgradienten zwischen Alveolarluft und Alveolarkapillarblut tritt in ca. 300 Millionen Alveolen und den sich dort befindenden ca. 280 Milliarden Alveolarkapillaren Sauerstoff ins Blut. Endkapillär kommt es zum vollständigen Druckausgleich (Abb. 4.21).

Diffusionsstörung

Bei zu raschem Blutfluss sowie bei verminderter Kapillarreserve reicht die „Kontaktzeit" nicht aus, um einen vollständigen Druckausgleich zu erreichen. Auch eine Verdickung der Alveolarkapillarwand, die normalerweise nur 0,3 µm dick ist, bewirkt nach Ausschöpfung der Reserven, einen nicht vollständigen endkapillären O_2-Partialdruckausgleich. Die hierdurch zustande kommende Sauerstoffdruckerniedrigung des arteriellen Blutes wird für beide Ursachen – Kontaktzeitverkürzung und Diffusionsstreckenverlängerung – als Diffusionsstörung bezeichnet. Die Gasdiffusion innerhalb der normalen Alveolen ist ein außerordentlich rasch ablaufender Vorgang. Bei normalem Alveolendurchmesser von 150 – 250 µm werden $1/100$ s zum Diffusionsausgleich benötigt.

Reservekontaktzeit und -kapillaren

Die Kontaktzeit der Erythrozyten in den Kapillaren beträgt etwa 1 s (Bates et al. 1960). Nach 0,3 s ist unter Ruhebedingungen der Druckausgleich erreicht. $2/3$ der Kontaktzeit sind somit als Reserve vorhanden. Hinzu kommen Reservekapillaren, die unter körperlicher Belastung eröffnet werden. Unter

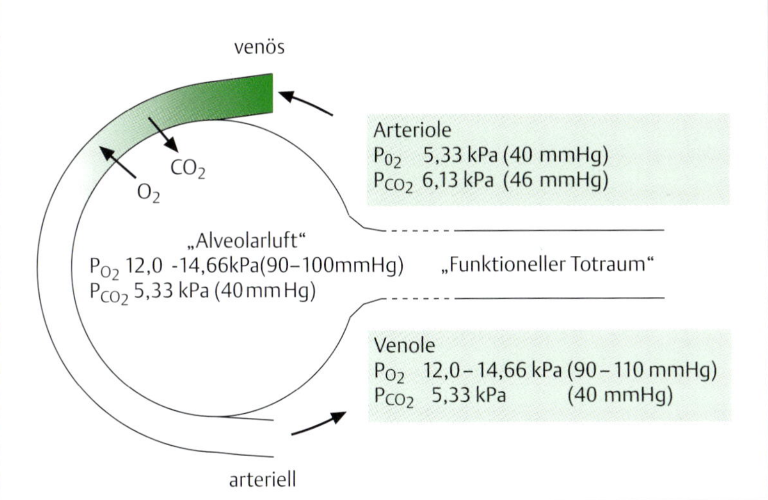

Gasaustausch und dessen Störungen

◀ Abb. 4.21 Gasaustausch zwischen Alveolarkapillaren und Alveolarluft.

körperlicher Belastung mit erhöhtem Herzzeitvolumen werden diese Reserven in Anspruch genommen, ohne dass der arterielle Sauerstoffdruck absinkt. Die messbare „Diffusionskapazität" (s. S. 105) steigt somit unter körperlicher Belastung an.

Partialdrücke

Trockene Umgebungsluft ist zusammengesetzt aus:
- 20,93 % O_2,
- 0,04 % CO_2,
- 79,03 % N_2.

Edelgase nehmen einen minimalen Anteil ein.

Bezogen auf einen auf Meereshöhe standardisierten Atmosphärendruck von 760 Torr (101,3 kPa) sind Partialdrücke wie folgt zu berechnen:

Partialdruck Gas y = 101,3 × 760/100 × % Gas y

Tabelle 4.1 zeigt die für die Ventilation entscheidenden Gas-%-Werte und Partialdrücke.

Die arteriovenöse Sauerstoffdruckdifferenz beträgt in Ruhe (45 –)55 Torr entsprechend einem $P_{O_{2a}}$ von 90 und einem $P_{O_{2v}}$ von 35 Torr.
- **Körperliche Arbeit.** Bei körperlicher Arbeit kann der $P_{O_{2v}}$ zur Verbesserung der Sauerstoffversorgung noch deutlich weiter absinken. Die alveolär-arterielle P_{CO_2}-Differenz kann bei schwererer körperlicher Arbeit um 1 – 2 Torr negativ werden, da dann der endexspiratorisch messbare P_{CO_2} wegen der größeren atemsynchronen Druckschwankungen über dem mittleren arteriellen P_{CO_2} liegt (Abb. 4.19).

Einflussfaktoren

▼ Tabelle 4.1 Partialdruck- und %-Werte der Atem-, Tracheal- und Alveolarluft

	P_{O_2} [kPa] (%)	P_{CO_2} [kPa] (%)	P_{N_2} [kPa] (%)	P_{H_2O} [kPa] [(%)]	P [kPa] total
Trockene Luft	159,1 (21,21)	0,3 (0,4)	600,6 (80,7)	0 (0)	101,33
Trachealluft bei 37 °C	149,2 (19,89)	0,3 (0,4)	563,5 (75,13)	47 (6,27)	101,3
Alveolarluft bei 37 °C	104 (13,87)	40 (5,33)	569 (75,9)	47 (6,27)	101,3

▶ **Abb. 4.22** Abhängigkeit des P_{O_2a} vom Lebensalter und Körpergewicht bei Männern.

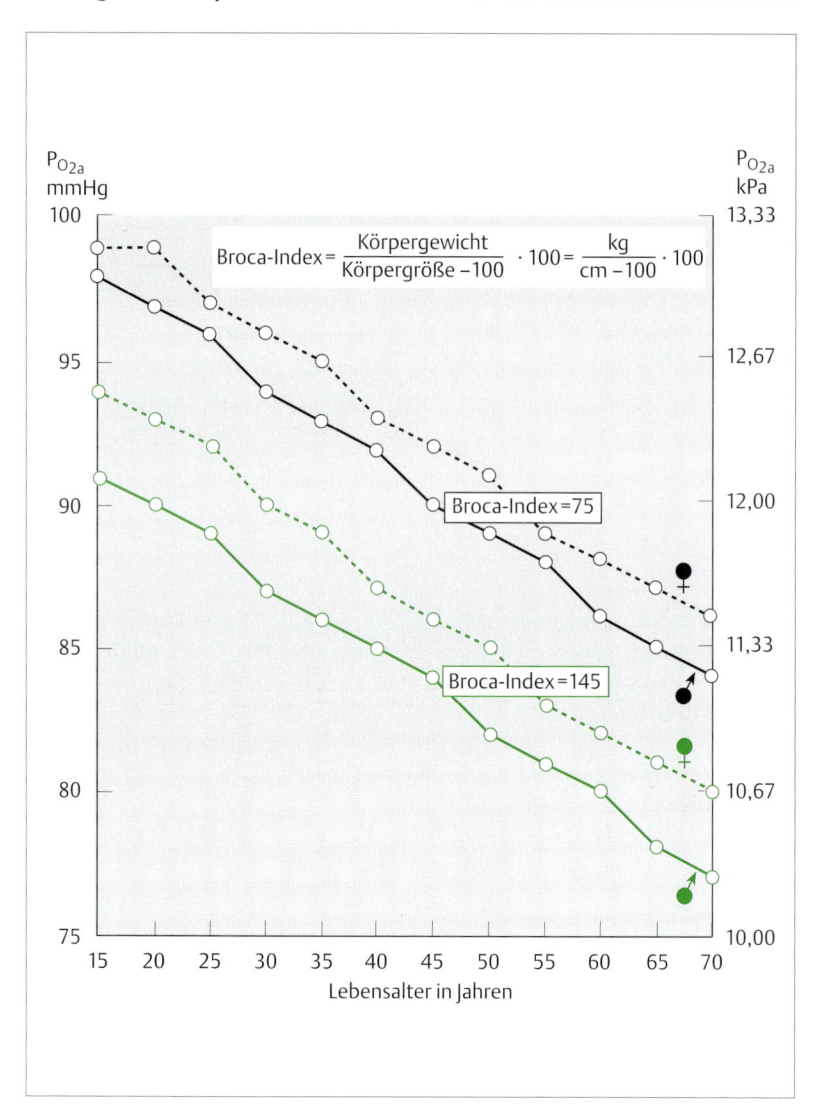

$$\text{Broca-Index} = \frac{\text{Körpergewicht}}{\text{Körpergröße} - 100} \cdot 100 = \frac{\text{kg}}{\text{cm} - 100} \cdot 100$$

- **Altersabhängige Verteilungsstörungen.** Der P_{O_2a} entspricht nicht ganz dem endkapillären Wert, da eine geringe Kurzschlussdurchblutung in der Lunge von 1–2 % (Bartels et al. 1955) besteht und da physiologische Verteilungsstörungen vorhanden sind, die mit steigendem Lebensalter zunehmen. Auf diesen vom Lebensalter abhängigen Verteilungsstörungen beruht die mit steigendem Lebensalter auftretende Abnahme des arteriellen Sauerstoffdruckes (Abb. 4.22). Innerhalb von 55 Lebensjahren sinkt der P_{O_2a} um ca. 14 Torr bzw. vom 30. bis zum 60. Lebensjahr um 10 Torr ab. Auf die arterielle Sauerstoffsättigung hat dies wegen der S-förmigen O_2-Dissoziationskurve nur geringgradigen Einfluss. Dieses altersabhängige Absinken des arteriellen Sauerstoffdruckes bleibt auch unter körperlicher Arbeit bestehen (Ulmer et al. 1963) (Abb. 4.23).
- **Geschlecht.** Bei Frauen verlaufen die Kurven bei gleichem Alter etwa 3 Torr höher, sonst aber gleich denen der Männer.
- **Körpergewicht.** Bei größerem Körpergewicht wird auch die Verteilung der Alveolargase weniger gut an die Durchblutung angepasst, wodurch der arterielle Sauerstoffdruck noch weiter absinkt.

Gasaustausch und dessen Störungen

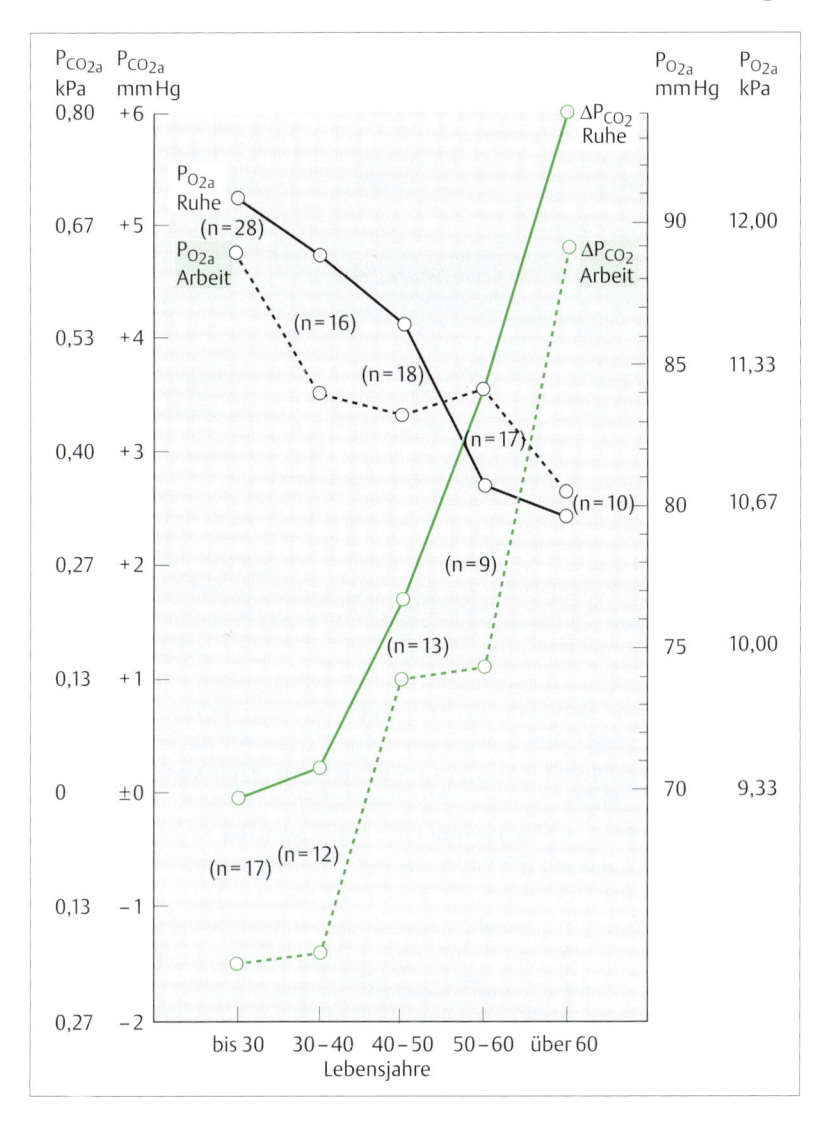

Abb. 4.23 Arterielle P_{O_2}-Werte in Ruhe und bei körperlicher Arbeit (120 Watt) und alveoloarterielle P_{CO_2}-Differenz in Ruhe und bei körperlicher Arbeit.

Verteilungsstörungen

„Verteilungsstörung" bedeutet Missverhältnis von Ventilation zu Durchblutung ($\dot{V}/\dot{Q}$). Dieses Verhältnis kann in unterschiedlichen Formen gestört sein, wobei ein Extrem der ausschließlichen Totraumventilation entspricht, das andere Extrem der fehlenden Ventilation bei Kurzschlussdurchblutung. Auch die Diffusion kann ungleichförmig gestört sein, man spricht dann von einer diffusionsbedingten Verteilungsstörung. Die verschiedenen Verteilungsstörungen (Abb. 4.24) gehen mit unterschiedlichen Rückwirkungen auf die arteriellen Blutgase einher.

Die 0–5 % Kurzschlussdurchblutung („physiologischer Kurzschluss") kommen über intrapulmonale Shunts zwischen A. und V. pulmonalis, zwischen Bronchial- und Pulmonalvenen sowie durch Koronarvenenöffnungen, die in das linke Herz münden, zustande. Unter pathologischen Bedingungen kann dieses Shuntvolumen stark zunehmen. Die Kurzschlussdurchblutung, d.h. die venöse Beimischung, bedingt vor allem eine Erniedrigung des P_{O_2a}, weil

Kurzschlussdurchblutung

4 Lungenkreislauf und Gasaustausch

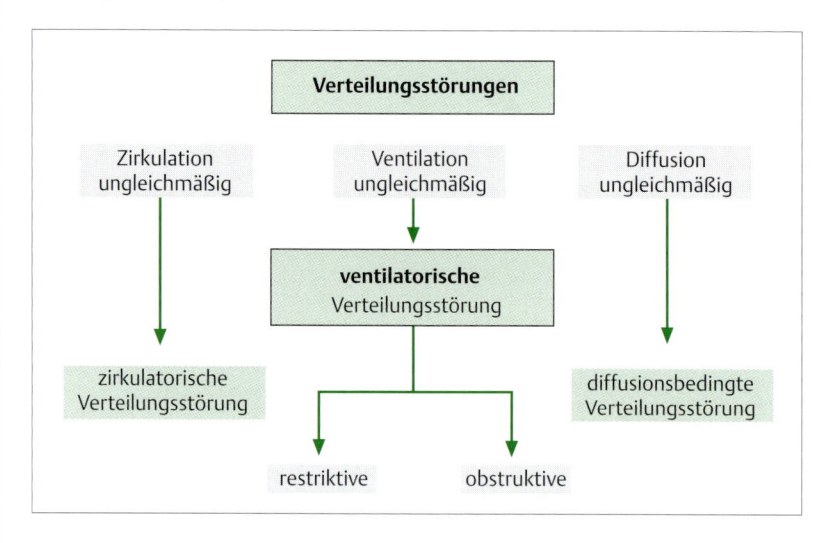

▶ Abb. 4.24 Ursachen von Verteilungsstörungen.

[Diagramm: Verteilungsstörungen → Zirkulation ungleichmäßig, Ventilation ungleichmäßig, Diffusion ungleichmäßig → zirkulatorische Verteilungsstörung, ventilatorische Verteilungsstörung (→ restriktive, obstruktive), diffusionsbedingte Verteilungsstörung]

die arteriovenösen Sauerstoffdifferenzen wesentlich größer sind als diejenigen der Kohlensäure. Eine Mehrventilation der unterperfundierten Alveolarbereiche nützt für die Sauerstoffaufnahme nur wenig, da im flachen Bereich der Dissoziationskurve kaum mehr an Sauerstoff aufgenommen werden kann. Da die CO_2-Dissoziationskurve weitgehend linear verläuft, werden hypoventilierte Bereiche durch hyperventilierte Areale zur Aufrechterhaltung eines normalen Kohlensäuredruckes i. S. e. mäßigen „Erfordernishyperventilation" ausgeglichen.

Partialinsuffizienz

Klinisch ist somit bei Hypoventilation von Alveolarbezirken bis hin zur Kurzschlussdurchblutung nur (oder doch ganz überwiegend nur) der arterielle Sauerstoffdruck betroffen. Bei generellen oder ungleichmäßig verteilten Diffusionsstörungen sinkt ebenfalls nur der arterielle Sauerstoffdruck, da die Kohlensäure infolge ihres höheren Löslichkeitsquotienten wesentlich leichter diffundiert. Solche Gasaustauschstörungen, die lediglich den $P_{O_{2a}}$ betreffen, werden auch als „Partialinsuffizienz" zusammengefasst. Klinisch können diese ebenso bedeutsam sein wie diejenigen Gasaustauschstörungen, bei denen auch der arterielle Kohlensäuredruck erhöht wird.

Globalinsuffizienz

Die Gasaustauschstörungen, bei denen auch der arterielle Kohlensäuredruck erhöht wird, werden Globalinsuffizienz genannt. Sie treten immer dann auf, wenn die alveoläre Ventilation generell vermindert ist.
Ursächlich kommen infrage:
- die in seltenen Fällen angeborene, wie bei „Undine-Syndrom", oder erworbene, meist postinfektiöse ungenügende Aktivität des „Atemzentrums", bei der dann der $P_{CO_{2a}}$, dem RQ entsprechend, im gleichen Umfang ansteigt wie der $P_{O_{2a}}$ absinkt,
- in den meisten Fällen ventilatorische Verteilungsstörungen mit ungenügender Kompensation der hierbei vorhandenen unterventilierten Areale.

Zwerchfellineffizienz

Die „alveoläre Hypoventilation" kann auch durch ungenügende Effizienz des Zwerchfells zustande kommen. Eine solche Zwerchfellineffizienz tritt vor allem bei schwerer Emphysembildung auf. Das tief gestellte Zwerchfell kann dann nur verminderte ventilatorische Kraft aufbringen. Klinisch ist zu beobachten, wie inspiratorisch die Thoraxwand nach innen gezogen wird anstelle einer der Ventilation dienende Auswärtsbewegung auszuführen. Man spricht von Zwerchfell-Thoraxwand-Antagonismus (Abb. 4.25).

Totraumvergrößerung

Durch anatomische Methodik – Ausmessen oder Ausgießen der nicht Alveolen tragenden Bronchien – wird der anatomische Totraum bestimmt. Er beträgt etwa 150 ml. Der funktionelle Totraum ist beim Gesunden ungefähr

Gasaustausch und dessen Störungen

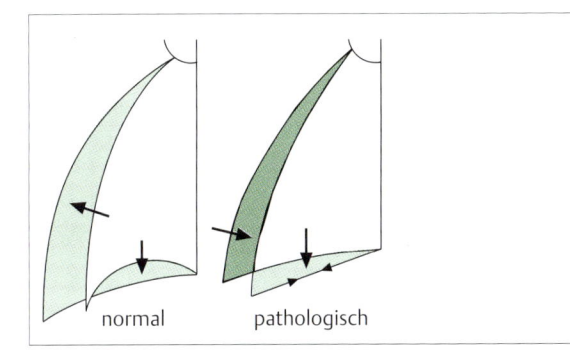

◀ Abb. 4.25 Zwerchfell-Thoraxwand-Antagonismus bei stark überdehnter Lunge und entsprechendem Zwerchfelltiefstand.

gleich groß, auch wenn er sich ganz anders zusammensetzt und völlig unabhängig vom anatomischen Totraum betrachtet werden muss. ¼–⅓ des Atemzugvolumens entfallen auf den funktionellen Totraum. Der funktionelle Totraum wird bei unverändertem anatomischem Totraum vergrößert, wenn Alveolarbezirke geringer oder gar nicht durchblutet werden (Abb. 3.3).

Bohr (1891) hat zur Bestimmung des funktionellen Totraumes eine entsprechende Formel angegeben:

Bohr-Formel

Funktioneller Totraum (VD) = (alveoläre CO_2-Konzentration – exspiratorische CO_2-Konzentration × AZV) : alveoläre CO_2-Konzentration

Die Formel besagt, welcher Teil des Atemzugvolumens unter der Annahme vollständiger Mischung mit der „Alveolarluft" verwendet wird, um die Konzentration an Kohlensäure zu erreichen, wie sie in der gesamten Ausatemluft als mittlere Konzentration bestimmt werden kann. Die Berechnungsart des funktionellen Totraumes entspricht einer mathematischen Abstraktion, indem eine scharfe Trennung zwischen Totraumluft und Alveolarluft angenommen wird. Wegen der Schwierigkeit, insbesondere bei Verteilungsstörungen, einen repräsentativen „alveolären P_{CO_2}" oder eine „alveoläre CO_2-Konzentration" bestimmen zu können, wird zweckmäßigerweise der zuverlässig messbare arterielle PCO_2 nach Umrechnung in CO_2-Konzentration (s. S. 148) in die Formel eingesetzt. Zum Verständnis der Gasaustauschstörungen trägt der Begriff „funktioneller Totraum" wesentlich bei.

Die tiefer liegenden Lungenabschnitte werden, der Schwerkraft des Blutes entsprechend, stärker durchblutet als höher gelegene. So bestehen auch in den verschiedenen Lungenabschnitten im Sitzen differierende $\dot{V}/\dot{Q}$-Quotienten (Abb. 4.26).

Abhängigkeit von der Körperposition

In den Oberfeldern übersteigt die Ventilation die Durchblutung um das 3,4fache, in den Unterfeldern übersteigt die Durchblutung die Ventilation um das 1,3fache mit entsprechenden $\dot{V}/\dot{Q}$-Quotienten von 0,77–3,4. Der normale mittlere Ventilations-Perfusions-Quotient beträgt in der Lunge 0,9 entsprechend einer alveolären Ventilation von 4,5 l/min und einem Herzzeitvolumen von 5 l/min. Zu den unterschiedlichen $\dot{V}/\dot{Q}$-Werten tragen noch weitere Faktoren bei: Die Alveolen sind in den Lungenspitzen größer als in der Lungenbasis. Die Pleuradruckschwankungen sind im kranialen Lungenbereich stärker im negativen Bereich als im basalen. Die Luftwegsquerschnitte in gleichen Bronchiengenerationen sind in den Oberfeldern größer als basal.

Unterschiede Lungenoberfelder – Lungenbasis

4 Lungenkreislauf und Gasaustausch

Abb. 4.26 Ventilations-Perfusions-Werte in verschiedenen Lungenpartien unterteilt in 9 horizontale Regionen bei aufrecht sitzender Körperhaltung (nach West 1966 und Farhi 1969).

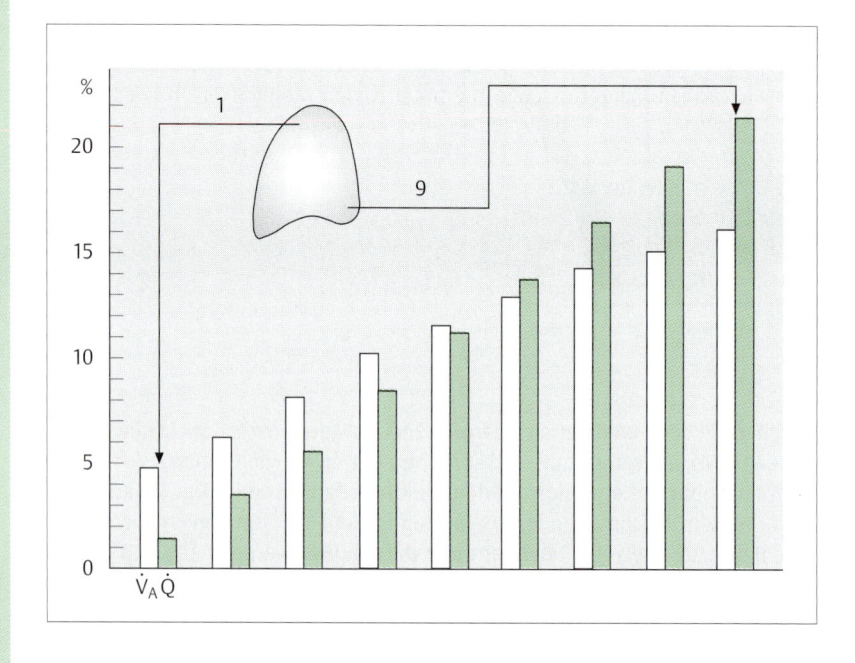

Befunde bei Verteilungsstörungen

Verteilungsstörungen in der Lunge sind bei allen Gasaustauschstörungen beteiligt. Meist sind sie sogar der wesentliche Grundmechanismus. Bis jetzt ist es jedoch nicht gelungen, Verteilungsstörungen funktionsanalytisch quantitativ zu erfassen, da von den Extremen – Totraumventilation und Kurzschlussdurchblutung – bis hin zu allen Übergängen der $\dot{V}/\dot{Q}$-Werte, noch dazu in Abhängigkeit vom Herzzeitvolumen und der Atemtiefe, die als Berechnungsgrundlage dienenden Daten nicht überschaubar sind.

Ventilatorische Verteilungsstörungen

Zirkulatorische Verteilungsstörungen

Da bei ventilatorischen Verteilungsstörungen die ventilatorisch stärker behinderten Areale später ausgeatmet werden als die weniger behinderten, lassen sich solche Verteilungsstörungen am Kurvenverlauf exspiratorischer Kohlensäure-Konzentrationskurven gut erkennen (Abb. 4.27).

Zirkulatorische Verteilungsstörungen, wie sie z.B. nach Lungenembolien zu sehen sind, zeigen eine vergrößerte Totraumventilation bei weitgehend ungehinderter Ventilationsmechanik. Im Verlauf solcher Störungen kommt es aber auch zu Mischbildern, die zu erkennen bedeutsam ist, da die bei Be-

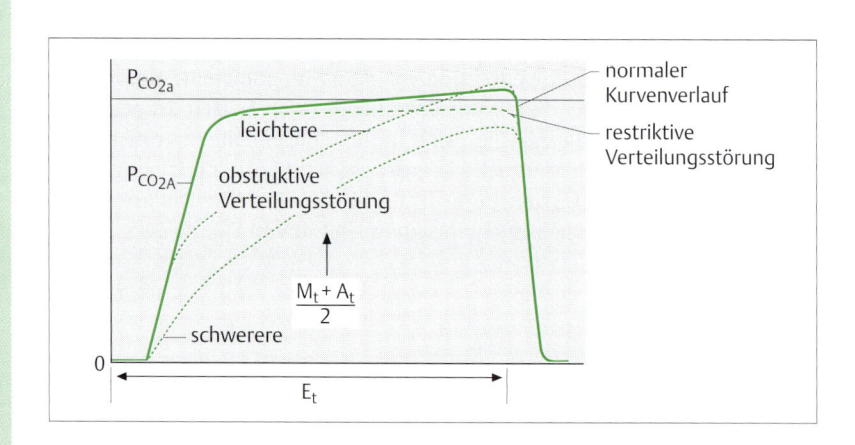

Abb. 4.27 Exspiratorische CO_2-Konzentrationskurven bei gesunder Versuchsperson, bei Patienten mit restriktiver und bei Patienten mit leichter und schwerer obstruktiver Verteilungsstörung in Relation zum PCO_2 im „gemischten" arteriellen Blut. E_t = Exspirationszeit, M_t und A_t = Exspirationszeit für Mischluft- und Alveolarluftanteil.

Gasaustausch und dessen Störungen

teiligung der Bronchomotorik erhöhten Strömungswiderstände auch bei nicht primär obstruktiven Erkrankungen, wie Lungenembolien oder Lungenfibrosen, bronchodilatatorischen therapeutischen Möglichkeiten zugänglich sind. Diese therapeutischen Möglichkeiten müssen rechtzeitig erkannt werden, da die Ventilation, der Gasaustausch und der Gesamtorganismus hierdurch wesentliche Entlastung erfahren können.

Der Atmosphärendruck nimmt mit zunehmender Höhe über dem Meeresspiegel ab (Abb. 4.28). Bei etwa 4500 m beträgt der Barometerdruck nur noch 50 % des Wertes auf Meereshöhe. Proportional sinkt auch der Sauerstoffdruck. Die Ventilation wird durch den Sauerstoffmangel gesteigert, wodurch es zu den in Abb. 4.29 wiedergegebenen alveolären Sauerstoff- und Kohlensäuredruckwerten kommt. Die bei größeren Höhen eintretenden krankhaften Symptome („Höhenkrankheit") sind auf diese Effekte zurückzuführen. Am Mount Everest wurden so bei Expeditionsteilnehmern arterielle P_{O_2}-Werte von 27 mmHg und alveoläre Kohlensäuredruckwerte von 7,5 mmHg gemessen.

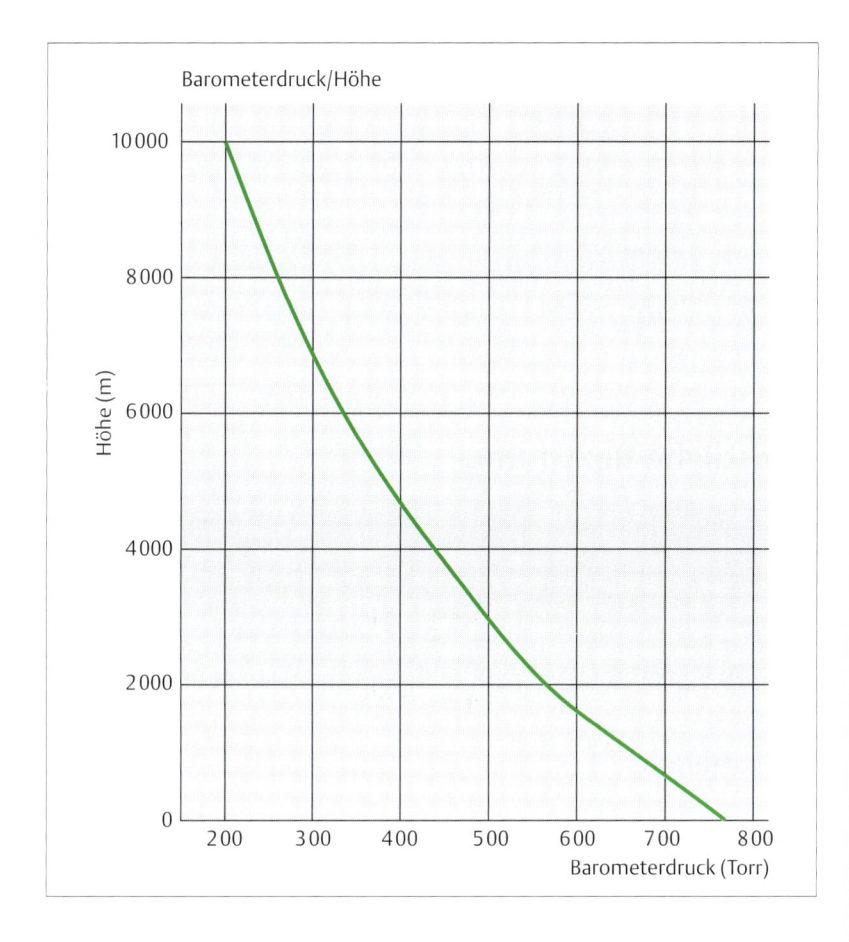

Sauerstoffmangel

◂ Abb. 4.28 Beziehung zwischen Barometerdruck und Höhe über dem Meeresspiegel.

▶ Abb. 4.29 Beziehung zwischen Barometerdruck und alveolären Sauerstoff- und Kohlensäuredrücken.

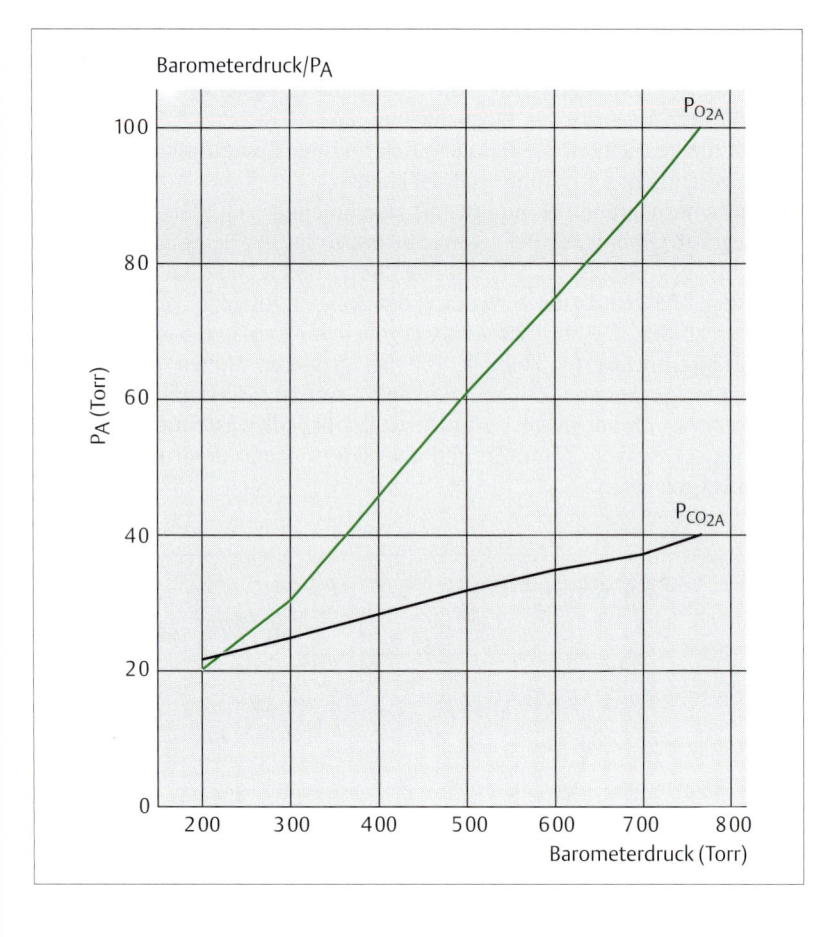

4 Lungenkreislauf und Gasaustausch

Künstliche Beatmung

Eine Großzahl klinischer Situationen erfordert den Einsatz künstlicher Beatmung. Die Übernahme der elementaren Funktion der Atmung durch ein Gerät ist keinesfalls ein belangloser Eingriff, auch wenn die Vorstellung, dass man hiermit den Patienten weitgehend kontrolliert in der Hand hat, zunächst beruhigend und verlockend erscheinen mag.

Indikationen

Die Indikation muss in verschiedenen Situationen gestellt werden:
- Versagen der zentralen Atmungssteuerung:
  - Intoxikationen,
  - Traumen,
  - hypoxische und hyperkapnische Schädigung,

- Versagen der neuromuskulären Übertragung:
  - Myasthenia gravis,
  - Amyotrophische Lateralsklerose,
  - Botulismus,
  - Guillain-Barre-Syndrom,
  - Phrenikusschädigung,
  - Rückenmarkschädigung,

Künstliche Beatmung

- Schwäche der Atmungsmuskulatur:
  - Zwerchfell,
  - Fatigue,
  - Mangelversorgung,
  - schlechte geometrische Angriffspunkte,
  - Thoraxtrauma,

- gestörte Ventilierbarkeit der Lunge:
  - Atemwegsobstruktion,
  - verminderte Dehnbarkeit der Lunge,
  - Atelektase,
  - Pneumothorax.

Bei all diesen Störungen sollten die verschiedenen therapeutischen Möglichkeiten voll ausgeschöpft werden, bevor die Indikation zur künstlichen Beatmung gestellt wird. Andererseits birgt auch ein später oder zu später Einsatz Gefahren unnötiger zusätzlicher Belastung. Im Allgemeinen verlässt man sich auf die Daten des Gasaustausches.

Arterieller Sauerstoffdruck < 55 Torr bedarf der Kontrolle. Was ist mit O_2-Anreicherung der Atmungsluft zu erreichen und wie ist die Progression der Grundkrankheit zu beurteilen? Besteht ein Schlafapnoe-Syndrom und auf welcher Grundstörung beruht dieses (s. S. 53)?

Arterieller Sauerstoffdruck

Auch arterielle Kohlensäuredruckwerte > 60 Torr müssen mit den gleichen Fragestellungen beobachtet werden. Von besonderer Bedeutung ist hierbei der pH-Wert. Ist er im Sinne einer metabolischen Kompensation weitgehend normalisiert (> 7,35), so ist die Beatmungsindikation seitens der Kohlensäure nicht so dringlich. Wird wegen der atemmechanischen Belastung dennoch die Beatmung erforderlich, so muss der Kohlensäuredruck langsam, über Stunden bis 1–2 Tage, reduziert werden, da rasche pH-Veränderungen größeren Ausmaßes pH-abhängige Regulationen stören. Kardiale Rhythmusstörungen und die Ionenverhältnisse sollten überwacht werden.

Arterieller Kohlensäuredruck

Beatmung kann auch ohne oder vor dem Einsetzen von Blutgasveränderungen angezeigt sein, wenn der Patient die Störung seiner Atmungsmuskulatur ängstlich empfindet. Häufig besteht dann Hyperventilation mit niedrigem $P_{CO_{2a}}$ und höherer Atemfrequenz. Typisch ist dies bei progressiver Muskeldystrophie mit Beteiligung der Atmungsmuskulatur oder anderen Übertragungsfehlern. Die Beatmung bringt diesen Patienten große Erleichterung. Bei Patienten, die an der Grenze ihrer ventilatorischen Leistungsfähigkeit stehen, kann wegen der nachts abnehmenden Vigilanz des Atemantriebes und wegen der nächtlichen Zunahme der Strömungswiderstände eine ausschließlich nächtliche Beatmung mit geeigneten Methoden, wie CPAP-Ventilation, angezeigt sein.

Störung der Atmungsmuskulatur

Beatmungsmethoden

Wird die Indikation gestellt, so ist zu entscheiden, welche Beatmungsmethode und welcher Zugang zu wählen sind.

Im Allgemeinen wird man den nasalen oder oralen Zugang für den Tubus wählen, wenn die erforderliche Beatmung nicht länger als über 3–5 Tage veranschlagt werden kann. Bei längerer Beatmungsdauer ist die Beatmung mit einer Trachealkanüle über ein Tracheostoma indiziert. Jede der Methoden bietet Vorteile und Nachteile bzgl. möglicher Komplikationen und des Komforts der Patienten. Auch die nötigen Medikamentendosen für zusätzliche Sedierung und Relaxation gehen in die Entscheidung mit ein. Immer sollte der größtmögliche Tubus gewählt werden, da der Tubus-Strömungs-

Zugang

4 Lungenkreislauf und Gasaustausch

Widerstand bedeutsam ist. Die zur Abdichtung erforderlichen Ballons sollten so weich und großflächig wie möglich sein, weil Druckschäden in der Trachea als ernstere Komplikation auftreten können. Auch der Ballondruck lässt sich kontrolliert so niedrig wie möglich halten. Moderne Tuben verfügen auch über Doppelballons, die zur Schonung und jeweiligen Erholung der Schleimhautareale alternierend im Abstand von 2–3 Stunden aufgeblasen werden.

Beatmungsmodalitäten

Heute stehen verschiedene Beatmungsgeräte mit ausgefeilten Beatmungsmodalitäten, wie Wahl des Atemzugvolumens, der Beatmungsfrequenz, des Atemminutenvolumens, der Beatmungsströmungen, der Beatmungsdrücke und der Relation von Inspirations- zu Exspirationsdauer, zur Verfügung. Die Geräte können auch die Beatmung nach den endexspiratorischen sowie endinspiratorischen Drücken überwachen. Auch Drücke, die durch den Patienten bei nicht adäquater Einstellung entstehen, können angezeigt werden. Es können auch die Drücke eingestellt werden, ab denen eine zusätzliche Druckunterstützung mit eventueller Frequenzanpassung erfolgt.

> Bei der Einstellung aller variablen Bedingungen sind die Kenntnisse der Grundlagen der Lungenfunktion und einschlägige Erfahrungen unverzichtbar.

Wichtige Grundeinstellungen

Mit Beginn der Beatmung sollte ein Atemzugvolumen von 8–12 ml/kg mit einer Atemfrequenz von 8–12 Atemzügen/Minute angestrebt werden.

Als Ziel der Beatmung gilt das Erreichen oder Aufrechterhalten normaler arterieller P_{O2}- und P_{CO2}-Werte. Besonders bei COPD-Patienten ist dies nicht immer möglich. Das Einstreuen von tieferen Atemzügen, welches moderne Geräte auch automatisch übernehmen können, hilft Atelektasenbildung zu vermeiden bzw. zu beseitigen.

Wichtiger als all diese methodischen Feinheiten regulieren zu können, sind die persönliche Erfahrung am Gerät und die Zuwendung zum Patienten. Bei Schwierigkeiten kann die Beutelbeatmung die kritische Zeit überbrücken.

Beenden der Beatmung

Mit jedem Beatmungsbeginn sind die Entwöhnung und die möglichst baldige Beendigung ständig mit zu bedenken. Wird Atemfrequenz/Atemzugvolumen < 100, so ist dieser Wert für die Beendigung der Beatmung als günstig anzusehen. Atemtiefe und Atemfrequenz müssen so weit den Bedürfnissen des Patienten angepasst sein, dass dieser die Beatmung ohne Stress toleriert. Erhöhung des Interventionsdruckes am Gerät sowie die immer zu wiederholenden Versuche, die Beatmung unter Sauerstoffanreicherung zu unterbrechen, müssen helfen, die spontane Atmungsfunktion trainiert zu halten. Die sorgfältige sonstige therapeutische Grundeinstellung – besonders bei den COPD-Patienten – mit Kontrolle der Strömungswiderstände in den Atemwegen, die in dieser Situation besonders mit der Oszilloresistometrie (s. S. 96) gut durchführbar ist, schafft die Voraussetzung, zur Spontanatmung zurückzukehren.

5 Schlafassoziierte Störungen der Atmung

Schlaf und Atmung

Das Zusammenspiel von Schlaf und Atmung funktioniert beim Gesunden trotz vielseitiger Wechselwirkungen ohne nennenswerte Blutgasveränderungen (Phillipson und Bowes 1986, Schäfer und Schläfke 1997a, Schäfer 1998). Bei Patienten mit vorbestehenden Lungenerkrankungen kann es im Schlaf jedoch zu erheblichen Gasaustauschstörungen kommen (Rühle 1987, Rasche 1996). Darüber hinaus geht der Schlaf mit Veränderungen des Muskeltonus, des Atmungsantriebs und der Weckschwellen für endogene und exogene Stimuli einher, die bei prädisponierten Personen das Auftreten von Obstruktionen der oberen Atemwege, von periodischer Atmung mit sogenannten zentralen Apnoen oder von hypoventilatorischen Phasen begünstigen (Rasche et al. 1999). Neben den damit einhergehenden Blutgasveränderungen können diese schlafassoziierten Atmungsstörungen durch wiederholte Weckreaktionen wiederum den Schlaf erheblich stören. Der Schlaf ist nicht mehr erholsam, die resultierende Tagesschläfrigkeit wird zum Leitsymptom schlafbezogener Atmungsstörungen des Erwachsenen.

Obstruktive Schlafapnoen (OSA) und obstruktive Hypopnoen

•••• Obstruktive Schlafapnoen (OSA) und obstruktive Hypopnoen sind die häufigsten schlafassoziierten Atmungsstörungen. Ihnen liegt ein Kollabieren der extrathorakalen Atemwege während der Inspiration zugrunde.

Der zum Kollabieren der extrathorakalen Atemwege notwendige transmurale Druck liegt beim Gesunden im negativen Bereich, bei Patienten mit obstruktivem Schlafapnoe-Syndrom hingegen im Schlaf nahe dem atmosphärischen Druck oder darüber (Gleadhill et al. 1991). Rückenlage, Adipositas, abendlicher Alkoholgenuss sowie anatomische Faktoren, die zu einer Verringerung des Pharynxquerschnitts führen, begünstigen den Kollaps.

Einteilung

Erhöhung des pharyngealen Atemwegswiderstandes im Schlaf führt zunächst zu atemsynchronem Schnarchen ohne Beeinträchtigung des Gasaustausches (obstruktives Schnarchen), dann zu inspiratorischer Flusslimitierung mit kompensatorisch negativeren intrathorakalen Drücken während der Inspiration, wobei die Blutgase zunächst unverändert bleiben (Upper Airway Resistance Syndrome) (Guilleminault et al. 1993).

Obstruktives Schnarchen und Upper Airway Resistance Syndrome

Weitere Widerstandserhöhung führt zu eingeschränktem Atemzugvolumen und wird definitionsgemäß ab einer Verminderung um 50 % vom Ausgangsniveau und einer Dauer von mindestens 10 s als Hypopnoe bezeichnet (obstruktive Hypopnoe).

Obstruktive Hypopnoe

Ein kompletter Verschluss der extrathorakalen Atemwege liegt bei der obstruktiven Schlafapnoe vor (Guilleminault et al. 1976) (Abb. 5.**1**).

Obstruktive Schlafapnoe

Trotz stärker werdender frustraner Atmungsbewegungen bleibt die Ventilation aus. Obstruktive Hypo- und Apnoen können bis zu 120 s und länger

Respiratorische Arousals

5 Schlafassoziierte Störungen der Atmung

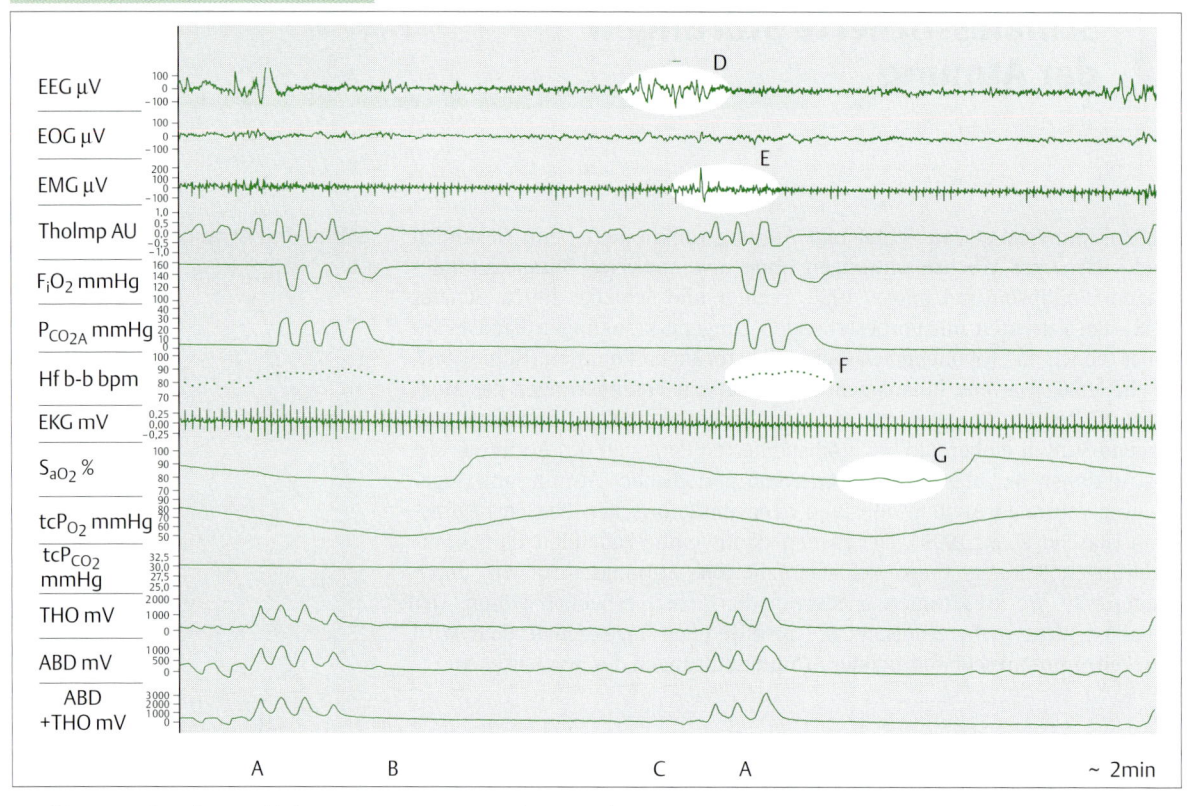

▲ **Abb. 5.1** Obstruktive Schlafapnoen, 2-Minuten-Ausschnitt: Nach Hyperventilation (A) mit niedrigem P_{CO_2} und lautem Schnarchen kommt es wieder zum Verschluss der oberen Atemwege (B). Trotz Atmungsbewegungen von Thorax und Abdomen bleibt die Ventilation aus, das Kapnographiesignal zeigt eine Nulllinie (beachte Verzögerung). Die Atmungsbewegungen gegen die verschlossenen Atemwege werden heftiger (C), es kommt zu einer im EEG (D) und EMG (E) sichtbaren Arousal-Reaktion. Dabei steigt die Herzfrequenz (F) an und die Sauerstoffsättigung sinkt deutlich ab (beachte Verzögerung) (G), ebenso der Sauerstoffpartialdruck. Mit der Arousal wird die Pharynxmuskulatur tonisiert, die oberen Atemwege werden geöffnet, es kommt erneut zu einer kurzen hyperventilatorischen Phase mit 3 Atemzügen. (EEG: C3-A2; EOG: hier bipolar; EMG: M. submentalis; ThoImp: Thoraximpedanz, abgenommen über die EKG-Elektroden; F_iO_2: paramagnetische P_{O_2}-Messung in der Atemluft; $P_{CO_{2A}}$: Kapnographie [Infrarotabsorption] im Nebenstrom; Hf b-b: Schlag-zu-Schlag-Analyse der Herzfrequenz aus dem EKG; S_{aO_2}: pulsoxymetrisch gemessene Sauerstoffsättigung; tcP_{O_2}: P_{O_2}-Messung mit transkutaner Elektrode; tcP_{CO_2}: P_{CO_2}-Messung mit transkutaner Elektrode; THO, ABD, ABD+THO: atemzugvolumenproportionale Signale der kalibrierten Induktionsplethysmographie).

andauern, führen zu Störungen des Gasaustausches mit Absinken der arteriellen Sauerstoffsättigung, in Extremfällen unter 50 % S_{aO_2}, und werden durch sogenannte „respiratorisch bedingte Arousals", kurz „respiratorische Arousals", beendet (Guilleminault und Stoohs 1995). Hierunter versteht man kurzfristige, oft unterschwellige Weckreaktionen, bedingt durch die intrathorakalen Druckschwankungen und die Blutgasveränderungen, die zu einer Muskeltonuszunahme im Pharynxbereich und damit zu einer Behebung der Obstruktion führen. Die Patienten wachen hierbei in der Regel nicht auf, werden aber am Erreichen der Tiefschlafstadien (NREM 3 und 4) und des REM-Schlafes gehindert. Die dem Arousal folgenden Atemzüge sind vertieft und begleitet von lautem Schnarchen sowie einer sympathischen Aktivierung mit Herzfrequenzbeschleunigung und Blutdruckanstieg. Nach wenigen Atemzügen unter erneuter Vertiefung des Schlafes stellt sich die Obstruktion wieder ein. Somit kommt es zum periodischen Auftreten von Hypopnoen oder Apnoen im Wechsel mit hyperventilatorischen Phasen, beim ausgeprägten obstruktiven Schlafapnoe-Syndrom mehrere hundert Mal innerhalb einer Nacht (Abb. 5.**2** und 5.**3**).

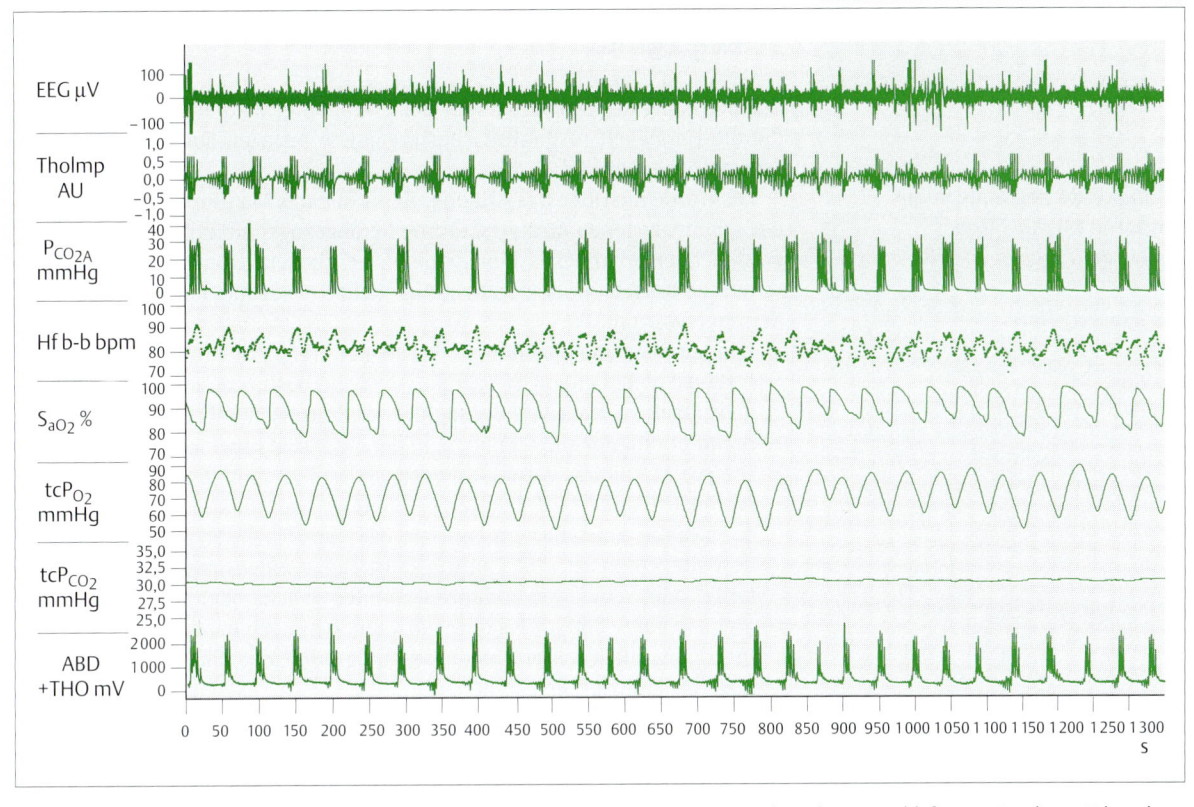

Obstruktive Schlafapnoen (OSA) und obstruktive Hypopnoen

▲ Abb. 5.2   25 min aus der Polysomnographie eines Patienten mit ausgeprägtem obstruktivem Schlafapnoe-Syndrom. Erkennbar sind die wiederholten Arousals, die zu einer erheblichen Schlaffragmentation führen, die repetitiven Anstiege der Herzfrequenz, die Schwankungen von S_{aO_2} und P_{O_2} sowie die Hypokapnie. Beschriftung wie Abb. 5.1.

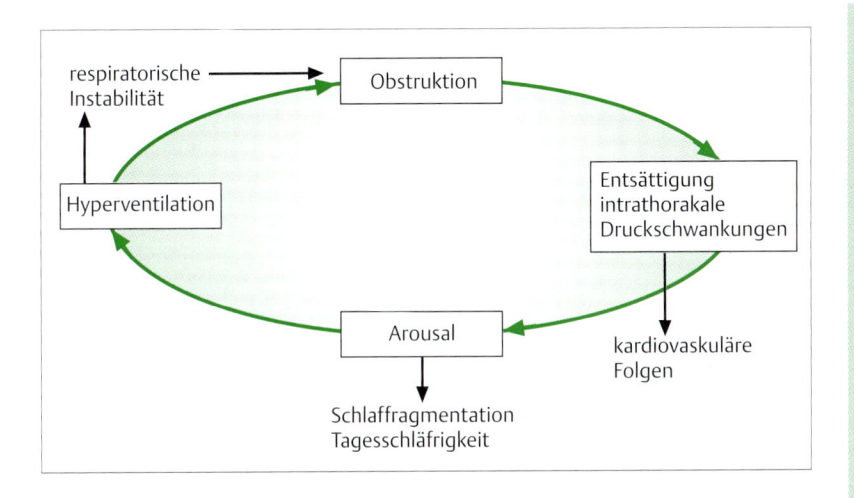

◀ Abb. 5.3   Repetitive Abläufe beim Auftreten obstruktiver Apnoen.

Folgen der Arousals

Die nächtliche Blutdruckabsenkung ist hierdurch aufgehoben, der Schlaf stark fragmentiert und nahezu nur aus Leichtschlaf bestehend. Weitere Folgen sind neben der Tagesschläfrigkeit Störungen der Sexualfunktion, ein erhöhtes Risiko für einen zerebralen Insult und für kardiale Ischämie. Ein enger Zusammenhang mit dem Auftreten der arteriellen Hypertonie wird beschrieben, die bei ⅔ der OSA-Patienten am Tage gefunden wird. Bei fortgeschrittener OSA treten nächtliche Herzrhythmusstörungen, in einigen Fällen auch eine Herzinsuffizienz und/oder eine Polyglobulie auf (Hedner und Grote 1998).

5 Schlafassoziierte Störungen der Atmung

Schweregrad

Indizes

Zur Erfassung des Schweregrades der Erkrankung wurden Indizes definiert, die die Häufigkeit respiratorischer Ereignisse bezogen auf die Schlaf- oder Messzeit angeben (Tab. 5.1).

Mangelnde Korrelation mit anderen Messgrößen

Oft wurde die Höhe des AHI oder AI als lineares Maß für den Schweregrad der schlafbezogenen Atmungsstörung herangezogen und mit anderen Messgrößen oder anamnestischen Angaben verglichen, wobei sich häufig nur schwache Korrelationen ergaben. Aus mehreren Gründen ist dies nicht anders zu erwarten:

- Zum einen ist die Maßzahl als Anzahl der Ereignisse pro definiertem Zeitintervall nicht beliebig steigerbar. Ab einem bestimmten AHI muss es notgedrungen zu einer Verkürzung der respiratorischen Ereignisse kommen, damit überhaupt alle Ereignisse in den Zeitraum hineinpassen.
- Die die Morbidität verursachenden pathophysiogischen Vorgänge haben womöglich andere, oft langsamere Zeitgänge als die der einzelnen Apnoe, so etwa die generelle sympathische Aktivierung, die Hypoxämie, die wiederholten Arousals und Blutdruckanstiege. Wenige, aber „ungünstig verteilte" oder schwerere Ereignisse könnten gleiche oder stärkere Wirkung als viele kurze und in Clustern auftretende Apnoen haben.
- Interindividuelle Unterschiede lassen das klinische Bild trotz gleicher Indizes differenziert erscheinen.

Klinische Ausprägung

Zusätzlich zu den durch geeignete Funktionsdiagnostik erhobenen Indizes spielt für die Diagnosestellung eines obstruktiven Schlafapnoe-Syndroms (OSAS) die klinische Ausprägung eine entscheidende Rolle.

Während das Leitsymptom „Tagesschläfrigkeit" (EDS = excessive daytime sleepiness) eigenanamnestisch zu erheben und durch entsprechende Tests (Aufmerksamkeits- und Vigilanztests, Fragebögen und Skalen zur Selbsteinschätzung) (Weeß et al. 2000) objektivierbar ist, sind die weiteren Hauptsymptome – „lautes, unregelmäßiges Schnarchen" und „Aussetzen der Atmung trotz fortgesetzter Atembewegungen" – nur fremdanamnestisch zu erheben und durch entsprechende Funktionsdiagnostik zu verifizieren.

▶ Tabelle 5.1 Indizes für den Schweregrad von respiratorischen Ereignissen bei Schlafapnoe-Patienten

Bezeichnung	Abkürzung	Bedeutung
Apnoeindex	AI [h^{-1} TST]	Anzahl aller Apnoen (> 10 s) pro Stunde Schlafzeit, u. U. differenziert nach Apnoetyp
Hypopnoeindex	HI [h^{-1} TST]	Anzahl aller Hypopnoen (> 10 s) pro Stunde Schlafzeit
Apnoe-Hypopnoe-Index	AHI [h^{-1} TST]	Summe aller Apnoen und Hypopnoen (jeweils > 10 s) pro Stunde Schlafzeit
„Respiratory-Disturbance-Index"	RDI [h^{-1} TST] oder [h^{-1}]	entweder Synonym zum AHI oder, wenn keine Schlafmessung erfolgte, Summe aller Apnoen und Hypopnoen pro Stunde Messzeit
Sauerstoff-Desaturations-Index	ODI_4 [h^{-1} TST]	Anzahl der Sauerstoffsättigungsabfälle um mehr als 4 Sättigungsprozent (bei ODI_3 > 3 %) pro Stunde Schlafzeit
Arousal-Index	ArI [h^{-1} TST]	Anzahl der Microarousals pro Stunde Schlafzeit, u. U. differenziert in spontane und respiratorisch bedingte Arousals

TST = gesamte Schlafzeit

Obstruktive Schlafapnoen (OSA) und obstruktive Hypopnoen

Epidemiologie

Epidemiologischen Untersuchungen zufolge liegt die Prävalenz des obstruktiven Schlafapnoe-Syndroms bei Männern zwischen 20 und 100 Jahren bei 3,3 %, in der Altersgruppe der 45- bis 64-jährigen Männer bei 4,7 % (Bixler et al. 1998), wobei ein AHI über 10 h^{-1} und eine entsprechende klinische Symptomatik mit Tagesschläfrigkeit vorlagen. Die Prävalenz bei Frauen liegt mit ca. 2 % etwa halb so hoch, jedoch mit steigender Tendenz nach der Menopause (Young et al. 1993).

Therapieindikationen

Bei Vorliegen der entsprechenden klinischen Symptomatik kann im Fall eines „Upper Airway Resistance Syndrome" bei nicht nachweisbaren Apnoen und Hypopnoen eine behandlungsbedürftige schlafassoziierte Atmungsstörung vorliegen, deren Symptome sich unter adäquater Therapie zurückbilden.
    Differenzialdiagnostisch sind in diesem Fall andere Ursachen der Tagesschläfrigkeit auszuschließen, wie:
    Narkolepsie,
    Restless-Legs-Syndrom (RLS),
    Periodic-Limb-Movement-Syndrom (PLMS) und
    andere, nicht obstruktive schlafassoziierte Atmungsstörungen.
    Als sichere Therapieindikation gilt nach der AWMF-Leitlinie (Dt. Gesellschaft für Pneumologie in Zusammenarbeit mit der Dt. Gesellschaft für Schlafforschung und Schlafmedizin 1997) zur obstruktiven Schlafapnoe ein AHI (bzw. RDI) ab 40 h^{-1}, da dann regelhaft sowohl mit kardiovaskulären und kardiopulmonalen Folgen als auch mit Einbußen der psychischen Leistungsfähigkeit gerechnet werden muss. Schon ab einem AHI von 20 h^{-1} wurde von einer erhöhten Mortalität berichtet (He et al. 1988).
    Zur weiteren diagnostischen Abklärung empfehlen sich die Lungenfunktionsuntersuchung mit Blutgasmessung und gegebenenfalls einer Ergometrie, die Erstellung eines kardiovaskulären Risikoprofils inklusive Langzeitblutdruckmessung und Langzeit-EKG, eine Routinelaboruntersuchung und Schilddrüsendiagnostik, eine HNO-ärztliche Untersuchung sowie eine schlafpolygraphische Funktionsuntersuchung zur Differenzierung der Form der schlafbezogenen Atmungsstörung. In besonderen Fällen, etwa bei kraniofazialen Dysmorphien, kann eine Untersuchung durch einen Mund-Kiefer-Gesichts-Chirurgen indiziert sein.

Therapie

Die Therapie der Wahl ist die Anwendung eines kontinuierlich positiven Atemwegsdrucks, der über eine Nasen- oder Nasen-Mund-Maske appliziert wird (nCPAP, nasal Continuous Positive Airway Pressure) (Sullivan et al. 1981). Die erforderliche Höhe dieses Druckes wird durch „Titration" unter der später beschriebenen Funktionsdiagnostik (s. S. 119) ermittelt, sodass auch unter ungünstigen Bedingungen (Rückenlage, REM-Schlaf) der kritische Verschlussdruck des Pharynx nicht erreicht wird und die extrathorakalen Atemwege folglich nicht mehr kollabieren. Neueste Entwicklung sind selbstadjustierende CPAP-Geräte, die durch geeignete Messverfahren (Auftreten von Schnarchgeräuschen, Flusslimitation bei der Inspiration, Oszilloresistometrie) frühzeitig eine Zunahme des Atemwegswiderstandes der oberen Luftwege erkennen und den Behandlungsdruck entsprechend erhöhen.

Upper Airway Resistance Syndrome

Differenzialdiagnosen

Sichere Therapieindikation

Weitere Diagnostik in Zweifelsfällen

Continuous Positive Airway Pressure

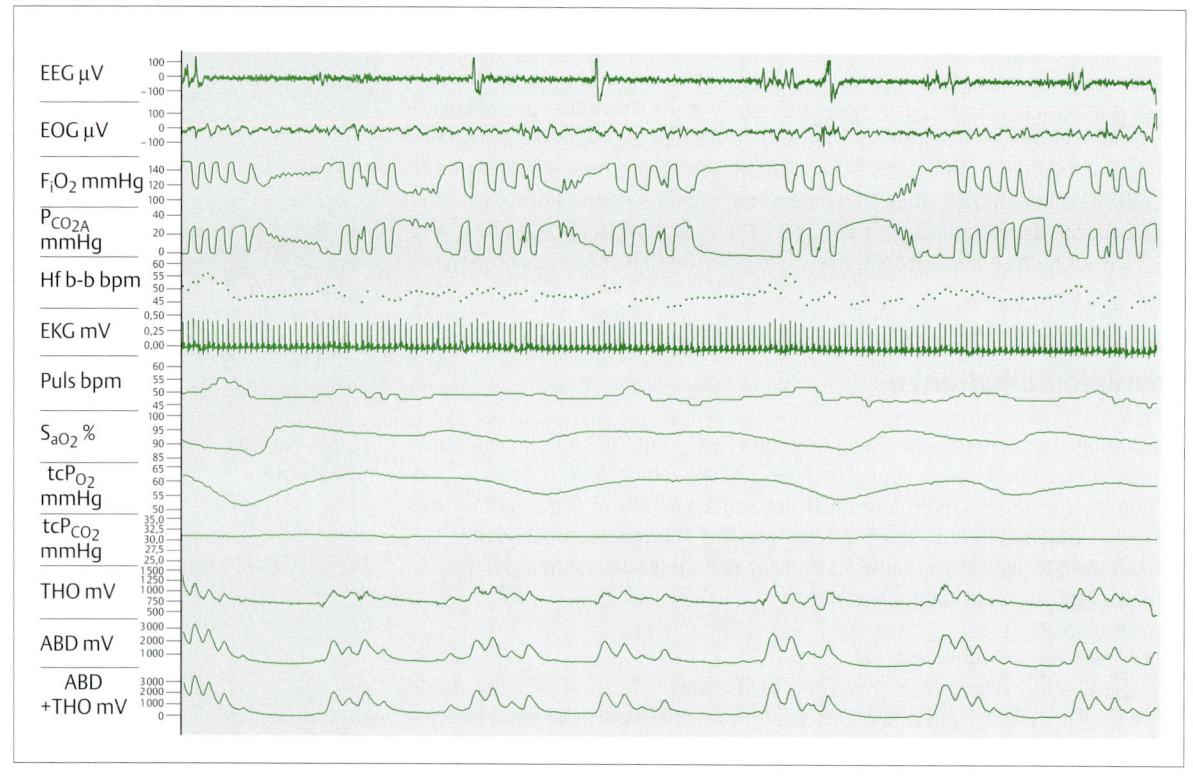

Abb. 5.4 4-Minuten-Ausschnitt aus der Polysomnographie eines Patienten mit zentralen Schlafapnoen (Beschriftung wie Abb. 5.1; Puls: pulsoxymetrisch gemessene Pulsfrequenz). Die Blutgasveränderungen sind nicht so extrem wie bei der obstruktiven Schlafapnoe. Dennoch kommt es auch in diesem Beispiel zu regelmäßigen Arousal-Reaktionen mit Herzfrequenzanstiegen.

Zentrale Schlafapnoen

Zentrale Schlafapnoen beruhen auf fehlender neuronaler inspiratorischer Aktivität. Mit dem Atemfluss ruht in diesen Phasen auch die Atemmotorik, wobei diese Ereignisse ab einer Mindestdauer von 10 s als klinisch relevant angenommen werden und wie bei der obstruktiven Schlafapnoe durch einen entsprechenden Index quantifiziert werden (Abb. 5.4).

Häufigkeit

Zentrale Schlafapnoen treten deutlich seltener auf als obstruktive, ein isoliertes zentrales Schlafapnoe-Syndrom möglicherweise 10-mal seltener (Bradley und Phillipson 1992). Allerdings sind bei Patienten mit obstruktiver Schlafapnoe häufig auch zentrale und gemischte Apnoen zu finden.

Einteilung

Gemischte Apnoen

In manchen Fällen ist die sichere Unterscheidung zwischen obstruktiver und zentraler Apnoe nicht leicht, so z.B. bei der Adipositas per magna, da nicht-invasive Methoden zur Messung der Atmungsbewegungen dann unpräzise sind und flache Atembewegungen nicht detektieren können. In solchen Fällen hilft die Registrierung des intrathorakalen Druckverlaufs mittels Ösophagusdruckmessung, die bei zentralen Apnoen im Gegensatz zu obstruktiven keine Negativierung zeigt. Dennoch können auch während zentraler Apnoen die oberen Atemwege kollabieren, wie visuell (Badr et al. 1995) und funktio-

Zentrale Schlafapnoen

nell (Rühle et al. 1996) nachgewiesen werden konnte. Ein nachlassender zentralnervöser Atmungsantrieb kann für den nachlassenden Pharynxtonus verantwortlich sein. Setzt in einer solchen Situation die inspiratorische Aktivität wieder ein, kann die zentrale Apnoe infolge der Obstruktion in eine obstruktive Apnoe übergehen. Diese Ereignisse werden als „gemischte" Apnoen bezeichnet.

Zentrale Apnoen können physiologisch sein und in der Einschlafphase als Folge der schlafbedingten Änderungen der zentralnervösen Atmungssteuerung und Regulation auftreten (Dempsey et al. 1996). Hierzu gehören die folgenden Mechanismen:

Physiologische zentrale Apnoen

- Zum einen zählt dazu eine Sollwertverstellung der chemosensiblen Atmungsantriebe und der Wegfall der für das Wachsein typischen Kurzzeitpotenzierung (Short Term Potentiation) (Badr et al. 1992), die in einem verzögerten Abklingen kurzzeitiger Ventilationssteigerungen zum Ausdruck kommt, während solche – etwa Arousal-bedingte – Hyperventilationen im Schlaf von einer zentralen Apnoe gefolgt sein können.
- Weitere Mechanismen sind das Unterschreiten des P_{CO_2} unter die sogenannte Apnoeschwelle (Skatrud und Dempsey 1983), dem normalerweise durch den physiologischen Anstieg des P_{CO_2} beim Einschlafen vorgebeugt wird. Neben nachlassendem Atmungsantrieb ist hierfür die nicht kompensierte Zunahme des Atemwegswiderstandes verantwortlich.
- Bei Atemzugvolumina über 1–1,5 l kommt im Schlaf der Lungendehnungsreflex zum Tragen, der zu einer Hemmung der nachfolgenden Inspiration führt (Iber et al. 1995).
- Schließlich ist für die Atmungsregulation im Schlaf eine Hysterese beschrieben worden (Leevers et al. 1993), wodurch zum Wiedereinsetzen der Atmung nach Beginn einer Apnoe eine höhere Schwelle (Hyperkapnie und/oder Hypoxie) erreicht werden muss, als zu ihrer Unterbrechung notwendig war.

Auf Basis dieser pathophysiologischen Mechanismen ist es sinnvoll, zwischen zentralen Apnoen bei normalem oder gesteigertem Atmungsantrieb mit Normo- oder Hypokapnie und solchen bei eingeschränktem Atmungsantrieb und Hyperkapnie zu unterscheiden (de Backer 1998). Letztere Form ist zu beobachten bei:

Zentrale Apnoen mit Hyperkapnie

- angeborenen und erworbenen Formen der alveolären Hypoventilation:
  - Undines-Fluch-Syndrom,
  - Pickwick-Syndrom,
  - Z. n. Hirnstamminfarkten und -tumoren,
  - Enzephalitiden mit Hirnstammbeteiligung,

- „pseudo"-zentralen Apnoen bei:
  - neuromuskulären Erkrankungen und
  - Thoraxdeformationen.

Auch bei den beiden letztgenannten Formen sind während der Atemstillstände keine Atmungsbewegungen nachweisbar, jedoch besteht die neuronale inspiratorische Aktivität fort, kann aber wegen der Grunderkrankung und aggravierender, schlafbedingter Faktoren nicht in eine Muskelkontraktion umgesetzt werden (Shneerson 1988, Smith et al. 1989). Früher oder später werden die betroffenen Patienten auch im Wachsein hyperkapnisch. Infolge der Hypoventilation und wiederholter respiratorischer Insuffizienz finden sich Polyzythämie oder ein Cor pulmonale. Morgendlicher Kopfschmerz und Tagesschläfrigkeit treten häufig auf.

Viel häufiger werden zentrale Apnoen bei Patienten mit normalen oder gesteigerten chemosensiblen Atmungsantrieben beobachtet, ohne dass eine

Idiopathische zentrale Schlafapnoe

5 Schlafassoziierte Störungen der Atmung

zugrunde liegende Erkrankung als Erklärung gefunden werden kann. Folge dieser zentralen Apnoen sind Arousal-Reaktionen, die zu einer Schlaffragmentation und damit zu einer deutlichen Tagesschläfrigkeit führen können (Xie et al. 1994). Hypoxämien sind weniger stark ausgeprägt als bei der obstruktiven Schlafapnoe. Die pathophysiologischen Ursachen sind in der Instabilität der Atmungsregulation, insbesondere in den Ein- und Leichtschlafstadien zu suchen (Dempsey et al. 1996). Patienten mit idiopathischer zentraler Schlafapnoe hatten niedrigere arterielle CO_2-Partialdrücke im Schlaf und eine steilere CO_2-Atmungsantwort als Kontrollpersonen (Xie et al. 1995). Atmungssteigernde, destabilisierende Effekte im Schlaf werden hervorgerufen durch Schlafstadienwechsel in der Einschlafphase und in den Leichtschlafstadien, durch Arousals infolge interner und externer Stimuli, durch behinderte Nasenatmung, durch den Hustenreflex, durch längerfristige Hypoxie und kurzfristige „Desaturationen". Begünstigt werden die periodisch auftretenden Apnoen durch reduzierte Sauerstoffspeicher infolge verringerten Lungenvolumens, durch Ventilations-Perfusions-Verteilungsstörungen und verlängerte Kreislaufzeit bei reduziertem Herzzeitvolumen. Mathematische und experimentelle Modelle wurden entwickelt, um die einzelnen Einflussgrößen zu quantifizieren (Cherniack et al. 1979, Khoo et al. 1982).

Cheyne-Stokes-Atmung

Als Cheyne-Stokes-Atmung wird das periodische Auftreten zentraler Apnoen mit an- und abschwellenden Atmungsamplituden in den Zwischenzeiten beschrieben (Abb. 5.**5**). Sie ist ein typisches Symptom bei fortgeschrittener Herzinsuffizienz. Als Ursache werden eine abnorme Reaktion auf plötzliche Reoxygenierung mit fehlender Kurzzeitpotenzierung (Serette et al. 1994) sowie Schwankungen der Lungenperfusion und eine gesteigerte

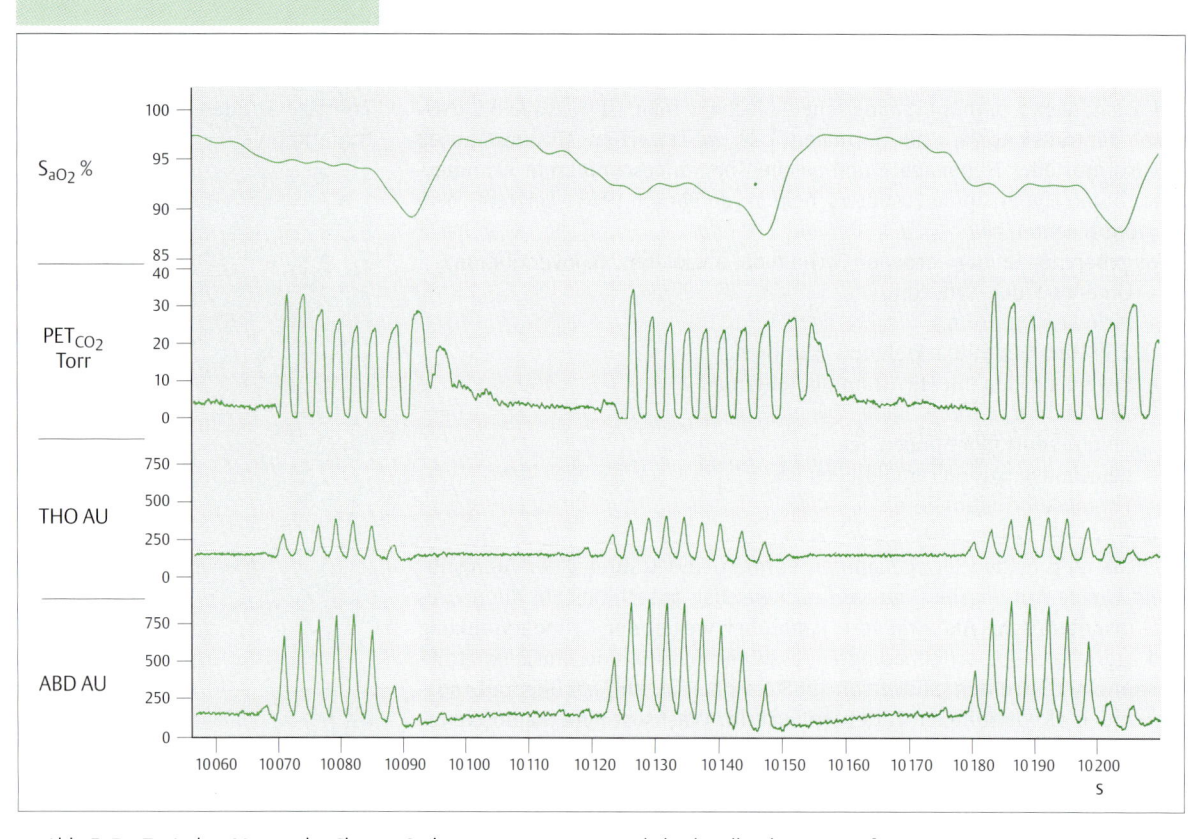

▲ Abb. 5.**5** Typisches Muster der Cheyne-Stokes-Atmung mit an- und abschwellender Atemtiefe und zyklischen Schwankungen der Sauerstoffsättigung.

Alveoläre Hypoventilation

CO$_2$-Atmungsantwort angenommen. Meistens liegt eine Hypokapnie vor, sodass im Schlaf von einer Inhibition der Atmung durch Unterschreiten der Apnoeschwelle ausgegangen werden kann.

Pathophysiologisch interessant sind die Zusammenhänge zwischen zentralen und obstruktiven Apnoen. So haben Patienten mit ausgeprägtem obstruktivem Schlafapnoe-Syndrom oft auch zentrale und gemischte Apnoen. Während zentraler Apnoen und periodischer Atmung kann es zu einem Kollaps der Atemwege kommen, der nicht durch den inspiratorischen intraluminalen Unterdruck bedingt sein kann, sondern entweder passiv durch mechanische Kräfte oder durch Aktivität der konstriktorisch wirksamen Pharynxmuskulatur zustande kommen muss. Im Fall eines Patienten mit schwerster obstruktiver Schlafapnoe kam es nach Tracheostomie und dem daraus folgenden Verschwinden der Obstruktionen zu ausgeprägten prolongierten zentralen Apnoen (Badr et al. 1994).

Gemeinsames Auftreten obstruktiver und zentraler Apnoen

Nachlassender Atmungsantrieb mit Absenkung des pharyngealen Muskeltonus und daraus resultierender Erhöhung der Compliance der oberen Atemwege wird für die Gemeinsamkeit zentraler und obstruktiver Apnoen verantwortlich gemacht (Hudgel et al. 1998). Ob es bei zentralen Apnoen bleibt oder gemischte bzw. „reine" obstruktive Apnoen auftreten, mag eine Frage des zeitlichen Auftretens der Arousal-Reaktion sein. Tritt sie früh auf, reicht die Zeit zur Tonisierung der Rachenmuskulatur, andernfalls kontrahieren Zwerchfell und Interkostalmuskulatur bei kollabiertem Pharynx mit der Folge der obstruktiven Apnoe.

Therapie

Klare Empfehlungen zur Behandlung der zentralen Schlafapnoe existieren noch nicht (de Backer 1998). Bei hyperkapnischen Patienten wurden Erfolge mit nichtinvasiver Beatmung, mit atmungsstimulierenden Medikamenten, wie Progesteron und Almitrine, sowie mit Sauerstofftherapie erzielt. Allerdings handelt es sich jeweils um Einzelfallberichte oder Untersuchungen an kleinen Patientenkollektiven. Einige normo- und hypokapnische Patienten profitieren von Sauerstofftherapie, von einer (klinisch unkonventionellen) CO$_2$-Gabe, von einer Medikation mit Sedativa/Schlafmitteln, Theophyllin, Azetazolamid oder von hohen CPAP-Drücken (de Backer 1995).

Keine Standardtherapie

Alveoläre Hypoventilation

•••• Viele Ursachen können zu einer Einschränkung der Ventilation mit konsekutivem Anstieg des P$_{CO_2}$ führen. Typischer Weise manifestieren sich die ersten Symptome im Schlaf, erst im weiteren Verlauf sind auch im Wachsein Zeichen der respiratorischen Insuffizienz zu beobachten.

Pathophysiologie

Zum Verständnis der pathophysiologischen Zusammenhänge seien die relevanten schlafbedingten Veränderungen im Atmungssystem kurz zusammengefasst (Phillipson und Bowes 1986, Schäfer und Schläfke 1997a, Schäfer und Schläfke 1998, Schäfer 1998):
- Der wachheitsbedingte Atmungsantrieb fällt aus; die Ventilation fällt stärker ab als durch den reduzierten Stoffwechsel erklärbar ist; der P$_{CO_2}$ steigt leicht an.

5 Schlafassoziierte Störungen der Atmung

- Die ventilatorische Antwort auf Hyperkapnie und Hypoxie ist abgeschwächt, im REM-Schlaf ausgeprägter als im NREM-Schlaf (REM > NREM).
- Der Atemwegswiderstand steigt und unterliegt stärkeren Fluktuationen (REM > NREM).
- Der Muskeltonus wird generell reduziert; im REM-Schlaf tritt eine regelrechte Atonie ein (Ausnahme sind lediglich das Zwerchfell und die parasternale Interkostalmuskulatur).
- Im phasischen REM-Schlaf kommt es zu einer direkten Inhibition der Atmung mit kurzen Phasen rascher, flacher Atmung; das Atmungsmuster im REM-Schlaf ist sehr variabel und unregelmäßig.
- Arousal-Schwellen für Hypoxie, Hyperkapnie und übrige sensorische Stimuli sind deutlich angehoben (REM > NREM).
- Das Lungenvolumen ist reduziert (REM > NREM), durch liegende Position verstärkt.

Einteilung

Abhängigkeit von den Schlafstadien

Deutlich wird, dass die Schlafstadien großen Einfluss auf das Atmungssystem ausüben. Während im NREM-Schlaf und hier insbesondere in den Tiefschlafstadien 3 und 4 die Atmung von den chemosensiblen Atmungsantrieben und der mechanischen Rückkopplung abhängig ist, wird sie im REM-Schlaf von intrinsischen neuronalen Mechanismen angetrieben und inhibiert. Die Folge ist ein sehr regelmäßiges Atmungsmuster im tiefen NREM-Schlaf mit nur geringen Fluktuationen der Blutgase und ein unregelmäßiges Muster sowohl hinsichtlich der Atemfrequenz wie auch der Atemtiefe mit überwiegender Zwerchfellatmung im REM-Schlaf.

Zentrale Störungen

Störungen des zentralen Atmungsantriebs, wie bei der Unempfindlichkeit des Atmungssystems gegenüber Hyperkapnie beim angeborenen zentralen Hypoventilationssyndrom, manifestieren sich daher vorwiegend im tiefen NREM-Schlaf (Schläfke et al. 1999). Mit dem Einschlafen wird die Atmung flacher und langsamer, zentrale Apnoen können auftreten. Unbehandelt werden CO_2-Partialdrücke im NREM-Schlaf von über 100 mmHg beobachtet, während es im REM-Schlaf zu einer – wenn auch nicht ausreichenden – Ventilationssteigerung kommt. Atemnot kennen die Patienten nicht, abgesehen von der sehr kurzen Einschlafphase werden kaum respiratorische Arousals beobachtet.

Periphere Störungen

Beruht die Atmungsstörung jedoch auf einer „peripheren" Störung der efferenten Nerven, der neuromuskulären Übertragung, der Muskulatur oder der Atemmechanik bei Thoraxdeformation und Skoliose, so manifestieren sich die Symptome zunächst im REM-Schlaf und erst bei weiterem Fortschreiten im NREM-Schlaf, später dann auch im Wachsein (Shneerson 1998). Gründe hierfür sind die schon physiologisch auftretende Muskelatonie, die sich auch auf die Interkostalmuskulatur auswirkt, die zentrale phasische Atmungshemmung und die gleichzeitige Erhöhung des Atemwegswiderstandes. Verstärkt werden diese Faktoren durch Schlaffragmentation, chronische Hyperkapnie, Alkalose, Sedierung und Alkohol, Adipositas und vorbestehende Lungenerkrankungen. Sind durch die neuromuskuläre Grunderkrankung auch Pharynx und/oder Larynx betroffen, so ist neben der Hypoventilation oft auch eine ausgeprägte obstruktive Schlafapnoe zu finden. Die schlafassoziierte Atmungsstörung wirkt sich wiederum ungünstig auf den Schlaf aus: die häufigen respiratorischen Arousals führen zu Schlaffragmentation und Schlafentzug, was die Atmungsstörung verstärkt. Reduzierend auf die Atemarbeit wirkt sich die Erhöhung der Atemfrequenz bei verringerter Atemamplitude aus. Allerdings steigt dann die Totraumventilation, die Exspirations-

Alveoläre Hypoventilation

zeit muss gegenüber der Inspiration verkürzt werden, wodurch schließlich die Beanspruchung der Inspirationsmuskulatur doch wieder steigt. Zunächst scheint der zentrale Atmungsantrieb trotz eingeschränkter Ventilation noch normal zu sein, bei länger dauernder Hyperkapnie kommt es jedoch zu einer Erhöhung der Bikarbonatkonzentration im Liquor, worunter der zentrale chemosensible Atmungsantrieb nachlässt. Bei ausgeglichenem zentralem pH-Wert stellt sich im Blut eine respiratorische Azidose ein. Folge dieser Verstellung des Regelpunktes ist die Manifestation der Hyperkapnie auch im Wachsein. Günstig wirkt sich aus, dass unter der Hyperkapnie selbst bei verkleinertem Atemzugvolumen größere Mengen CO_2 ausgeatmet werden können, was zu einer Einsparung von Atmungsarbeit führt. Problematisch wird allerdings die Hypoxie mit Folgen für den pulmonalarteriellen und systemischen Druck mit Rechts- und Linksherzbelastung.

Die Liste der Erkrankungen mit erhöhtem Risiko für eine schlafassoziierte Hypoventilation ist lang. Sie umfasst:

Grunderkrankungen

- neurologische Erkrankungen:
  - Hirnstamm- und Rückenmarksläsionen durch Infektion, Tumor, Infarkt oder Trauma,
  - Motoneuronerkrankungen,
  - Multisystematrophie,
  - Post-Polio-Syndrom,
  - spinale Muskelatrophie,
  - Guillain-Barré-Syndrom,
  - Charcot-Marie-Tooth-Syndrom,
  - Myasthenia gravis,
  - Muskeldystrophien,
  - Myopathien,

- skelettale Erkrankungen:
  - Skoliosen,
  - Kyphosen,
  - Z. n. Thorakoplastik.

Ähnliche Mechanismen führen aber auch zu einer schlafbedingten Verstärkung der Symptomatik pneumologischer Erkrankungen wie beim Asthma und bei chronisch obstruktiven Lungenerkrankungen.

Diagnostik

Diagnostisch wichtig ist die Differenzierung der Atmungsstörung, da vorwiegend obstruktive Störungen andere therapeutische Konsequenzen haben als die primäre alveoläre Hypoventilation. Aufschlussreich ist zudem der Schlafphasenbezug. Eine kontinuierliche Messung des CO_2-Partialdrucks ist zur Erfassung des Ausmaßes der Hypoventilation notwendig.

Differenzierung der Atmungsstörung

Therapie

Die Therapie muss individuell ausgewählt werden. Sie reicht von der Sauerstofftherapie mit sorgfältiger Überprüfung einer möglichen CO_2-Retention über die CPAP-Therapie bei vorwiegend obstruktiver Atmungsstörung bis zur maschinellen Beatmung durch Unterdruck oder durch Überdruck via Tracheostoma, eine Nasen- oder Nasen-Mund-Maske oder ein Mundstück. Die Wirkung der maschinellen Beatmung ist vielfältig, wird doch die Atmungsmuskulatur entlastet, durch die Normalisierung der Blutgase ein Re-

Individuelle Therapie

5 Schlafassoziierte Störungen der Atmung

setting der Chemorezeptoren (z.B. durch Reduktion des Liquorbikarbonats) herbeigeführt, die Schlafqualität verbessert und damit Muskelstärke und -ausdauer gesteigert. Die Arousals nehmen ab, zentrale Apnoen verschwinden, initial tritt ein REM-Rebound ein. Oft führt die Behandlung im Schlaf auch zu einer Besserung der Symptomatik im Wachsein (Bach und Alba 1990).

Besonderheiten im Kindesalter

> Die Ausprägung schlafassoziierter Atmungsstörungen ist altersabhängig. Während sich bei Frühgeborenen die Unreife durch Störungen der zentralnervösen Atemregulation bemerkbar macht, stehen bei Säuglingen und Kleinkindern der plötzliche Säuglingstod und angeborene Störungen, wie das zentrale Hypoventilationssyndrom und Fehlbildungen, im Vordergrund. Bei älteren Kindern sind vergrößerte Tonsillen und/oder Adenoide die Hauptursache schlafassoziierter Atemstörungen.

Frühgeborene

Zeichen der Unreife

Bei Frühgeborenen werden prolongierte Apnoen beobachtet, die als Zeichen der Unreife der zentralnervösen Atmungsregulation angesehen werden. Sie sind überwiegend vom zentralen Typ, ca. 10% sind obstruktiv. Sie sprechen gut auf Methylxanthine an. Mit Erreichen des eigentlichen Geburtstermins verschwinden diese Frühgeborenenapnoen (Barrington und Finer 1991). Darüber hinaus wirken sich insbesondere im Schlaf Unreife der Lunge, bronchopulmonale Dysplasie und Verteilungsstörungen auf den Gasaustausch aus und führen zu Hypoxämien und Hyperkapnie im Schlaf (Poets et al. 1995). Oft reicht eine geringfügige Erhöhung der inspiratorischen Sauerstoffkonzentration, um eine ausreichende Oxygenierung im Schlaf sicherzustellen.

Säuglinge und Kleinkinder

Plötzlicher Säuglingstod

Bei Säuglingen werden schlafassoziierte Atmungsstörungen als Ursache für den plötzlichen Säuglingstod angenommen. Screeninguntersuchungen mit Ermittlung von Apnoeindizes (Southall et al. 1986) und darauf begründeten Vorsorgemaßnahmen führten jedoch nicht zu einer Reduzierung der Inzidenz. Aus pathophysiologischen Befunden sowie individuellen Krankheitsverläufen lässt sich allerdings auf eine ursächliche Beteiligung einer zentralen Atmungsantriebsschwäche und/oder einer Neigung zu Obstruktionen der oberen Atemwege im Schlaf am Zustandekommen des plötzlichen, unerwarteten Todes von Säuglingen im Schlaf schließen, die sich nicht notwendigerweise in einem erhöhten Apnoeindex ausdrückt (Weese-Mayer et al. 1990).

Lebensbedrohliche Ereignisse

Eine sorgfältige Differenzialdiagnostik einschließlich der Polysomnographie ist hingegen indiziert bei Säuglingen nach einem anscheinend lebensbedrohlichen Ereignis mit (intensivmedizinischer) Intervention (Kahn et al. 1993). Als mögliche Ursachen kommen unter anderem Hypoxien infolge Hypoventilation oder prolongierter Apnoen, Anfallsgeschehen oder kardiale Ursachen infrage.

Zentrales Hypoventilationssyndrom

Schlafbezogene Atmungsstörungen zeigen Säuglinge mit angeborenem zentralem Hypoventilationssyndrom (Undines-Fluch-Syndrom) (Schläfke et

Besonderheiten im Kindesalter

al. 1999), dem eine CO_2-Unempfindlichkeit der Atmung zugrunde liegt. Während die Blutgase im Wachsein bei erhöhter Variabilität normal sein können und die Willküratmung nicht beeinträchtigt ist, kommt es insbesondere im NREM-Schlaf zu schwerster Hypoventilation, die in der Regel eine maschinelle Beatmung erforderlich macht.

Obstruktive Hypopnoen oder Apnoen weisen Säuglinge und Kleinkinder mit kraniofazialen Dysmorphien auf, die bei verschiedenen Syndromen zu finden sind (Guilleminault et al. 1995). Grund ist die anatomische Einengung der oberen Luftwege und/oder mangelnde Tonisierung der Pharynxmuskulatur.

Kraniofaziale Dysmorphien

Ebenfalls mit Hypoventilation zentraler, „pseudo"-zentraler oder obstruktiver Genese gehen neuronale, neuromuskuläre und skelettale Erkrankungen einher, die zu einer Beeinträchtigung des Atemapparates führen (Shneerson 1998).

Neuronale, neuromuskuläre und skelettale Erkrankungen

Ältere Kinder

Größte Gruppe der von schlafassoziierten Atmungsstörungen betroffenen Kinder sind solche mit Obstruktionen der oberen Atemwege durch vergrößerte Tonsillen und/oder Adenoide (Carroll und Loughlin 1995a, Carroll und Loughlin 1995b). Betroffen sind etwa 2 % der 2- bis 9-Jährigen; ca. 10 % dieser Altersgruppe schnarchen regelmäßig (Gislason und Benediktsdottir 1995). Im Unterschied zum Erwachsenen muss sich eine relevante Atmungsstörung nicht in einem erhöhten Apnoeindex ausdrücken (Rosen et al. 1992). Selbst die Blutgase sind manchmal dank der kompensatorisch gesteigerten Atemarbeit noch im Normbereich. Typisch für das Kind sind deshalb länger andauernde Phasen obstruktiven Schnarchens oder obstruktiver Hypoventilation und phasischer Entsättigung. Neben Schnarchen und massivem Schwitzen im Schlaf fallen die Kinder durch Paradoxatmung mit thorakalen Einziehungen während der Inspiration, ausgeprägter Tagesschläfrigkeit oder Konzentrationsschwäche, Mundatmung am Tage und Gedeihstörungen auf. Der anatomische Befund im Wachsein korreliert nicht mit dem Grad der Dysfunktion der oberen Atemwege im Schlaf, weshalb bei anamnestischem Verdacht eine Funktionsdiagnostik im Schlaf indiziert ist (Carroll et al. 1995). Besonders häufig betroffen vom obstruktiven Schlafapnoe-Syndrom sind Kinder mit Down-Syndrom (Trisomie 21). In einer Untersuchung von 53 Kindern hatten 45 % eine OSA und 66 % eine phasische obstruktive Hypoventilation im Schlaf (Marcus et al. 1991).

Vergrößerte Tonsillen und/oder Adenoide

6 Besonderheiten der Grundlagen im Kindesalter

Für die Grundlagen der Lungenfunktion bei Kindern sind Besonderheiten zu bedenken, die sowohl für das Verständnis der entsprechenden Störungen als auch für die funktionsanalytischen Ergebnisse bedeutsam sind.

Bronchialsystem im Kindesalter

Enge Bronchien

Das Bronchialsystem einschließlich der Lungen verändert sich in den ersten Lebensmonaten und Lebensjahren im Vergleich zum Erwachsenen noch erheblich (Müller et al. 1995). Von großer Bedeutung für die hohe Erkrankungshäufigkeit an Bronchitiden ist sicher die relative Enge der Bronchien, die anhand der hohen Resistance im Kindesalter nachzuweisen ist. Geringe zusätzliche Einengungen sind dann wegen der Abhängigkeit der Strömungswiderstände von der 4. Potenz des Radius funktionell äußerst relevant. Die engen Bronchien erschweren auch den Reinigungsmechanismus, wodurch größere Atemwegsbezirke ganz von der Ventilation ausgeschlossen sein können, was an relativ niedrigen arteriellen Sauerstoffdrücken sowie an größeren Trapped-Air-Volumina gezeigt werden konnte.

> Bis etwa zum 5. Lebensjahr sind die peripheren Atemwege ab der 15. Generation unverhältnismäßig eng. In den ersten 3–4 Lebensjahren nimmt durch Teilung und Alveolarisierung das gesamte Alveolarvolumen wesentlich stärker als das der Atemwege zu. Nach dem 4. Lebensjahr kommt es zu einer raschen Zunahme des Radius der Atemwege.

Schleimdrüsen und Bronchialmuskelfasern

Die Bronchien von jüngeren Kindern besitzen auch relativ viele Schleimdrüsen. So finden sich häufig ausgesprochene Schleimverlegungen der Atemwege im Rahmen schwerer Asthmaattacken. Möglicherweise beruht das relativ schlechtere Ansprechen auf Bronchodilatatoren im Kindesalter auf die bei jungen Kindern geringere Ausstattung der Bronchialwandungen mit Bronchialmuskelfasern. Diese strukturgegebenen Bedingungen sind als Risikofaktoren bei der Entwicklung von Bronchitiden und Asthma zu berücksichtigen.

Bronchitis im Kindesalter

Anamnese

Chronifizierung

Bronchitiden, auch stärkeren Ausmaßes, sind bei Kindern sehr häufig und werden auch bei mehrmaligem Auftreten pro Jahr von der Umgebung als „normal" angesehen. Inwieweit hierbei die Strömungswiderstände erhöht sind, ist sicher sehr unterschiedlich. Die Widerstandserhöhungen können allmählich einsetzen und werden dann ebenfalls als „normal" betrachtet oder nicht erkannt, wenn sich die Eltern und auch das Kind daran gewöhnt haben. Bronchitis- und Asthmaattacken können auch wie aus heiterem Himmel einsetzen; Exazerbationen bewirken dramatische Krankheitsbilder mit der Notwendigkeit zur intensivmedizinischen Behandlung. Bei der sorgfältigen Anamnese solcher Patienten sind länger dauernde, oft mehrjährige Hinweise auf die bestehende Erkrankung vorhanden. Ebenso ist anzunehmen, dass diese Kinder oft unzureichend therapiert wurden (Gautrin et al. 1999, Grol et al. 1999).

Risikofaktoren

Die immunologischen Faktoren, deren Komplexität noch immer nur ungenügend zu definieren ist, die von Umweltbelastungen abhängige Allergisierung sowie die bakteriellen und viralen Infektionen sind als Risikofaktoren erkannt. Genetische Faktoren (Wiesch et al. 1999) sind sicher am multifaktoriellen Manifestationsgeschehen (Nolte 1989) beteiligt, dessen Komplexität die Bedeutuung von Einzelfaktoren nur schwer sichern und abgrenzen lässt.

Das Abschätzen von Risikofaktoren ist so immer noch bei jeder pneumologischen Tagung ein zentrales Thema. Es geht darum, die zu häufigen tödlichen Asthmaverläufe zu reduzieren. Aber auch die Zahl der beinahe tödlichen und schwersten Attacken muss sich bei den heute gegebenen präventiven und therapeutischen Möglichkeiten verringern lassen.

Extrinsische und intrinsische Faktoren

Diagnostik

Eine dem Alter des Kindes adäquate Funktionsanalyse hilft sicher entscheidend, das Krankheitsbild einzuordnen (s. S. 133), da sie mit der Stärke der gefundenen Abweichung und deren Variabilität die Risiken zeigt, denen zu begegnen ist. Ca. 15 % der Kinder mit obstruktiven Ventilationsstörungen werden anhand von Auskultations- und Perkussionsbefunden falsch eingeschätzt (Lindemann et al. 1997). Lungenfunktionstests sind deshalb wichtiger Bestandteil der basalen Diagnostik.

Funktionsanalyse

Die Bestimmung des α_1-Antitrypsinspiegels mit seinen verschiedenen Untergruppen gibt wertvolle Hinweise bei Verdacht auf Emphysembildung. Hier sind auch therapeutische Möglichkeiten gegeben, die nicht verschenkt werden dürfen. Im Rahmen von Emphysembildungen kommt es immer zur Atemwegsobstruktion, sodass bei obstruktiven Bronchitiden eine derartige Grundlage bedacht werden muss.

α_1-Antitrypsinspiegel

Therapie

Zur Therapie gehört gerade im Kindesalter neben dem pharmakologischen Rüstzeug die psychosoziale Schulung/Betreuung von Kind und Eltern (Lecheler 1995, Petermann und Lecheler 1993). Hierfür werden Schulungskurse angeboten, die sicher für den Verlauf der Erkrankungen von großer Wertigkeit sind und in die auch funktionsanalytische Messungen Eingang finden müssen. Die beschriebenen Attacken können durchaus zum Exitus führen und dürfen deshalb auch dann nicht unterschätzt werden, wenn sie oft gut ausgegangen sind.

Psychosoziale Betreuung

Aufenthaltsorte und Zeiträume, welche das Bronchialsystem eindeutig günstig oder ungünstig beeinflussen, lassen sich öfters erkennen. Im Einzelfall sind Voraussagen jedoch nicht zuverlässig möglich. Den individuellen Beobachtungen, die auch funktionsanalytisch zu belegen sind, kommt besondere Bedeutung zu.

Meiden von Risikofaktoren

Prognose

Die Bronchitisattacken so mild und so kurz wie möglich zu gestalten, ist für die bronchopulmonale Prognose wesentlich (Gautrin et al. 1999). Gelingt dies nicht, bestimmt die Chronifizierung, die mit irreversibler Schleimhautschädigung und immunologischen Abläufen einhergeht, den weiteren Verlauf bis in höhere Altersstufen.

> Durch rechtzeitigen konsequenten und adäquaten Einsatz der therapeutischen Möglichkeiten bestehen sehr gute Aussichten, die Krankheitsverläufe günstig zu beeinflussen und die Chronifizierung zu verhindern.

II Methodik der Funktionsdiagnostik

7 Einführung in die Funktionsdiagnostik

8 Spirometrie

9 Ganzkörperplethysmographie

10 Korrelationen und Sollwerte von Spirometrie und Ganzkörperplethysmographie

11 Oszilloresistometrie, Unterbrechermethode und $P_{0,1}$-Messung

12 Messung der Lungendehnbarkeit

13 Diffusion (Transferfaktor TLCO), Blutgas- und Atemgasanalyse in Ruhe und unter Belastung

14 Inhalative Provokationstests, Bronchodilationstests und CO_2-Antwort-Versuche

15 Analyse schlafassoziierter Störungen

16 Methodische Besonderheiten im Kindesalter

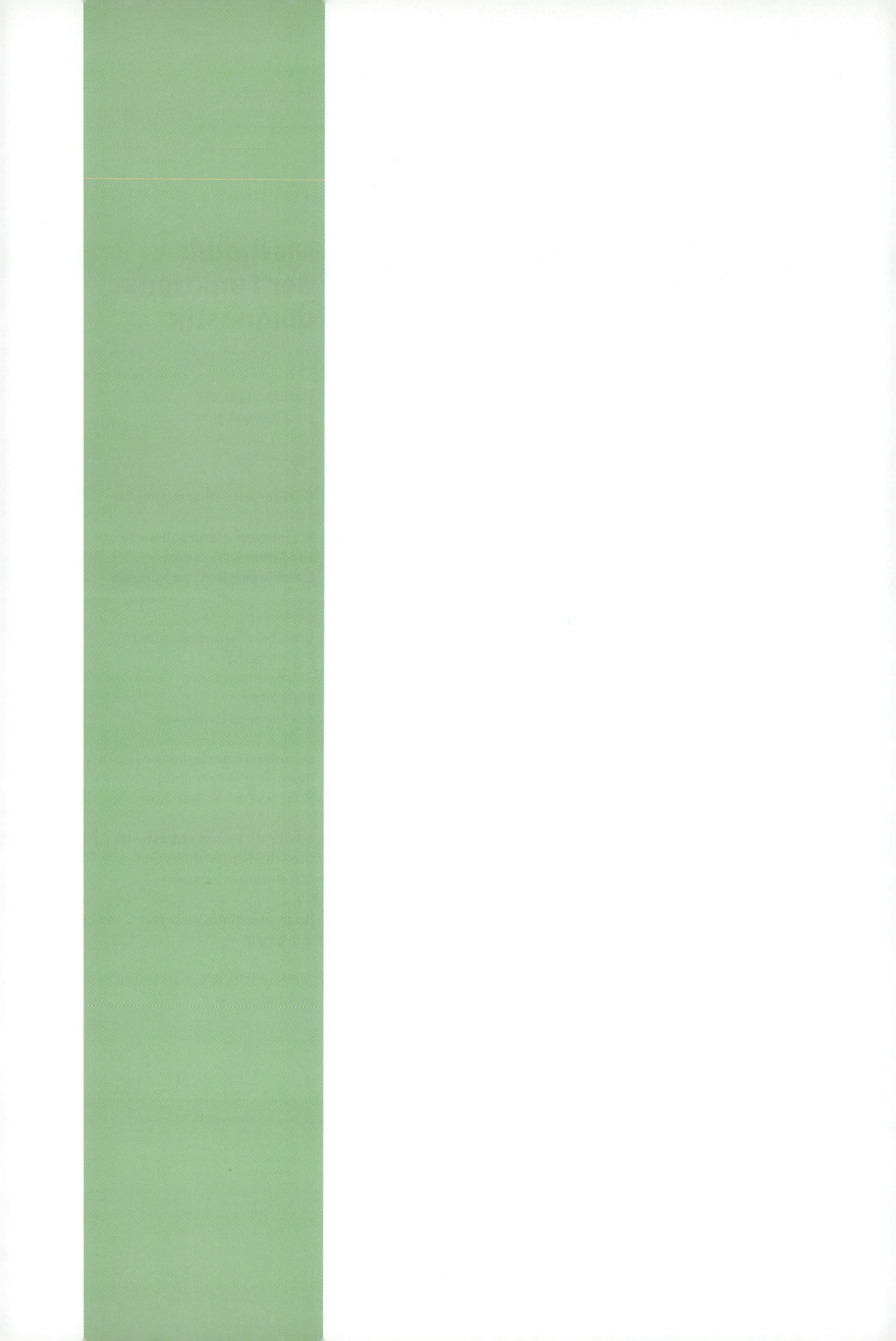

7 Einführung in die Funktionsdiagnostik

In diesem zweiten Teil des Buches geht es um naturwissenschaftliche Präzision beim Einsatz der verschiedenen zur Verfügung stehenden Verfahren der Lungenfunktionsdiagnostik. Diese Methoden basieren auf so gut erforschten Grundlagen, dass die durchaus mögliche Präzision bei den Bestimmungen vorhanden sein muss. Die Geräte herstellende Industrie bietet heute weitgehend perfekte Apparaturen, die es ermöglichen, klar definierte Parameter zu messen.

Es ist notwendig, die Eigenschaften und Grenzen der verschiedenen Methoden zu kennen. Nur mit diesem Wissen lassen sich Über- sowie Fehlinterpretationen, aber auch methodische Fehlmessungen vermeiden. Im Allgemeinen genügt es nicht, mit den „Gebrauchsanweisungen" der Firmen als einzige oder vorwiegende Grundlage Funktionsdiagnostik zu betreiben. Das heißt, dass auch bei der Funktionsdiagnostik der Lunge Erfahrungen notwendig sind.

Präzision

Erforderliche Kenntnisse

Indikationen

> •••• Die Funktionsdiagnostik der Lunge wird benötigt für:
> – die qualitative und quantitative Diagnostik,
> – die Therapieindikationen und die Therapieführung sowie
> – das Begutachtungswesen.

Hier wird keiner „Apparatemedizin" das Wort geredet. Dieser Terminus kann nur von Personen geprägt worden sein, die nicht verstanden haben, dass uns die großen Erfolge der naturwissenschaftlichen Medizin, die wir beherrschen müssen, nicht vom Wesen des Arztseins entbinden. Dieses Wesen fordert dazu auf, alles zu nützen, was unseren Patienten die besten Behandlungsaussichten bietet. Wer meint, ohne die hier angesprochenen naturwissenschaftlichen Grundlagen auskommen zu können, begibt sich auf das Gebiet der Intuition, die zwar notwendig ist, aber durch zuverlässige Messwerte ergänzt werden muss.

Wir haben die physiologischen und pathophysiologischen Grundlagen im ersten Teil dieses Buches vorausgestellt, wobei dort zum Ausdruck kommt, dass Störungen der Lungenfunktion den Gesamtorganismus betreffen.

Hier im zweiten Teil geht es um die Qualitätsansprüche an die sehr unterschiedlichen Methoden und die Interpretationsmöglichkeiten der Befunde.

Qualität der Messungen: Laborleiter, Assistenz

> •••• Die Analysegeräte sind in aller Regel so ausgereift, dass nichtkongruente Ergebnisse nicht den Geräten zur Last zu legen sind. Immer sind die Zuverlässigkeit der Ergebnisse und deren Interpretation abhängig vom Kenntnisstand des Laborleiters und von der Qualität der technischen Assistenz.

7 Einführung in die Funktionsdiagnostik

Leitung eines Lungenfunktionslabors

Im Ausland wird vom Laborleiter oft ein weitgehender Befähigungsnachweis zur Lungenfunktionsanalyse gefordert. Dieser umfasst Grundlagen der Pathophysiologie, klinisches Wissen und Kenntnisse der Methodik. Der Laborleiter muss somit fundierte theoretische wie auch praktische Kenntnisse für die Lungenfunktionsdiagnostik besitzen, die weit über das hinausgehen, was von der technischen Assistenz zu fordern ist. „Wochenendkurse" sind für die Leitung eines Lungenfunktionslabors keinesfalls ausreichend. Neben fundiertem Wissen in der Pneumologie, was in den meisten Fällen den „Facharzt für Pneumologie" erfordert, ist auch der Nachweis praktischer Erfahrung zu erbringen. Nur mit solcher Erfahrung kann die Überwachung des methodischen Handelns der technischen Assistenz gewährleistet werden.

Überwachung der technischen Assistenz

Es gibt vielfältige, darunter auch unerwartete Möglichkeiten von Fehlmessungen bis zu Fehlinterpretationen, die der Erfahrene erkennen und vermeiden kann. Im Folgenden wird weitgehend auf diese auch methodenbezogenen Probleme hingewiesen. Für den Laborleiter ist die Überwachung der technischen Assistenz, die ja in der Regel die Untersuchungen durchführt, Pflicht. Auch bei bestens ausgebildeter technischer Assistenz schleichen sich Fehler ein (Hankinson et al. 1999, Eaton et al. 1999), die in großem Umfang zu falschen Ergebnissen führen können. Die Ausdrucke mit den Originalergebnissen und sorgfältig geführte Laborbücher helfen dann, die Qualität der Untersuchungsergebnisse zu belegen und zu kontrollieren.

Ausbildung der technischen Assistenz

Im Ausland werden zum Teil auch für die technische Assistenz in der Lungenfunktionsdiagnostik sorgfältige Ausbildungsnachweise mit entsprechenden Abschlussprüfungen gefordert. Wie hoch die Qualitätsforderungen eingestuft werden, zeigt, dass bis zu 3-jährige Ausbildungszeiten verlangt werden. Auch später sind in manchen Ländern Zwischenprüfungen und die Einforderung von Untersuchungsprotokollen vorgesehen. Unsere eigenen Erfahrungen zeigen aber, dass dennoch die Kontrollen durch den Laborleiter unverzichtbar sind. In Deutschland sind wir von derartigen Reglementierungen weit entfernt. Dies verpflichtet uns zu besonderer Sorgfalt, um die gegebenen Möglichkeiten adäquat zu nützen und das hierin liegende Vertrauen zu rechtfertigen.

Verschiedene funktionsanalytische Methoden

Ein breites Spektrum verschiedener Methoden steht zur Funktionsanalyse zur Verfügung. Sensitivität und Spezifität, Zuverlässigkeit und methodischer Aufwand sind unterschiedlich groß. Screeningmethoden können bei Reihenuntersuchungen Gutes leisten. Manchmal wird auch erst die synoptische Betrachtung der Ergebnisse verschiedener Methoden eine detaillierte Beurteilung erlauben.

Kombination der Untersuchungsmethoden

Auch für die einfacheren Methoden sind besondere Kenntnisse und Erfahrungen notwendig. Je größer der methodische Aufwand ist, umso mehr Kenntnisse und Erfahrungen sind allerdings erforderlich, wodurch dann auch die Deutung der Befunde erheblich gewinnt. Die Methodenerweiterung ist vor diesem Hintergrund kein Luxus, zumal der zeitliche Aufwand bei verschiedenen Methodenkombinationen nicht wesentlich größer ist und die Untersuchungen für den Patienten nicht belastend sind.

8 Spirometrie

Messverfahren

Dieses erste Verfahren, welches zur Lungenfunktionsdiagnostik führte, geht auf Hutchinson (1844, 1846) zurück. Zunächst wurden nur Volumina gemessen, wobei das Volumen, das maximal mit einem Atemzug geatmet werden kann, die Bezeichnung „Vitalkapazität" erhielt. Später erfolgten weitere Unterteilungen dieses Volumens, Volumina pro Zeiteinheit und Strömungsmessungen über Volumina. Die Zahl der ergänzenden Vorschläge ist unüberschaubar, ohne dass hierdurch wesentlich bessere Einsichten gewonnen worden wären. Dies liegt vor allem auch daran, dass die methodischen Grundgegebenheiten immer bestehen bleiben. Allen mit der Spirometrie zu gewinnenden Parametern liegt die Vitalkapazität mit ihren prinzipiellen Handikaps (s. S. 75) zugrunde. Adäquat wäre die Spirometrie daher als „Vitalkapazitätsspirometrie" zu bezeichnen.

Ursprünglich wurden Glockenspirometer mit Wasserschloss zur Abdichtung verwendet. Die Balgspirometer benötigen kein Wasserschloss. Um den Strömungswiderstand der Geräte, der die Ergebnisse beeinflussen kann, möglichst gering zu halten, ist ein gewisser methodischer Aufwand erforderlich.

Die geschlossenen Systeme benötigen eine Umwälzpumpe. Doppelspirometer sind mit 2 solchen Pumpen ausgestattet (Abb. 8.1). Für diese ist auch eine CO_2-Absorption erforderlich. Durch O_2-Nachführung der absorbierten

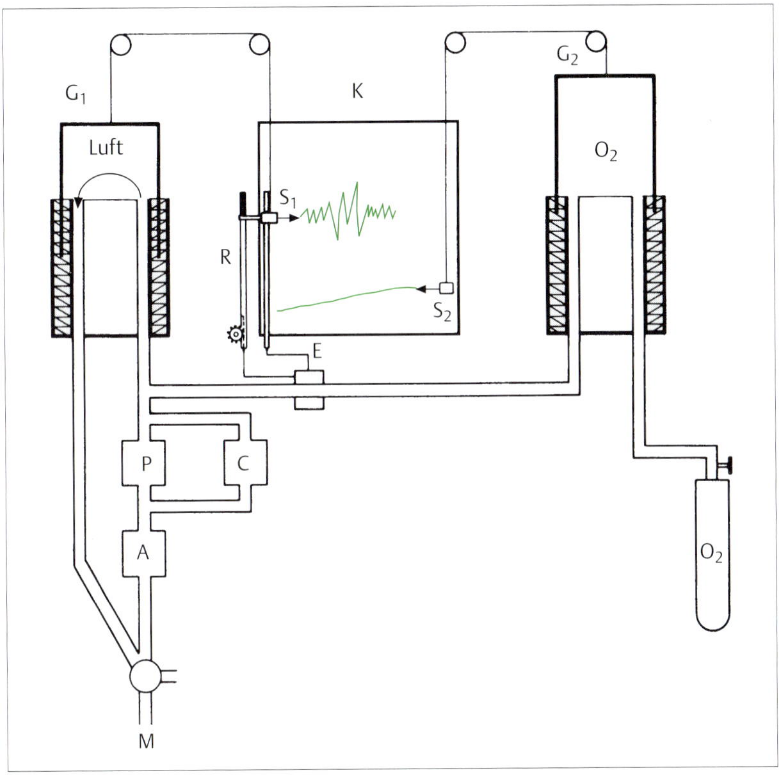

„Vitalkapazitätsspirometrie"

Glocken- und Balgspirometer

Doppelspirometer

◀ Abb. 8.1 Doppelspirometer, geschlossenes System.
G_1 und G_2 Spirometerglocken
M   Mundstück
A CO_2-Absorber
P   Umlaufpumpe
C CO_2- oder He-Analysator
R   Relais zur Sauerstoffstabilisation
S_1 und S_2 Schreibsysteme
E   elektromagnetischer Hahn zur Sauerstoffstabilisation
K   Kymograph.

8 Spirometrie

Kohlensäure aus der zweiten Glocke wird die O_2-Stabilisation über längere Untersuchungszeiten erreicht. So lässt sich mit solchen Systemen auch der Sauerstoffverbrauch direkt bestimmen.

Messparameter

> Die beschriebenen Systeme ermöglichen die Bestimmung des Atemzugvolumens (AZV, TV), der Vitalkapazitäten (VC), des Atemminutenvolumens (MV) und der Flussvolumenkurve (FV) mit 1-Sekunden-Wert (FEV1), Spitzenfluss (PF) und maximaler Strömung bei 75 %, 50 % und 25 % noch auszuatmender Vitalkapazität (MEF75 %, 50 %, 25 %).

Auch können mit einem Heliumanalysator die funktionelle Residualluftkapazität nach der Fremdgasmethode sowie mit einem Infrarotanalysator die alveoläre Kohlensäurekonzentration im Nebenstromverfahren bestimmt werden. Wegen der zu Recht bestehenden hygienischen Anforderungen ist ein einwandfreier Betrieb aufwendig. Für wesentliche Messparameter stehen heute einfachere Verfahren zur Verfügung.

BTPS-Bedingungen

Die mit Spirometern gemessenen Volumina bedürfen der Umrechnung auf Körpertemperatur-, Wasserdampfsättigungs- und Barometerdruckbedingungen (BTPS-Bedingungen). Die hierfür benötigten Umrechnungsfaktoren können entsprechenden Tabellen entnommen werden (s. Anhang S. 141). Ohne die Umrechnung auf BTPS-Bedingungen können Abweichungen bis > 10 % bestehen.

Pneumotachographie

Weitgehend haben sich zur Messung der spirometrischen Größen Pneumotachographen nach dem Fleisch- oder Lilly-Prinzip durchgesetzt. Nach dem Hagen-Poiseuille-Gesetz ist die Strömung in einem starren Rohr bei laminarer Strömung proportional der Druckdifferenz pro Längeneinheit. Zur Sicherung laminarer Strömung können parallele Röhren oder heute meist feinmaschige Siebe eingesetzt werden (Abb. 8.2). Das elektronische

▶ Abb. 8.2 Pneumotachograph mit Integrator zur Volumenbestimmung aus dem Strömungssignal.

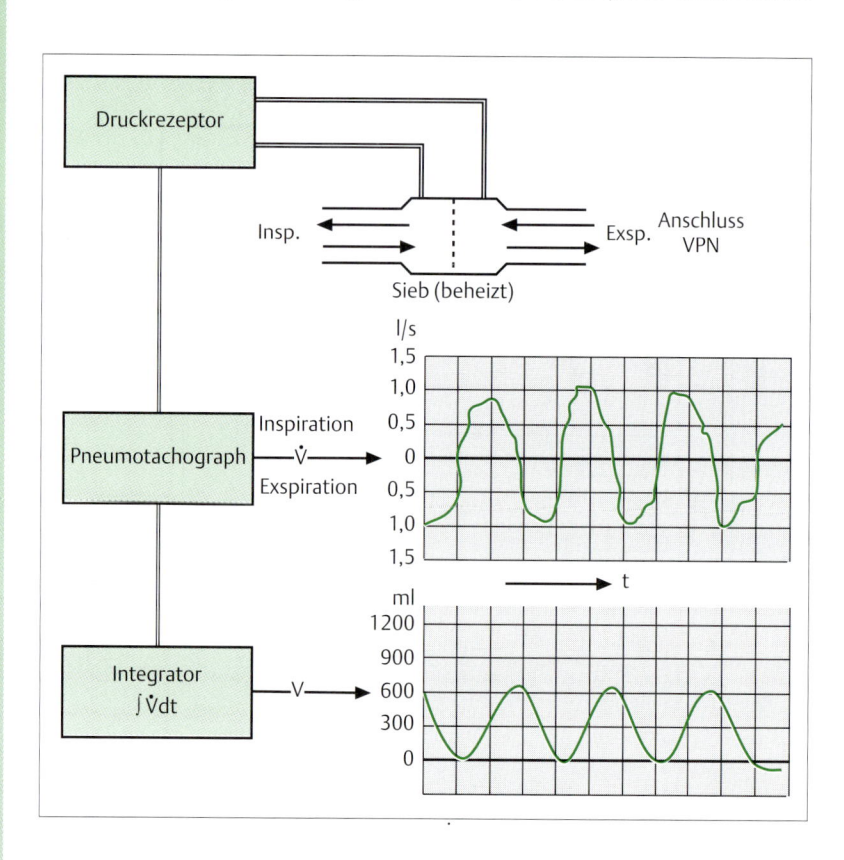

Differenzdruckmanometer misst das proportionale Strömungssignal. Die elektronische Integration dieses Strömungssignals ergibt praktisch trägheitslos die entsprechenden Volumina. Umrechnung auf BTPS-Bedingungen ist hierbei nicht erforderlich. Eine Kalibirierung dieses Systems ist am besten täglich mit einer Eichpumpe (3 l) durchzuführen. Die Messgenauigkeit moderner Geräte ist auch bei geringer Strömung (u. U. mit Einsatz spezieller Siebe) hervorragend und für alle klinischen Fragestellungen voll ausreichend.

Molmassenspektroskopie

Neueren Datums ist die Molmassenspektroskopie im Hauptstrom, die eine gleichzeitige Messung der CO_2- und der O_2-Konzentration von Atemzug zu Atemzug ermöglicht. Hiermit lässt sich gleichzeitig der RQ von Atemzug zu Atemzug messen, was für mehrere Fragen der Lungenfunktionsdiagnostik unter verschiedenen Belastungen wichtige Einblicke erlaubt. Dieses elegante Verfahren hat aber noch nicht die Sicherheit der pneumotachographischen Methodik erreicht. Eichkontrollen sollten für spezielle Fragestellungen erfolgen.

Parameter im Einzelnen

Vitalkapazität (VC)

> **DEFINITION**
>
> Als Vitalkapazität (VC) ist die Volumendifferenz zwischen maximaler Ein- und Ausatmung definiert (Hutchinson 1844, 1846). Unterschieden werden die inspiratorische und die exspiratorische VC. Bei der inspiratorischen (IVC) wird zunächst maximal ausgeatmet, worauf die maximale Einatmung erfolgt (Abb. 8.3). Bei der exspiratorischen (EVC) erfolgt nach maximaler Einatmung die vollständige maximale Ausatmung.

Verschiedene Messmethoden

Inspiratorische und exspiratorische VC sind bei korrekter Messung gleich groß. Zwar sind aus größeren Reihenuntersuchungen unterschiedliche Sollwertformeln abgeleitet, aber die hiermit errechenbaren Unterschiede sind sehr gering und zeigen vor allem die Messproblematik (s. S. 81). Wir empfehlen, zur besseren Vergleichbarkeit die dargestellten Sollwertformeln (S. 76) zu verwenden.

Die Atemmanöver können auch forciert durchgeführt werden (FEVC, FIVC). Bei korrekter Bestimmung sind VC und FVC gleich groß. Der Vergleich beider Bestimmungsarten erlaubt eine Qualitätskontrolle der Methodendurchführung.

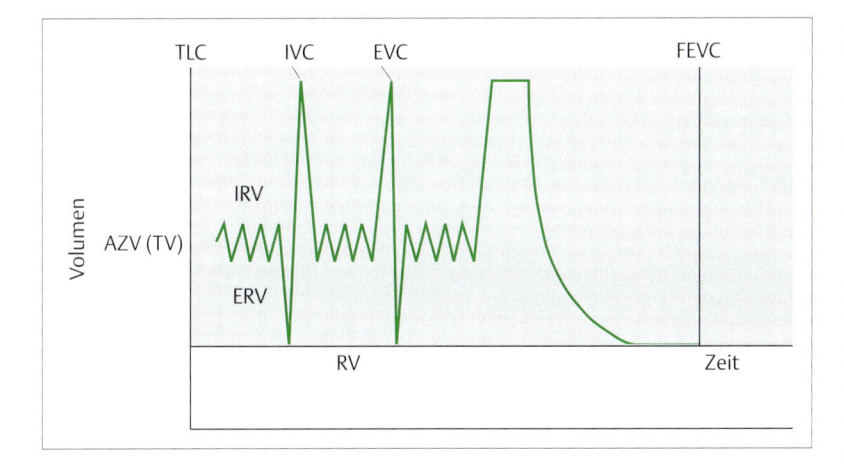

◀ Abb. 8.3 Lungenvolumina: IVC, EVC und zusammengesetzte VC sowie FEVC.

8 Spirometrie

Sollwertformeln

Die Messungen der IVC und FEVC erfolgen heute zweckmäßigerweise im Rahmen der Flussvolumenbestimmung mit der Aufzeichnung der Flussvolumenkurve. Dieses methodische Vorgehen ist zeitsparend und liefert in einem Untersuchungsgang alle spirometrischen Parameter (Abb. 8.**6**).

Da die VC sehr von der Körpergröße, dem Alter und dem Geschlecht abhängt, wurden aus diesen Faktoren Sollwertformeln abgeleitet. Die European Respiratory Society hat aus den von verschiedenen Zentren erstellten Werten diese Formeln errechnet (Quanjer et al. 1993), welche sich trotz gewisser Abweichungen zu den Angaben der Ergebnisse in %-Soll gut bewähren. Diese Sollwertformeln sind aus gemischten Kollektiven von Nichtrauchern und Rauchern gewonnen. Da Nichtraucher im Mittel bis zu 10 % günstigere Werte bieten, sind die Ergebnisse jeweils mit Bedacht zu beurteilen. Obwohl in die meisten Sollwertformeln das relative Körpergewicht nicht eingeht, ist doch festzuhalten, dass bei stärkerem Übergewicht alle spirometrischen Werte negativ beeinflusst werden. Zur prinzipiellen Kritik der spirometrischen Sollwertergebnisse sei auf S. 77 verwiesen.

> **SOLLWERTFORMELN**
>
> IVC (Männer) [l] = $6{,}103 \times H - 0{,}028 \times A - 4{,}654$ ($\pm 0{,}92$)
> IVC (Frauen) [l] = $4{,}664 \times H - 0{,}026 \times A - 3{,}28$ ($\pm 0{,}96$)
> FVC (Männer) [l] = $5{,}76 \times H - 0{,}026 \times A - 4{,}34$ (± 1)
> FVC (Frauen) [l] = $4{,}43 \times H - 0{,}026 \times A - 2{,}89$ ($\pm 0{,}71$)
> H = Körpergröße in m, A = Alter

Absolute Messwerte

Angaben absoluter Werte sind von ganz begrenztem Nutzen, da alle die Sollwerte bestimmenden Faktoren nicht eingehen, z. B. ist bei einer über Jahre eintretenden Veränderung nicht beurteilbar, ob sie als eine normale Altersveränderung oder ob sie als pathologisch zu bewerten ist.

Moderne Geräte geben die Messwerte in absoluten Zahlen sowie in % der Sollwerte aus, wobei meist die Sollwertformeln der European Respiratory Society (Quanjer et al. 1993) zugrunde liegen. Bei manchen Geräten können auch die Sollwertformeln anderer Autoren gewählt werden.

Qualitätskriterien

Da die VC für fast alle spirometrischen Werte als Basis dient („Vitalkapazitätsspirometrie"), ist ihre korrekte Messung entsprechend den Qualitätskriterien von grundsätzlicher Bedeutung:

> Die Vitalkapazitätsspirometrie ist mitarbeitsabhängig, wobei nicht nur der Untersuchte, sondern auch der Untersucher gefordert ist. Sorgfältige Unterweisung und das Abverlangen der gesamten Volumina sind erforderlich. Die vorausgehende maximale Exspiration bzw. Inspiration sind am Kurvenverlauf zu erkennen. Endtest-Fehler sind sehr häufig und bei manchen Untersuchern trotz sorgfältiger Schulung typisch (Hankinson et al. 1999). Über 3 Sekunden sollte am Ende der entsprechenden Manöver keine Volumenverschiebung mehr erkennbar sein. Dies erfordert vom Patienten eine bedeutsame Anstrengung. Die Idealforderung, dass bei Dreifachbestimmungen die größten Werte um nicht mehr als 5 % differieren, lässt sich nicht immer erreichen, da der Messvorgang durchaus in verschiedener Hinsicht das nächste Ergebnis beeinflussen kann. Solche Ergebnisdifferenzen soll der Untersucher im Protokoll begründen.

Parameter im Einzelnen

Befunddeutung

Wegen der großen interindividuellen Streuung können Einzelwerte zwischen > 130 % und < 80 % ohne krankhafte Bedeutung vorkommen. Längsschnittergebnisse und oder Ergänzungen mit anderen Methoden sind für eine zuverlässige Deutung nötig.

Bei obstruktiven Atemwegserkrankungen kommt es zum endexspiratorischen Verschluss der kleinen peripheren Atemwege (Flow-limitierende Segmente) durch Elastizitätsverlust der Lunge (Emphysem), Schleimhautschwellung und erhöhten Bronchialmuskeltonus.

Obstruktive Atemwegserkrankungen

Da die über einen Normalatemzug gemessenen Strömungswiderstände oder Mischparameter, wie FEV1, PEF, MEF50 %, oder MEF25 %, von weiteren unterschiedlichen Faktoren mitbestimmt werden, sind die Korrelationen zwischen der VC und diesen Parametern zwar signifikant, aber doch durch erhebliche Streuungen gekennzeichnet. Bei gleichem IVC % können trotz der insgesamt guten Korrelationen individuell erheblich unterschiedliche FEV1 %-Werte gemessen werden. FEV1 % nimmt bei Obstruktion stärker ab als IVC %.

Auch bei restriktiven Funktionsstörungen sind die VC-Werte vermindert. IGV % ist dann ebenfalls vermindert. FEV1 in % der VC ist bei Restriktionen normal (80 %). Weitere Parameter wie R_t, IGV % und Compliance können zur Differenzierung der verminderten VC beitragen.

Restriktive Funktionsstörungen

Bei Stenosierung in der Trachea kann VC trotz erhöhter R_t-Werte normal sein, da es dabei nicht zum vorzeitigen Verschluss in Flow-limitierenden Segmenten kommt.

Tracheastenose

1-Sekunden-Wert (FEV1)

> **DEFINITION**
>
> Der 1-Sekunden-Wert (FEV1) gibt das Volumen an, das in der 1. Sekunde forcierter Exspiration ausgeatmet werden kann. Er wird am häufigsten als Lungenfunktionsparameter eingesetzt.

Da er auch vom Alter, von der Körpergröße und vom Geschlecht abhängig ist, sollten Auswertungen immer in % der gebräuchlichen Sollwerte der European Respiratory Society (Quanjer et al. 1993) erfolgen. Der FEV1-Wert wird bestimmt durch Stärke und Geschwindigkeit der exspiratorischen Druckentwicklung und die der Strömung entgegenwirkenden Widerstände. Hierauf ist seine große interindividuelle Variabilität von ± 20 % zurückzuführen.

> **SOLLWERTFORMELN**
>
> FEV1 (Männer) [l] = 4,301 × H – 0,029 × A – 2,492 (± 0,84)
> FEV1 (Frauen) [l] = 3,95 × H – 0,025 × A – 2,6 (± 0,62)
> H = Körpergröße in m, A = Alter

Der FEV1-Wert wird auch in % der VC angegeben. Dieser als Tiffeneau-Index bezeichnete Wert gibt weitere Informationen. Auch für den Tiffeneau-Index bestehen altersabhängige Sollwerte (Tab. 8.**1**). Da innerhalb der 1. Sekunde etwa 80 % der VC ausatembar sind, erfasst der 1-Sekunden-Wert über ¾ des ersten Teils der VC.

Tiffeneau-Index

8 Spirometrie

▼ Tabelle 8.1 Altersabhängige Sollwerte des Tiffeneau-Index

Alter (Jahre)	18–19	20–29	30–34	35–39	40–44	45–49	50–54	55–59	60–64
FEV1 % VC	82	80	78	77	75,5	74,5	73,5	72	70
Unterer Grenzwert	71	69,5	68	67	66	65	64	62,5	61

Qualitätskriterien

Maximal mögliche Inspiration ist als Vorbereitung erforderlich (End-of-Test-Fehler! s. S. 81). Der Beginn der Exspiration muss so forciert wie möglich erfolgen. Unzureichender Effort ist am Kurvenverlauf zu erkennen. Der weitere Kurvenverlauf soll keine „Wellen" aufweisen.

Befunddeutung

Dieser Wert ist bei Ausschluss der Fehlermöglichkeiten relativ sensibel. Anzustreben sind auch hier individuelle Längsschnittvergleiche. Aussagen aufgrund von Einzelmessungen interindividueller Sollwerte sind unsicher. Dies gilt in verstärktem Ausmaß bei absoluten Werten.

Obstruktion und Restriktion

Bei Atemwegsobstruktionen wird der FEV1%-Wert erniedrigt. Auch der Tiffeneau-Wert ist dann herabgesetzt. Bei Restriktionen kann der FEV1%-Wert vermindert sein, in % der Ist-VC ist er aber normal bis hochnormal (Abb. 8.4). Bei Restriktionen wie bei Obstruktionen sind öfters Mischformen vorhanden.

▶ Abb. 8.4 1-Sekunden-Wert und Tiffeneau-Wert bei restriktiven und obstruktiven Funktionsstörungen im Vergleich zur Norm.

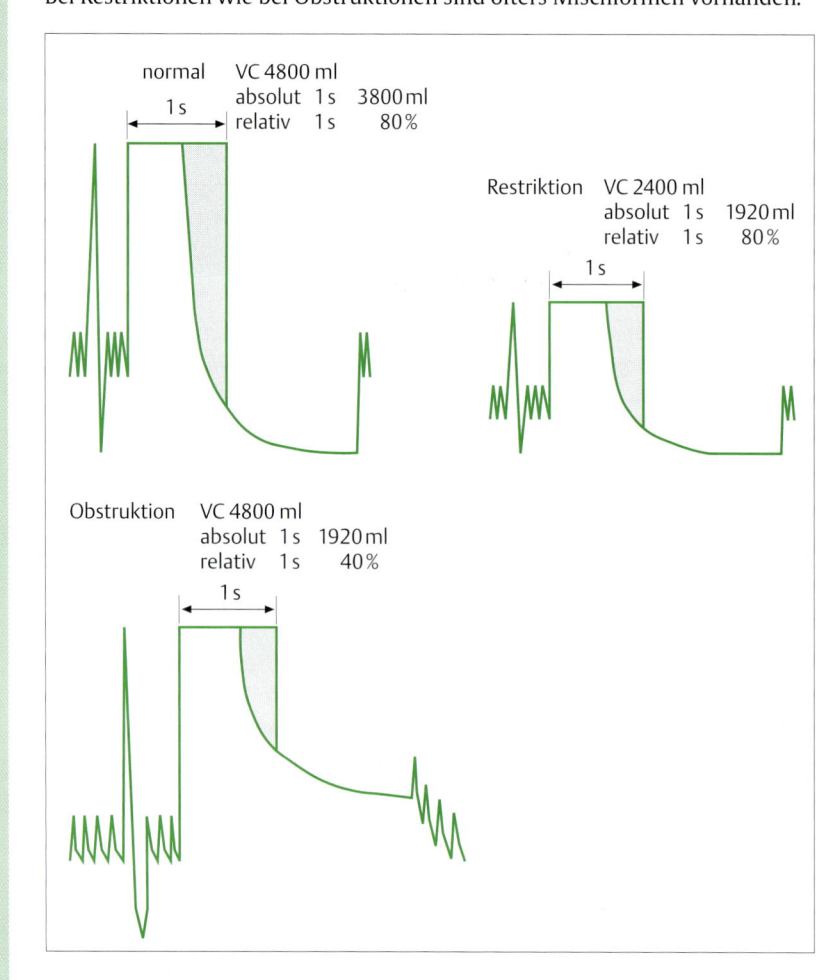

MEF75 %, 50 %, 25 %

DEFINITION

Diese Werte geben die maximale Strömung bei 75 %, 50 % und 25 % noch auszuatmender Vitalkapazität an. Sie werden aus der Flussvolumenkurve gewonnen (s. unten).

SOLLWERTFORMELN

MEF75 % (Männer) [l/s] = $5{,}46 \times H - 0{,}029 \times A - 0{,}473$ ($\pm 2{,}8$)
MEF75 % (Frauen) [l/s] = $3{,}22 \times H - 0{,}025 \times A + 1{,}6$ ($\pm 2{,}22$)
MEF50 % (Männer) [l/s] = $3{,}79 \times H - 0{,}031 \times A - 0{,}35$ ($\pm 2{,}17$)
MEF50 % (Frauen) [l/s] = $2{,}45 \times H - 0{,}025 \times A + 1{,}16$ ($\pm 1{,}81$)
MEF25 % (Männer) [l/s] = $2{,}61 \times H - 0{,}026 \times A - 1{,}34$ ($\pm 1{,}28$)
MEF25 % (Frauen) [l/s] = $1{,}05 \times H - 0{,}025 \times A + 1{,}11$ ($\pm 1{,}13$)
H = Körpergröße in m, A = Alter

Peak-Flow-Messung (PEF)

DEFINITION

Unter dem Peak-Flow versteht man die maximale exspiratorische Strömung (Spitzenfluss).

Messgeräte und Ziele der Messungen

Zur Peak-Flow-Messung wurden verschiedene Geräte konstruiert, mit denen ausschließlich der Spitzenfluss bestimmt werden kann (Abb. 8.5). Die Streuung der Ergebnisse verschiedener Messgeräte ist erheblich, sodass die Sollwerte, wie sie in Tab. 10.2 angegeben sind, oft verfehlt werden. Allerdings ist die Zielsetzung dieser Messungen das Erfassen von Veränderungen: Diese Geräte können für die Längsschnittüberwachung sehr dienlich sein, da die Patienten damit ein objektives Kriterium in der Hand haben, um ihren subjektiven Befund, v. a. bei Obstruktion, zu kontrollieren. An diesen Peak-Flow-Protokollen lässt sich auch erkennen, wie gut die therapeutische Einstellung der Patienten ist und wie oft es zu Exazerbationen gekommen ist. Auch für das Erkennen von Arbeitsplatzeinwirkungen sind Peak-Flow-Ergebnisse oft hilfreich.

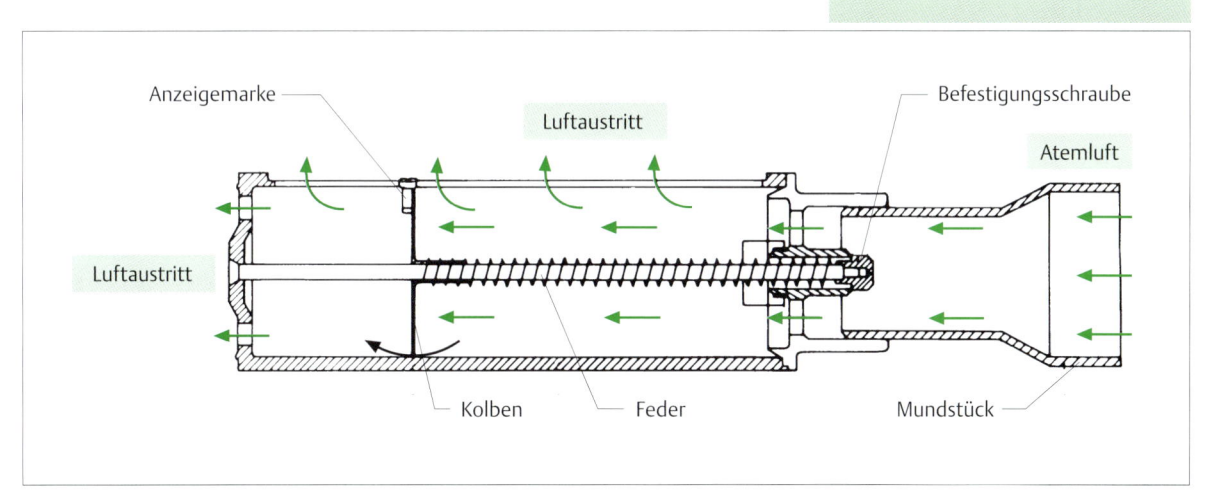

▲ Abb. 8.5 Aufbau eines Mini-Peak-Flow-Meters nach Wright.

SOLLWERTFORMELN

PEF (Männer) [l/s] = 6,14 × H – 0,043 × A + 0,15 (± 1,99)
PEF (Frauen) [l/s] = 5,5 × H – 0,03 × A – 1,1 (± 1,48)
H = Körpergröße in m, A = Alter

Befunddeutung

PEF ist abhängig von Größe und Geschwindigkeit der exspiratorischen Druckentwicklung über der Lunge und von Widerständen, die der Strömung entgegenstehen.

Schwäche der Atemmuskulatur

Die Druckentwicklung ist abhängig von der Atemmuskulatur, weshalb die Sollwertformeln alters- und geschlechtsabhängig sind. PEF ist dementsprechend vermindert bei Schwäche der Atemmuskulatur, z. B. bei Thoraxdeformitäten und bei Emphysembildung.

Obstruktion und Stenosen

Bei schwerer Obstruktion ist PEF immer reduziert. Auch Stenosen in der Trachea und in den Hauptbronchien erniedrigen PEF.

Zirkumferenzielle und serielle Ventilation

Die zirkumferenzielle Ventilation und die serielle Ventilation bestimmen zusammen PEF (Ulmer et al. 1997). Die Letztere wird vor allem durch die Flow-limitierenden Segmente bestimmt, was auch an der Kurvenform mit Knickkurve und Übergangskurve erkennbar ist (s. Flussvolumenkurve). MEF75 % zeigt ähnliche Abhängigkeiten wie PEF. Der Beginn des absteigenden Schenkels weist schon bei pathologischen Verhältnissen den Einfluss der Flow-limitierenden Segmente mit der entsprechenden seriellen Ventilation auf. Deutlicher wird dies dann bei MEF50 % und MEF25 %. Niedrige Werte für MEF50 % und MEF25 % können auch bei Exspirationsbehinderung durch Lungen-Pleura-Schwarten auftreten. FEV1 % und R_t sind dann normal.

Flussvolumenkurve

DEFINITION

Die Flussvolumenkurve ist die Aufzeichnung der maximalen exspiratorischen Strömung gegen das ausgeatmete Volumen.

Sie ist ein probates Messverfahren (Macklem et al. 1971), und moderne Geräte zeichnen diese Kurve zuverlässig auf. Zur Bestimmung wird nicht mehr Zeit benötigt als zur alleinigen getrennten Bestimmung der IVC, des FEV1-Wertes bzw. des PEF-Wertes und der FVC.

Durchführung der Messung

Um alle abzuleitenden Parameter in einem Arbeitsgang zu erfassen, wird nach einigen Ruheatemzügen so tief wie möglich ausgeatmet. Hierauf folgt die maximale Inspiration. Von diesem maximalen Inspirationswert ausgehend, wird dann so forciert wie möglich ausgeatmet, bis wieder der endexspiratorische Wert erreicht ist.

Nach Erreichen des exspiratorischen Spitzenflusses verläuft die weitere Exspirationskurve bei gesunden Probanden weitgehend linear. Bei Patienten mit Atemwegsobstruktion kommt es zu Knick- und Übergangskurven (Abb. 8.**6**)

Parameter

Aus dieser Kurve, die nach den Empfehlungen der internationalen Gesellschaften 3-mal mit Abweichungen der beiden besten Ergebnisse von weniger als 5 % bestimmt werden soll, sind dann folgende Parameter zu gewinnen:
- exspiratorisches Reservevolumen (ERV),
- inspiratorische Vitalkapazität (IVC),
- exspiratorischer Spitzenfluss (PEF),

Parameter im Einzelnen

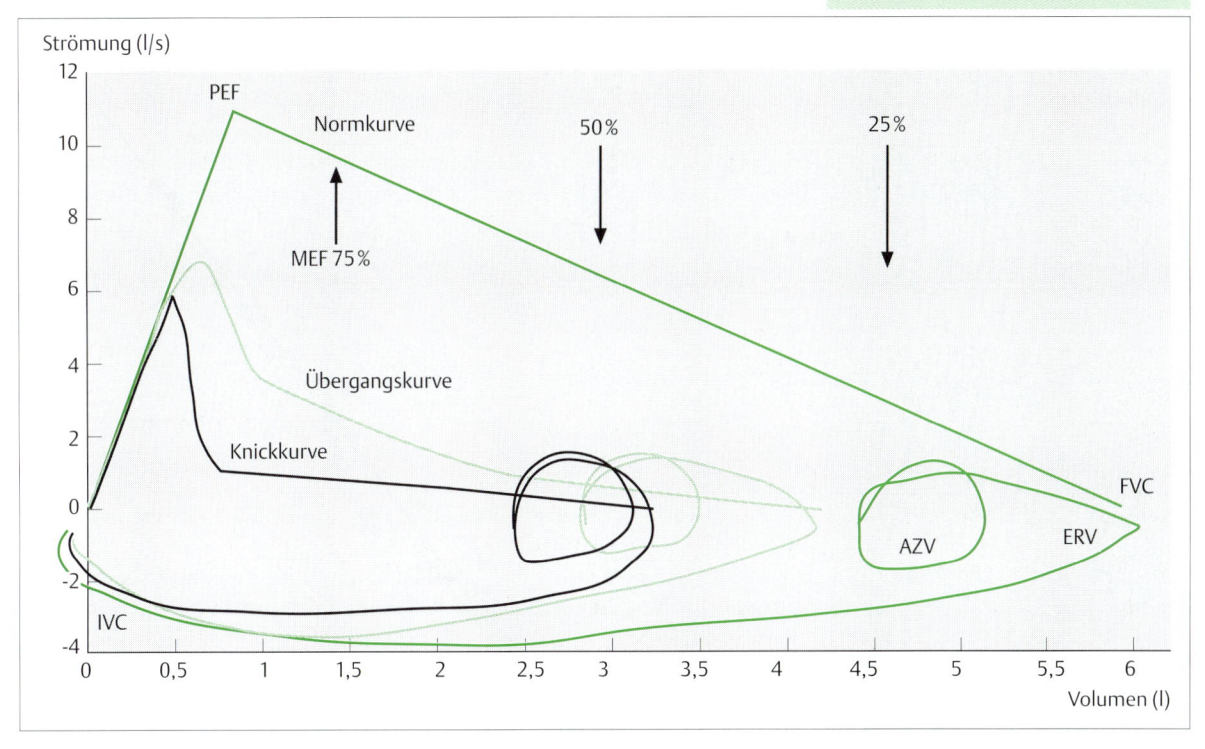

Abb. 8.6 Flussvolumenkurve eines gesunden Probanden (Normkurve) und zweier Patienten (Übergangs- und Knickkurve). Die Schreibung beginnt jeweils ausgehend vom Ruheatemzugvolumen mit Ausatmung des exspiratorischen Reservevolumens gefolgt von der inspiratorischen VC (IVC), bei welcher die forcierte exspiratorische Flussvolumenkurve beginnt.

- maximaler Fluss bei noch 75 % ausatembarer VC (MEF75 %),
- maximaler Fluss bei noch 50 % ausatembarer VC (MEF50 %),
- maximaler Fluss bei noch 25 % ausatembarer VC (MEF25 %),
- forcierte exspiratorische VC (FVCE).

Von Bedeutung ist auch die visuelle Beurteilung des Kurvenverlaufes. Die angegebenen Parameter stellen hierfür die Anhaltspunkte dar. Tägliche Kalibrierung des Gerätes ist zu fordern. Die bei modernen Geräten eingebauten Rechner übernehmen über die entsprechenden Sollwertformeln die Ergebnisberechnungen. Die angeschlossenen Schreiber geben die Daten und die Originalkurven aus, die zur Möglichkeit der Qualitätskontrolle aufzubewahren sind.

Qualitätskriterien

> Der Proband hat sich vor Beginn der Messung an die Mundstückatmung gewöhnt, was an einigen gleichmäßigen Atemzügen zu erkennen ist. Endexspiratorisch wie endinspiratorisch ist über 3 s kein weiterer Atemstrom zu erkennen. Die forcierte Exspiration beginnt dann mit einem steilen linearen Kurvenanstieg bis zum PEF. Von da an scharfwinkliger Übergang in den absteigenden, weitgehend linearen Kurvenanteil. Endexspiratorisch wird wieder der Volumenwert der Exspiration, vom Ruheatemzugvolumen ausgehend, erreicht.
> Bei mindestens zweimaliger Registrierung der Flussvolumenkurve verlaufen beide Kurven weitgehend deckungsgleich. IVC = FVCE (Abb. 8.7), was auch bei Patienten als Qualitätskriterium der Messung gilt. Werden diese Kriterien bei mindestens dreifacher Bestimmung nicht erreicht, so ist dies besonders zu dokumentieren.

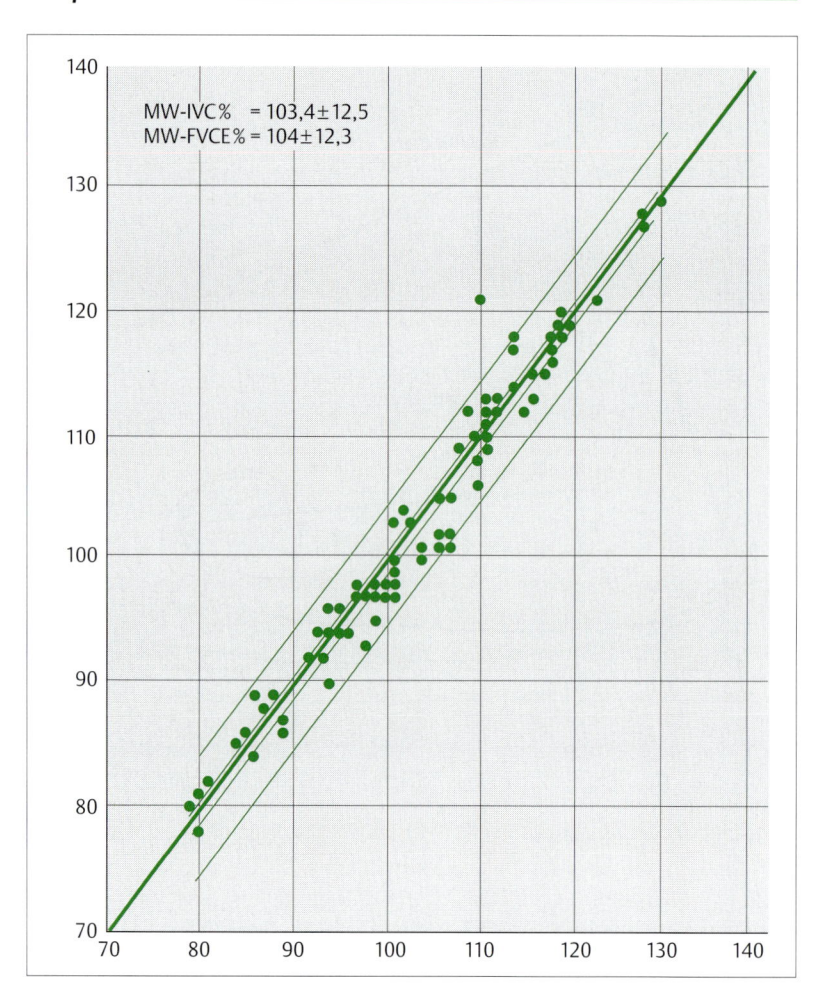

8 Spirometrie

▶ Abb. 8.7 Korrelation zwischen IVC% und FVCE% bei gesunden Probanden mit SD (MW-IVC und MW-FVCE).

MW-IVC% = 103,4±12,5
MW-FVCE% = 104±12,3

Befunddeutung

Ungleiche Behinderung durch ungleiche Verteilung der Flow-limitierenden Segmente erniedrigt MEF 50% und MEF25%, wobei dann auch R_t und FEV1, weniger stark PEF betroffen sind. Differenzen zwischen MEF50% und MEF25% können verdeutlichen, dass die Flow-limitierenden Segmente mit zunehmender Exspiration immer wirksamer werden.

Der Kurvenverlauf lässt viele Details der Flussbehinderung erkennen. Der steile Kurvenanstieg zeigt gute Muskelaktivität und normale zirkumferenzielle und ausreichende serielle Ventilation. Im weiteren Verlauf wird die serielle Ventilation, die aus den Abschnitten peripher der Flow-limitierenden Segmente stammt, immer bedeutsamer. Bei schon zu Beginn der Exspiration stark wirksamen Flow-limitierenden Segmenten ist PEF erniedrigt, und die Knickkurvenform tritt auf. Wird die Flowlimitation erst mit Verkleinerung des Lungenvolumens während der Exspiration wirksam, so sind Übergangskurven zu beobachten.

Da bei schweren Emphysembildungen die Flow-limitierenden Segmente wegen des Elastizitätsverlustes u.U. auch schon frühexspiratorisch nicht mehr offen gehalten werden, kommt es zu Knick- und Übergangskurven. Aber auch bei schweren Obstruktionen ohne Emphysembildung entstehen diese Kurvenformen infolge des erhöhten Bronchialmuskeltonus. Somit ist das Gleichsetzen von Knickkurven mit Lungenemphysem (*Emphysemknick!*) nicht korrekt und sollte in dieser vereinfachenden Form unterbleiben. Auch

Flow-limitierende Segmente

Knickkurven und Übergangskurven

Emphysem, schwere Obstruktion und Fibrosierungen

Parameter im Einzelnen

stärkere Pleuraschwarten und Fibrosierungsprozesse in der Lunge können solche Kurvenformen bedingen.

MEF50%- und/oder MEF25%-Werte

Sinngemäß gilt Ähnliches für das Gleichsetzen von niedrigen MEF50%- und/oder MEF25%-Werten mit dem Begriff „small airways disease". Die verschiedenen Mechanismen, die solche Kurvenformen bewirken, sind nicht Ausdruck einer typischen Erkrankung, die pathologisch-anatomisch umrissen zu beschreiben ist. Immer sollte versucht werden, die Partialstörungen auf ihre Wertigkeit abzuschätzen.

Zu bedenken ist auch, dass die MEF%-Werte immer auf FVCE bezogen werden. So kann nach Bronchodilatation FVCE zunehmen und hierdurch MEF50% kleiner erscheinen (Abb. 8.8). Insgesamt sollten die MEF%-Werte nicht allein bewertet werden. Bei einer synoptischen Betrachtung mit anderen Funktionsparametern geben sie jedoch wertvolle Hinweise.

Overshot-Kurven

Da PEF von der Geschwindigkeit und Stärke der Druckentwicklung abhängt, kann, wenn diese Faktoren stark ausgeprägt sind, PEF deutlich über dem Sollwert registriert werden (Abb. 8.9). Bei diesen Overshot-Kurven

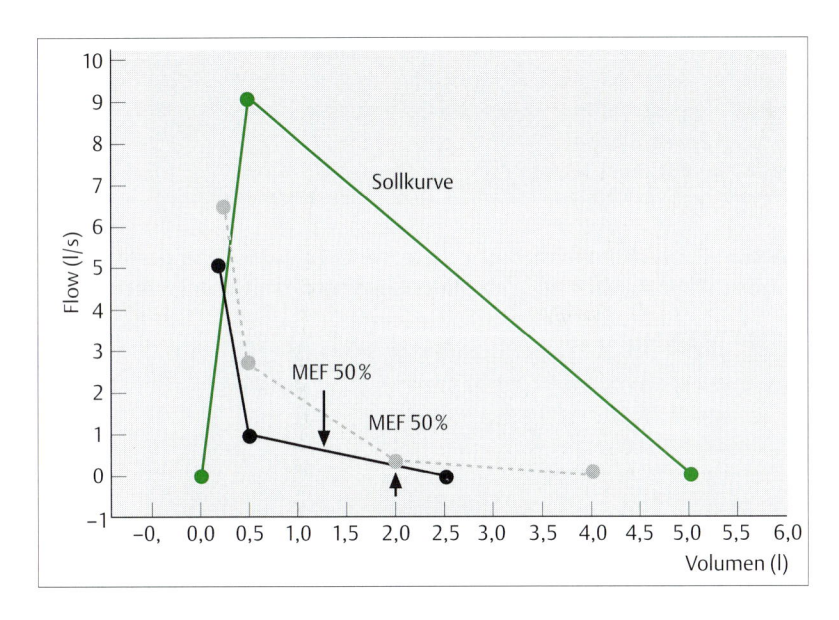

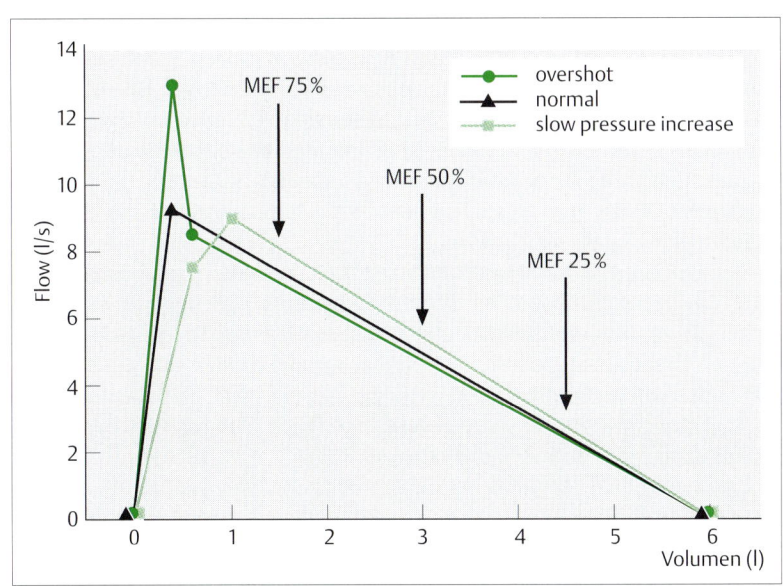

◀ Abb. 8.8 Flussvolumenkurve eines Patienten mit COPD vor (durchgezogene Kurve) und nach Bronchodilatation (gestrichelte Kurve) im Vergleich zur Sollkurve. MEF50% liegt trotz deutlicher Verbesserung der Kurve (FVCE) ungünstiger.

◀ Abb. 8.9 Flussvolumenkurve eines gesunden Probanden mit starkem und raschem Druckanstieg (Overshot-Kurve) und einer Person mit langsamem Druckanstieg (slow pressure increase) im Vergleich zum normalen Kurvenverlauf.

sinkt dann der weitere Kurvenverlauf zunächst steiler ab, da zu Beginn der Exspiration ein Großteil der zirkumferenziellen Ventilation schon exspiriert wurde. Der weitere Verlauf wird dann stärker von der seriellen Ventilation bestimmt. MEF75 % ist daher deutlich bis stark erniedrigt. Solche Konkavitäten dürfen nicht mit Übergangskurven gleichgesetzt werden.

Exspiratorisches Reservevolumen (ERV), Residualvolumen (RV) und totale Lungenkapaziät (TLC)

Diese Volumina geben ebenfalls wichtige Informationen über Störmechanismen.

DEFINITIONEN

Das nach dem Ende eines normalen Atemzuges noch weiter ausatembare Volumen wird als exspiratorisches Reservevolumen (ERV) bezeichnet (Abb. 8.3). Bei der Vorbereitung zur Messung der IVC wird es ausgehend vom Ende eines normalen Atemzuges gemessen. Das dann noch in der Lunge verbleibende, nicht mehr ausatembare Luftvolumen wird als Residualvolumen (RV) bezeichnet. Zur Bestimmung der totalen Lungenkapazität (TLC) muss das ERV sorgfältig gemessen werden, da:
VC – ERV + funktionelles Residualvolumen (besser IGV) = TLC.

Moderne Analysatoren errechnen diese Werte (auf der Basis des IGV, s.u.) automatisch und geben sie in absoluten sowie in %-Werten des Solls an.

SOLLWERTFORMELN

ERV (Männer) [l] = 1,31 × H + 0,022 A – 1,23 (± 0,67)
ERV (Frauen) [l] = 1,81 × H + 0,016 × A – 2 (± 0,58)
TLC (Männer) [l] = 7,99 × H – 7,08 (± 1,15)
TLC (Frauen) [l] = 6,6 × H – 5,79 (± 0,99)
H = Körpergröße in m, A = Alter

Befunddeutung

TLC

Die TLC ist ein relativ stabiler Wert. Bei raumfordernden Prozessen in der Thoraxhöhle, nach Lungenresektionen sowie bei restriktiven Erkrankungen findet sich eine verkleinerte TLC. Verschiebungen der anderen Volumina finden unter gegenseitiger Beeinflussung mit entsprechender pathognomonischer Bedeutung bei relativ konstant bleibender TLC statt. Bei Lungenemphysem, meist mit entsprechender Atemwegsobstruktion, nimmt TLC manchmal mäßig bis deutlich zu.

Funktionelles Residualvolumen

Das funktionelle Residualvolumen ist das am Ende eines Normalatemzuges im bronchopulmonalen System vorhandene Gasvolumen. Es wurde früher aus dem Verdünnungsquotienten durch Einwaschen eines Fremdgases, gewöhnlich von Helium, aus einem Vorratsbehälter mit höherer He-Konzentration bestimmt. Diese Fremdgasmethode hat an Bedeutung und Aussagekraft verloren, da es bei schwereren Obstruktionen sehr lange dauert, bis die Einwaschzeit beendet ist.

FRC und IGV

Traditionsgemäß wird das mit der Fremdgasmethode bestimmte funktionelle Residualluftvolumen als FRC (funktionelle Residualluftkapazität), das ganzkörperplethysmographisch bestimmte als IGV bzw. ITGV (intrathorakales Gasvolumen) bezeichnet. Nur bei gesunden jugendlichen Personen stim-

Parameter im Einzelnen

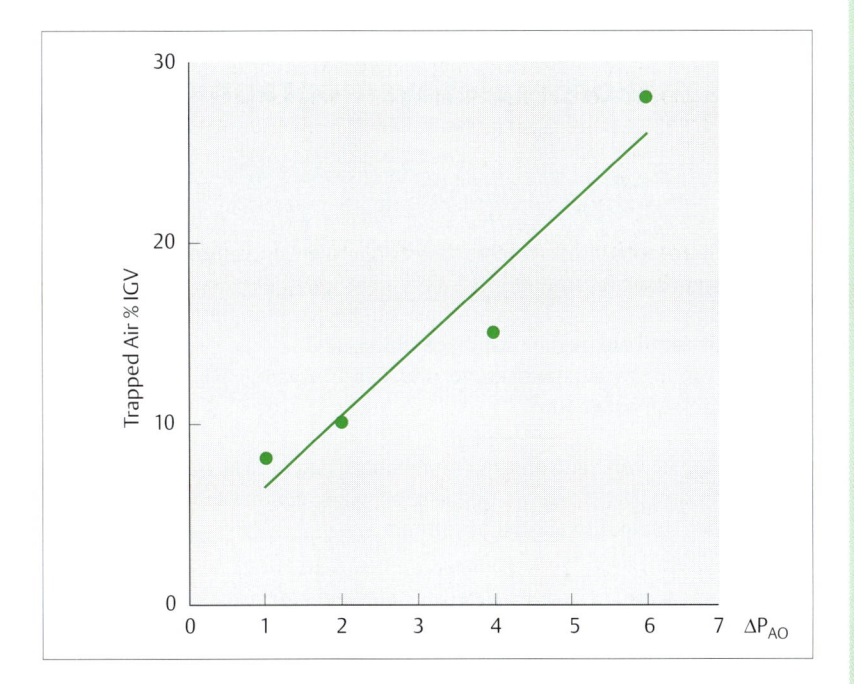

◀ Abb. 8.10 Trapped-Air-Volumen (gefesselte Luft) bei Patienten mit COPD in % des IGV in Abhängigkeit von ΔP_{AO} bei der ganzkörperplethysmographischen Schleifenbildung der Fluss-Alveolardruck-Kurve (Strömungswiderstandskurve) (s. S. 90).

men beide Volumina überein, weshalb mit den entsprechenden Bezeichnungen die eingesetzten Methoden erkennbar werden sollen.

Auch bei scheinbarer Stabilität existieren bei älteren Personen und vor allem bei Patienten mit COPD noch größere Gasvolumina in den Lungen, die nicht von der Ventilation erfasst werden. Bei tiefen Atemzügen werden dann immer noch zunächst nicht zugängliche Alveolargebiete eröffnet. Diese Gasvolumina werden als „gefesselte Luft" oder „Trapped-Air-Volumina" bezeichnet (Reichel et al. 1968) (Abb. 8.10). Bis zu 30 % des IGV können als Trapped Air vorliegen. Diese Trapped Air kann den PEF-Wert sowie den ganzkörperplethysmographischen Kurvenverlauf bestimmen. Da die VC hiervon beeinflusst wird, werden auch alle anderen spirometrischen Größen („Vitalkapazitätsspirometrie" s. S. 81) dadurch verändert.

„Trapped-Air-Volumina"

9 Ganzkörperplethysmographie

Parameter

Die Ganzkörperplethysmographie liefert für die Lungenfunktionsuntersuchung wesentliche Parameter:
- Strömungswiderstand in den Atemwegen bei Spontanatemzügen,
- IGV und damit auch eine Grundlage für die TLC,
- die Strömungswiderstandskurve und damit wichtige Teilinformationen zur Widerstandsdynamik.

Die Messung ist von der Mitarbeit unabhängig und nimmt wenig Zeit in Anspruch. Mit den modernen Geräten sind auch alle Parameter der Spirometrie und gegebenenfalls auch $P_{0,1}$ zu bestimmen.

Messverfahren für IGV und R_{aw}

Physikalisch-technische Grundlagen

Boyle-Mariotte-Gesetz

Die Messverfahren für IGV und R_{aw} beruhen auf dem Boyle-Mariotte-Gesetz (1660, 1676):

$$P \times V = \text{konstant}$$

In einem isothermischen geschlossenen System mit 2 getrennten Systemen gilt dann:

$$P_1 \times V_1 = P_2 \times V_2$$

Bei der Ganzkörperplethysmographie entspricht das eine Volumen dem einer telefonzellenähnlichen Kabine minus Körpervolumen, das andere dem IGV. Da das Körpervolumen und das der Messkabine bekannt sind, ist nach Messung der Druckrelation von Kabinendruckänderungen/Alveolardruckänderungen das IGV einfach zu bestimmen (Abb. 9.**1**). Es gilt dann:

$$IGV = \frac{P_1 \times \text{Kabinenvolumen} - \text{Körpervolumen}}{P_2}$$

> **SOLLWERTFORMELN**
>
> IGV (Männer) [l] = −7,511 + 0,017 × A + 6,98 × H − 1,734 × BI (± 20 %)
> IGV (Frauen) [l] = −1,4   + 0,0034 × A + 3,456 × H − 1,404 × BI (± 20 %)
> A = Alter in Jahren, H = Körpergröße in m, BI = Broca-Index (kgKG/H[cm] × 100)

Moderne Geräte

Erst moderne, sensible Elektronik ermöglichte diese Bestimmungen, die auf grundsätzliche Angaben von Pflüger (1882) zurückgehen (Comroe et al. 1964). Die modernen Geräte leisten die Umrechnungen nach der Eingabe von Körpergewicht automatisch. Auch die erforderlichen Kalibriervorgänge werden von eingebauten Vorrichtungen zuverlässig durchgeführt.

Messverfahren für IGV und R_{aw}

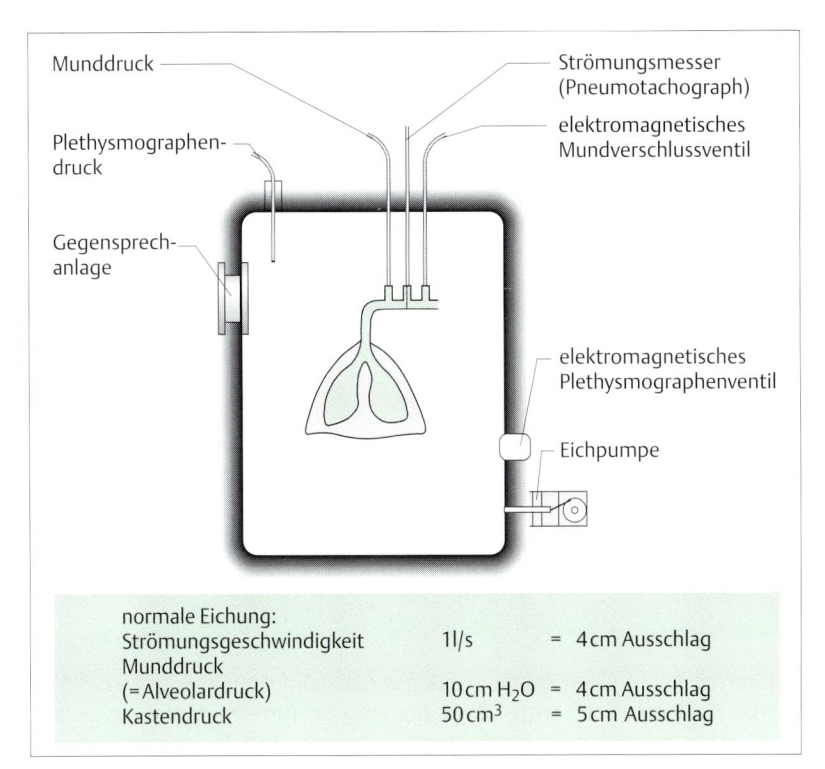

Abb. 9.1 Aufbau eines Ganzkörperplethysmographen.

normale Eichung:		
Strömungsgeschwindigkeit	1 l/s	= 4 cm Ausschlag
Munddruck (= Alveolardruck)	10 cm H_2O	= 4 cm Ausschlag
Kastendruck	50 cm³	= 5 cm Ausschlag

Das Gerät ist mindestens einmal täglich zu kalibrieren. Die vorgesehenen Kalibriergrößen sind:
- Munddruck (= Alveolardruck): 10 cm H_2O = 4 cm Ausschlag,
- Kabinendruck: 50 cm³ = 5 cm Ausschlag,
- Strömung: 1 l/s = 4 cm Ausschlag.

Untersuchungsablauf

Die Druckänderungen in der Kabine sind entsprechend der Ausdehnung des Thorax sehr gering. Sie betragen bei Gesunden ca. 1/100 Torr. Deshalb bedarf es für das Gerät eines ruhigen Standortes. Da der Körper ständig Wärme abgibt, dauert es einige Minuten bis ein relatives Steady State erreicht ist. Moderne Geräte arbeiten mit elektronischer Stabilisation, was zu einer Beschleunigung des Messablaufes beiträgt. Nach Verschluss der Kammer ist nach wenigen Atemzügen an konstant bleibenden endexspiratorischen Volumina zu erkennen, dass Stabilität besteht. Dann kann mit der Bestimmung von je mindestens 3 Strömungswiderstandskurven und von je 3 Verschlussdruckwinkeln begonnen werden.

Alle Messungen werden bei mit einer Nasenklemme zuverlässig verschlossenen oberen Atemwegen unter Atmung durch ein Mundstück durchgeführt. Undichte Mundstückansätze führen zu typischen Kurvenabweichungen mit entsprechenden Fehlbestimmungen. Solche Fehler sind jedoch am Kurvenverlauf zu erkennen.

Das Verhältnis P_1/P_2 erhält man aus der Messung des Kabinendruckes und der gleichzeitigen Messung des Alveolardruckes bei kurzfristig verschlossenen Atemwegen. Der Verschluss der Atemwege für wenige Sekunden erfolgt automatisch elektromagnetisch am Ende eines Normalatemzuges. Die Steilheit dieses „Verschlussdruckwinkels" (α-Winkel) entspricht dem IGV, welches in l angegeben wird (Abb. 9.2).

Kalibriergrößen

Erreichen des Steady State

Nasenklemme und Mundstück

Verschlussdruckwinkel

9 Ganzkörperplethysmographie

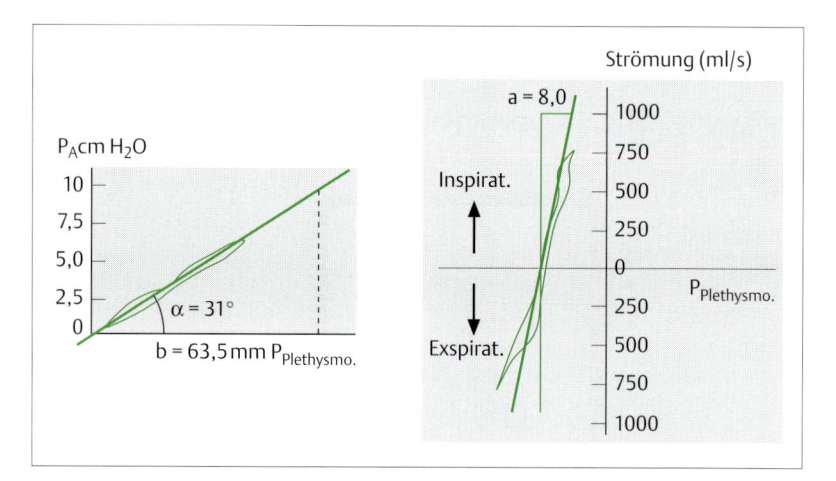

▶ Abb. 9.2 Ganzkörperplethysmographische Verschlussdruckkurve mit Winkel α links und Strömungswiderstandskurve von gesunder Versuchsperson rechts.

> Für den Verschlussdruckwinkel gilt: je flacher (kleiner) der Winkel, umso größer IGV und umgekehrt.

Der Verschlussdruckwinkel muss einen geraden, linearen Verlauf zeigen. Der Winkel fungiert gleichzeitig als Kalibriergröße für den Strömungswiderstand, da hier Kabinendruck/Strömung gemessen wird, für den Strömungswiderstand aber Alveolardruck/Strömung benötigt wird, was entsprechender Umrechnung bedarf. Auch diese Umrechnungen erfolgen durch die entsprechende Programmierung der Geräte automatisch.

Der Strömungswiderstand in den Atemwegen (R_{aw}) hat die Größenordnung P_A/Strömung. Die Strömung wird in l/s der P_A in kPa oder auch sehr zweckmäßig in dPa angegeben.

Strömungswiderstandskurve

> Bei gesunden Probanden ist die Strömungswiderstandskurve eine Gerade, deren Steilheit dem R_{aw} entspricht. Ein flacher Verlauf entspricht einem großen Strömungswiderstand. Bei obstruktiven Atemwegserkrankungen entstehen durch die Inhomogenität der Strömungswiderstände und der Trapped Air typische Schleifen.

R_t und R_{eff}

Im Bestreben, hier mit einer numerischen Angabe dem pathologischen Geschehen näher zu kommen, wurden R_t und R_{eff} definiert. R_t entspricht der geradlinigen Verbindung zwischen den Druckmaxima und den dabei vorhandenen Strömungsmaxima (Ulmer et al. 1963). R_{eff} ist ein integraler Strömungswiderstandswert (Matthys et al. 1982) (Abb. 9.2). Beide Größen ergeben sehr ähnliche Resultate und sind für die Kennzeichnung der pathologischen Prozesse sehr hilfreich. Dennoch sollte angegeben werden, nach welchem Auswertemodus vorgegangen wird. Die Angabe R_{aw} ist unzureichend, da noch andere Auswertemodi existieren, die aber größere Unsicherheiten beinhalten.

Diese etwas kompliziert anmutenden Abläufe führen moderne Geräte selbstständig aus.

Interpretation der Befunde

Pathologische Strömungswiderstandskurven

Homogene Strömungswiderstände steigen bei weiterhin linearem Verlauf unter Abflachung der Kurve. Derartige Kurven sind bei Stenosen innerhalb der Trachea typisch.

Tracheastenosen

Der Kurvenverlauf kann bei größeren Strömungen leicht S-förmig werden: Dies zeigt an, dass Turbulenzen auftreten. (Abb. 9.**2**). Es kann aber auch bedeuten, dass geringere Volumina an Trapped Air vorhanden sind. Nach dem Auffüllen oder Entleeren der gut ventilierbaren Bereiche werden dann die Trapped-Air-Bereiche für den Kurvenverlauf bedeutsam. Geringgradig S-förmige Verläufe haben keine klinische Bedeutung.

S-förmige Kurve

Bei obstruktiven Prozessen, die vorwiegend in den Flow-limitierenden Segmenten des Bronchialsystems manifest sind, verändern sich die Strömungswiderstandskurven in typischer Art von Stufe zu Stufe. Im Laufe einer erfolgreichen Therapie werden die Kurventypen wieder in Richtung Normalisierung durchlaufen. In Abb. 9.**3** sind solche typischen Kurvenformen dargestellt.

Obstruktion

Mit fortschreitendem obstruktivem Prozess kommt es u. U. zur Öffnung der Kurven auch im Bereich von Strömungsnull. Diese Alveolardruckdifferenz bei Strömungsnull (ΔP_{A0}) korreliert gut mit der Größe der gefesselten Luft (Trapped Air) (Reichel et al. 1968).

Trapped Air

Die Inhomogenität der Strömungswiderstände und die Größe der Trapped Air kommen im Kurvenverlauf der Strömungswiderstandskurven zur Darstellung. Diese mitarbeitsunabhängigen Kurvenverläufe sind auch individuell relativ typisch. Die Korrelationen zu spirometrischen Parametern (s. S. 92) zeigen die besonders große Sensitivität der ganzkörperplethysmographischen Kurven.

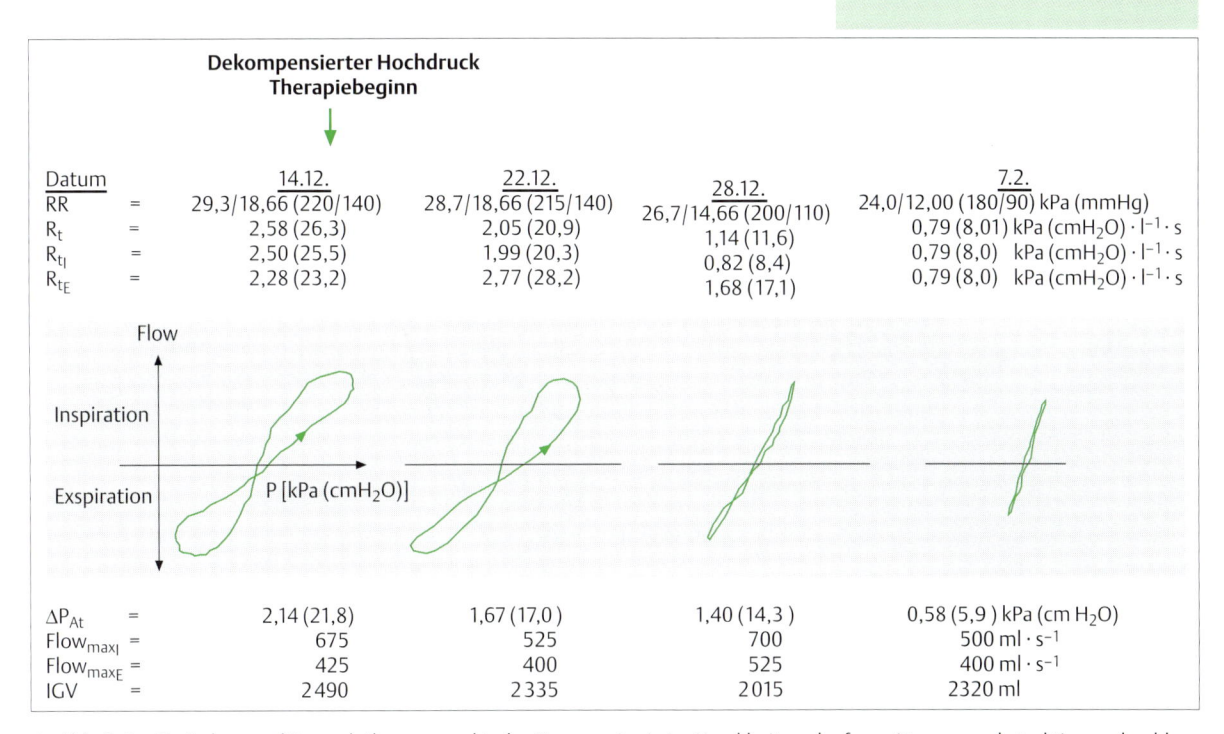

Datum	14.12.	22.12.	28.12.	7.2.
RR =	29,3/18,66 (220/140)	28,7/18,66 (215/140)	26,7/14,66 (200/110)	24,0/12,00 (180/90) kPa (mmHg)
R_t =	2,58 (26,3)	2,05 (20,9)	1,14 (11,6)	0,79 (8,01) kPa (cmH$_2$O) · l^{-1} · s
R_{tI} =	2,50 (25,5)	1,99 (20,3)	0,82 (8,4)	0,79 (8,0) kPa (cmH$_2$O) · l^{-1} · s
R_{tE} =	2,28 (23,2)	2,77 (28,2)	1,68 (17,1)	0,79 (8,0) kPa (cmH$_2$O) · l^{-1} · s
ΔP_{At} =	2,14 (21,8)	1,67 (17,0)	1,40 (14,3)	0,58 (5,9) kPa (cm H$_2$O)
Flow$_{maxI}$ =	675	525	700	500 ml · s^{-1}
Flow$_{maxE}$ =	425	400	525	400 ml · s^{-1}
IGV =	2490	2335	2015	2320 ml

Dekompensierter Hochdruck Therapiebeginn ↓ (bei 14.12.)

▲ Abb. 9.**3** Typische ganzkörperplethysmographische Kurven wie sie im Krankheitsverlauf von Atemwegsobstruktionen durchlaufen werden können.

9 Ganzkörperplethysmographie

Hilfslinien zur numerischen Bestimmung der Kurvenverläufe

Auswertemodus

Für eine klinische Zuordnung solcher Kurvenverläufe sind numerische Werte erwünscht. So griffig derartige Zahlen auch erscheinen, so handelt es sich dabei doch nur um definierte Hilfslinien. In der Literatur wurden verschiedene Hilfslinien zur numerischen Bestimmung der Kurvenverläufe angegeben (Ulmer et al. 1965, Matthys et al. 1982). R_t und R_{eff} finden weitgehende Anwendung. Die modernen Geräte fügen die entsprechenden Hilfslinien je nach Einstellung selbstständig ein und führen die entsprechenden Berechnungen automatisch aus. Wichtig ist, anzugeben, welcher Auswertemodus vorgenommen wird. Die genannten Auswerteformen ergeben weitgehend übereinstimmende Ergebnisse. Die Angabe R_{aw} ist aber unzureichend, da z. B. auch nach dem Panting-Verfahren ausgewertet sein kann, welches sehr große Variabilität zeigt und nicht dem Verlauf der Strömungswiderstandskurve entspricht.

Definitionen

Abb. 9.4 zeigt an einer typischen Kurve eines Patienten mit schwerer Atemwegsobstruktion die verschiedenen Hilfslinien, die zur numerischen Erfassung vorgeschlagen wurden.

> In der täglichen Praxis ist neben der visuellen Betrachtung der Kurve nur R_t entscheidend, da es die Druckmaxima beinhaltet. Die Lage der übrigen Hilfslinien zeigt lediglich an, auf welche Punkte bei der Strömungswiderstandskurve noch zu achten ist.

SOLLWERT

R_t (hPa/l/s) = 2,2 (0,5 – 3,0)

▶ Abb. 9.4 Ganzkörperplethysmographische Kurve von Spontanatmung bei einem Patienten mit obstruktiver Atemwegserkrankung mit den Hilfslinien R_t, R_{tE}, R_{tI}, R_{O1}, R_{0E}, ΔP_{At} und ΔP_{AO} zur Kurvenbewertung.

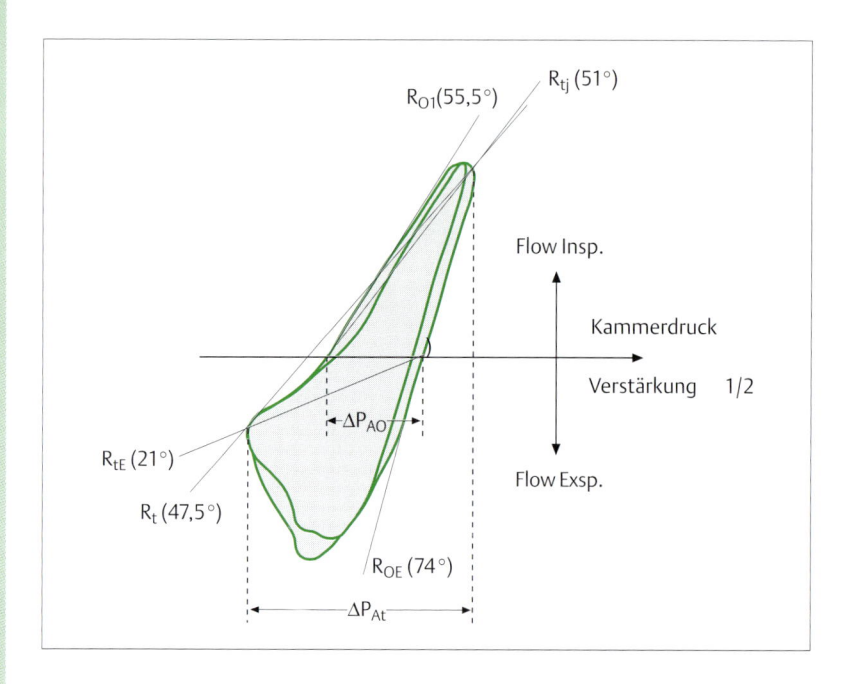

Interpretation der Befunde

Die verschiedenen Hilfslinien sind folgendermaßen definiert:
- R_t totale Resistance = lineare Verbindung der Druckmaxima bei den hierbei vorhandenen Strömungsmaxima,
- R_{tE} totale exspiratorische Resistance = lineare Verbindung vom Beginn der Exspiration (Strömungsnull) bis zum exspiratorischen Druckmaximum bei der hierbei vorhandenen maximalen Strömung,
- R_{tj} totale inspiratorische Resistance = lineare Verbindung vom Beginn der Inspiration (Strömungsnull) bis zum inspiratorischen Druckmaximum bei der hierbei vorhandenen maximalen Strömung,
- R_{0I} Resistance zu Beginn der Inspiration = Tangente an Strömungsnull zu Beginn der Inspiration,
- R_{0E} Resistance zu Beginn der Exspiration = Tangente an Strömungsnull zu Beginn der Exspiration.

10 Korrelationen und Sollwerte von Spirometrie und Ganzkörperplethysmographie

Korrelationen der Strömungswiderstandskurven mit spirometrischen Funktionsparametern

Wegen der großen praktischen Bedeutung der Strömungswiderstände in den Atemwegen werden hier einige Korrelationen mit anderen Parametern gezeigt. Hieraus lässt sich die Sensitivität der korrelierten Parameter erkennen.

FEV1 % und R_t

Die Korrelationen zwischen FEV1 % und R_t (Abb. 10.1) zeigen, dass trotz der immer signifikanten individuellen Korrelationen bei niedrigen FEV1 %-Werten nur R_t zuverlässige Änderungen erkennen lässt. Dieser Befund ist für die Beurteilung von Bronchodilatationstests wichtig. Unter Umständen können FEV1 %-Werte (auch IVC und FVC %) im Normbereich liegen – trotz erheblich erhöhter Strömungswiderstände. Im Beispiel der Abb. 10.2 liegen die spirometrischen Werte (IVC 106,8 %, FVC 100,6 %, FEV1 101,2 %) ganz im Normbereich, R_t war dagegen mit 71 dPa/l/s hochpathologisch. Die stark übergewichtige Patientin (Broca-Index 192) bot erhebliche Ruheatemnot.

> Auch dieses Beispiel zeigt, dass die Vitalkapazitätsspirometrie bei der Beurteilung der Funktion falsche Ergebnisse liefert. Die Einschätzung nach den R_t-Werten und noch besser nach dem Kurvenverlauf ist die sensibelste Beurteilungsgrundlage.

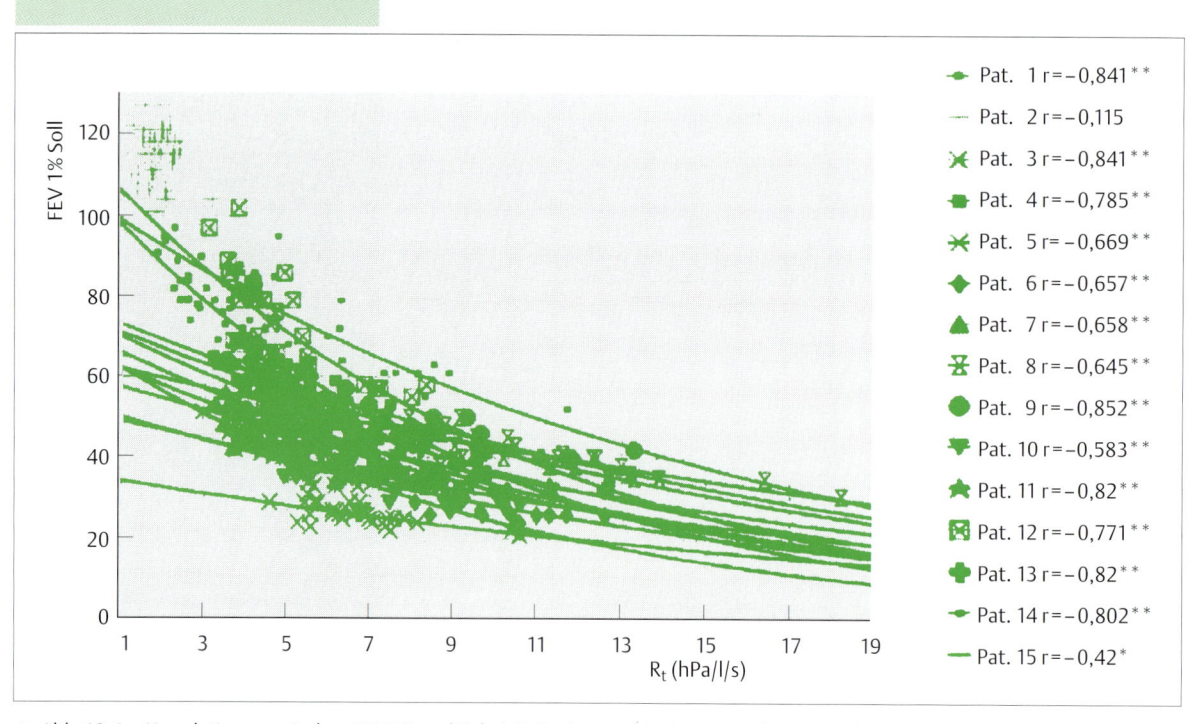

▲ Abb. 10.1 Korrelationen zwischen FEV1 % und R_t bei 15 Patienten mit COPD im Therapieverlauf.

Ursachen der Variabilitäten zwischen den Funktionsparametern

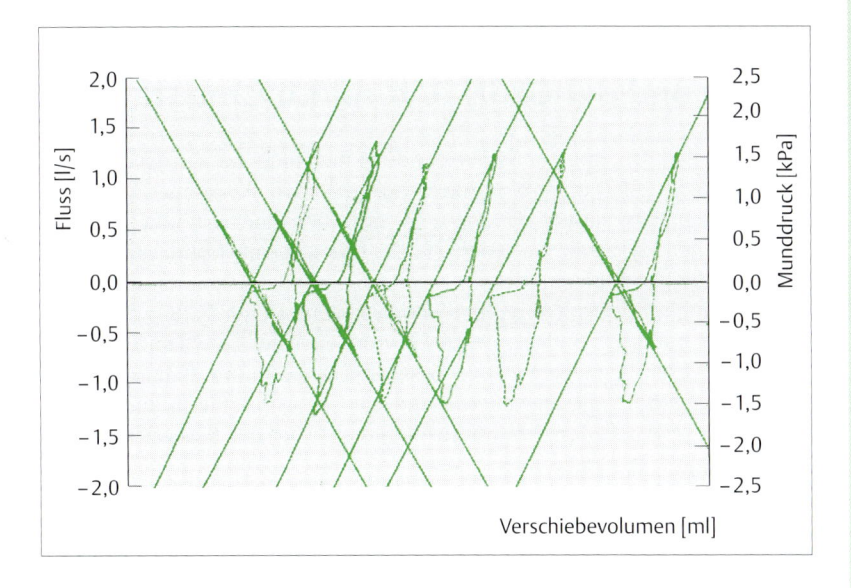

Abb. 10.2 Strömungswiderstandskurven bei einer Patientin mit stärkerer Atemnot bei Übergewicht (Broca-Index 192) mit R_t von 71 dPa/l/s, aber normalen spirometrischen Parametern (IVC 106,8 %, FVC 100,6 %, FEV1 101,2 %).

PEF und R_t

Ähnlich wie zwischen FEV1 % und R_t liegen die Korrelationen zwischen PEF und R_t. Da PEF noch deutlich weniger vom Strömungswiderstand abhängt als FEV1, ist die Streuung bei gleichen R_t-Werten noch größer. Bei einem R_t von 50 dPa/l/s, also bei eindeutig mittelschwerer Obstruktion, schwanken die PEF%-Werte zwischen 10 und 80 %.

Ursachen der Variabilitäten zwischen den Funktionsparametern

Die erheblichen Streuungen, die bei den Korrelationen zwischen den Parametern vorhanden sind, beruhen darauf, dass bei den Bestimmungen ganz verschiedene Faktoren wirksam werden. Bei besonderer Gewichtung einzelner Parameter kann dann deren Bedeutung abgeschätzt werden.

Tab. 10.1 enthält wesentliche Einflussfaktoren, die für die Einzelparameter bedeutsam sind und die somit die Ergebnisse beeinflussen.

Tabelle 10.1 Einflussfaktoren für lungenfunktionsanalytische Parameter

Einflussfaktor	Strömungswiderstand	Atemwegsverschluss	Muskulärer Druck	Inhomogenität von R_{aw}	Lungenelastizität	Zirkumferenzielle Ventilation
VC	(+)	+++	–	–	+	–
PEF	+	–	++	–	–	++
MEF75 %	+	–	++	+	–	+
MEF50 %	++	+	+	++	+	–
MEF25 %	+++	++	–	++	++	–
R_t	+++	++	–	++	–	–
IGV	+	+++	–	–	++	–
$P_{0,1}$	+	–	Inspiration ++	(+)	–	(+)
FEV1	++	+	++	+	++	++

Sollwerte und Sollwertformeln der Spirometrie und der Ganzkörperplethysmographie

European Respiratory Society

Von den vielen Arbeiten zur Sollwertfindung haben die der European Respiratory Society (1993) die größte Akzeptanz gefunden. Als kleines Manko ist zu vermerken, dass diese Sollwerte nicht zwischen Rauchern und Nichtrauchern trennen. So bleibt zu bedenken, dass Raucher im Mittel um 5–10 % ungünstigere Werte bieten.

Die Formeln für das IGV wurden von Islam und Ulmer (1983) übernommen, da die mit der Fremdgasmethode gewonnenen der European Respiratory Society wesentlich weniger zuverlässig sind (s. S. 85). Tab. 10.2 enthält die Sollwertformeln für die Spirometrie und die Ganzkörperplethysmographie. Weitere Angaben zu den Sollwerten finden sich bei der Beschreibung der Methoden.

Verlaufsbeobachtungen

Aufgrund der großen interindividuellen Variabilität von etwa ± 20 % hilft eine Verbesserung der Sollwerte zur Beurteilung von Individualwerten nicht wesentlich weiter. Hier sind wir zur sicheren Beurteilung auf individuelle Verläufe (Lungenfunktionspass) angewiesen. Auch für die Früherkennung von Störungen sind die Parameter aufgrund der großen interindividuellen Streuungen nicht akzeptabel. Die SD der Individualwerte betragen nur etwa

▶ Tabelle 10.2 Formeln für spirometrische und ganzkörperplethysmographische Parameter
a Formeln für Männer

Parameter	Formeln für Männer	SD
IVC (l)	$6{,}103 \times H - 0{,}028 \times A - 4{,}654$	± 0,92
FVC (l)	$5{,}76 \times H - 0{,}026 \times A - 4{,}34$	± 1
FEV1 (l)	$4{,}301 \times H - 0{,}029 \times A - 2{,}492$	± 0,84
PEF (l/s)	$6{,}14 \times H - 0{,}043 \times A + 0{,}15$	± 1,99
MEF75 % (l/s)	$5{,}46 \times H - 0{,}029 \times A - 0{,}473$	± 2,8
MEF50 % (l/s)	$3{,}79 \times H - 0{,}031 \times A - 0{,}35$	± 2,17
MEF25 % (l/s)	$2{,}61 \times H - 0{,}026 \times A - 1{,}34$	± 1,28
ERV (l)	$1{,}31 \times H + 0{,}022\,A - 1{,}23$	± 0,67
IGV (l)	$-7{,}511 + 0{,}017 \times A + 6{,}98 \times H - 1{,}734 \times BI$	± 20 %
R_t (hPa/l/s)	2,2	0,5–3,0
TLC (l)	$7{,}99 \times H - 7{,}08$	± 1,15

A Alter in Jahren
H Körpergröße in m
BI Broca-Index (kgKG/H[cm] × 100)

▶ **b** Formeln für Frauen

Parameter	Formeln für Frauen	SD
IVC (l)	$4{,}664 \times H - 0{,}026 \times A - 3{,}28$	± 0,96
FVC (l)	$4{,}43 \times H - 0{,}026 \times A - 2{,}89$	± 0,71
FEV1 (l)	$3{,}95 \times H - 0{,}025 \times A - 2{,}6$	± 0,62
PEF (l/s)	$5{,}5 \times H - 0{,}03 \times A - 1{,}1$	± 1,48
MEF75 % (l/s)	$3{,}22 \times H - 0{,}025 \times A + 1{,}6$	± 2,22
MEF50 % (l/s)	$2{,}45 \times H - 0{,}025 \times A + 1{,}16$	± 1,81
MEF25 % (l/s)	$1{,}05 \times H - 0{,}025 \times A + 1{,}11$	± 1,13
ERV (l)	$1{,}81 \times H + 0{,}016 \times A - 2$	± 0,58
IGV (l)	$-1{,}4 + 0{,}0034 \times A + 3{,}456 \times H - 1{,}404 \times BI$	± 20 %
R_t (hPa/l/s)	2,2	0,5–3,0
TLC (l)	$6{,}6 \times H - 5{,}79$	± 0,99

A Alter in Jahren
H Körpergröße in m
BI Broca-Index (kgKG/H[cm] × 100)

Sollwerte und Sollwertformeln

Parameter	SD individuell % von Soll	Zahl der Messungen
IVC	10,3	20
FEV1	9,4	26
PEF	7,9	26
MEF75 %	7,1	20
MEF50 %	8	26
MEF25 %	18	26
R_t	18	20
IGV	8,1	20

◀ Tabelle 10.3 Individuelle SD spirometrischer und ganzkörperplethysmographischer Parameter (nach Baur et al. 1996)

50 % der interindividuellen (Tab. 10.3), woraus sich die Forderung nach den Längsschnittergebnissen ableitet.

Die wichtigen Faktoren Alter, Körpergröße und Geschlecht sind in den Formeln gut erfasst.

Besonders die mitarbeitsabhängigen Werte der Vitalkapazitätsspirometrie bedürfen vom Untersucher und vom Untersuchten vollen Einsatz, da die sonst sich einschleichenden Fehler (End-of-Test-Fehler und bei der Flussvolumenkurve der Slow-Start-Fehler) (Hankinson 1999, Eaton et al. 1999) zur Fehlbeurteilung führen.

Bei einer Multizenterstudie besonders geschulter Zentren waren aber zuverlässige Ergebnisse zu erzielen. Abb. 10.3 zeigt die Ergebnisse eines Zentrums mit hervorragendem Übereinstimmen von FEV1 % bei Mehrfachbestimmung (Ulmer et al. 1996).

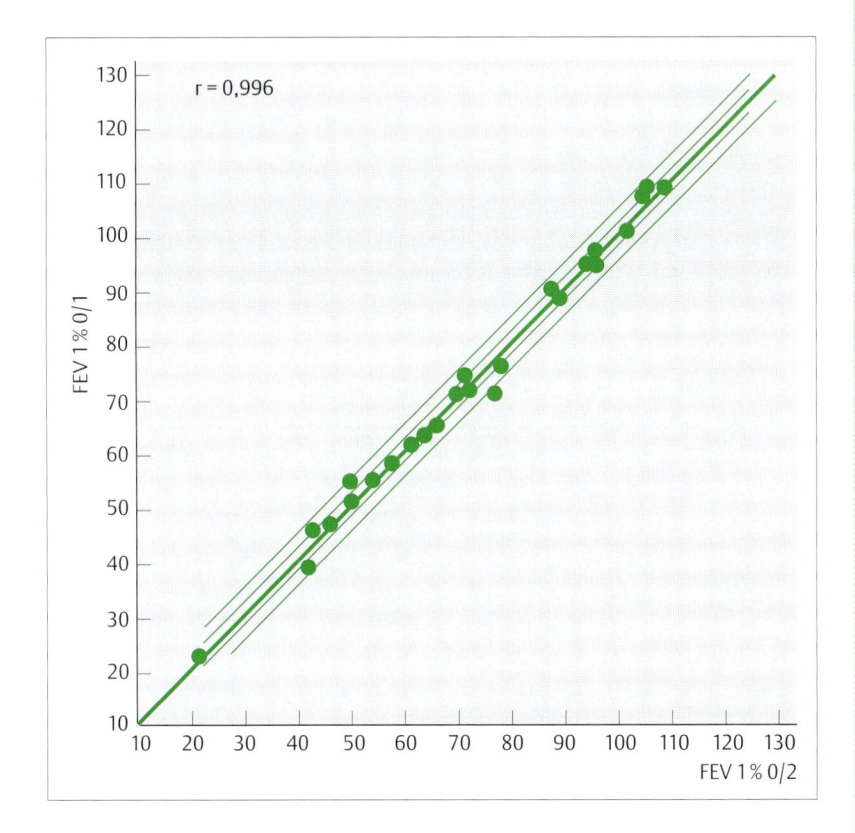

Zuverlässigkeit der Egebnisse

◀ Abb. 10.3 FEV1 % 0/1 aufgetragen gegen FEV1 % 0/2 bei 22 gesunden Probanden (0/1 = Erstbestimmung, 0/2 = Zweitbestimmung, r = 0,996).

11 Oszilloresistometrie, Unterbrechermethode und $P_{0,1}$-Messung

Direkte Erfassung der Strömungswiderstände

Die Bedeutung der Atemwegsobstruktionen unterstreicht der Wunsch nach einer möglichst direkten, von außerpulmonalen Faktoren weitmöglichst unabhängigen Methode zur Messung der Strömungswiderstände in den Atemwegen. Die Ganzkörperplethysmographie, obwohl als Goldstandard bezeichnet, kann nicht überall eingesetzt werden, da sie weitgehend ortsgebunden und mit relativ hohem Aufwand verbunden ist.

Die Oszilloresistometrie (ORM) und die Unterbrechermethode (Verschlussdruckmethode) sind dagegen in der Lage, mit relativ geringem Aufwand den Atemwiderstand zu erfassen.

Oszilloresistometrie (ORM)

PRINZIP

Bei der ORM wird der Atmung ein hochfrequenter oszillatorischer Luftstrom überlagert (Abb. 11.1). Geeignet sind Frequenzen zwischen 8 und 16 Hertz. Eine elektronisch geregelte Pumpe erzeugt in einem mit dem Mundstück verbundenen Ansatzrohr die entsprechenden Schwingungen. Der Proband verspürt lediglich ein leichtes Vibirieren. Die Strömung und die der Strömung überlagerten Schwingungen werden registriert.

Ohm-Gesetz

Die in den Atemwegen „reflektierten" Druckwellen werden vom Druckrezeptor erfasst. Nach dem Ohm-Gesetz gilt die lineare Beziehung:

| Resistance = Druck / Fluss |

Gemessen wird der für den oszillatorischen Luftstrom benötigte Druck. Der zwischen Druck und Strömung bestehende Phasenwinkel ist ein indirektes Messsignal für den Strömungswiderstand (Vogel und Smidt 1994).

▶ Abb. 11.1 Überlagerung der Atmung mit hochfrequenten Schwingungen bei der Oszilloresistometrie.

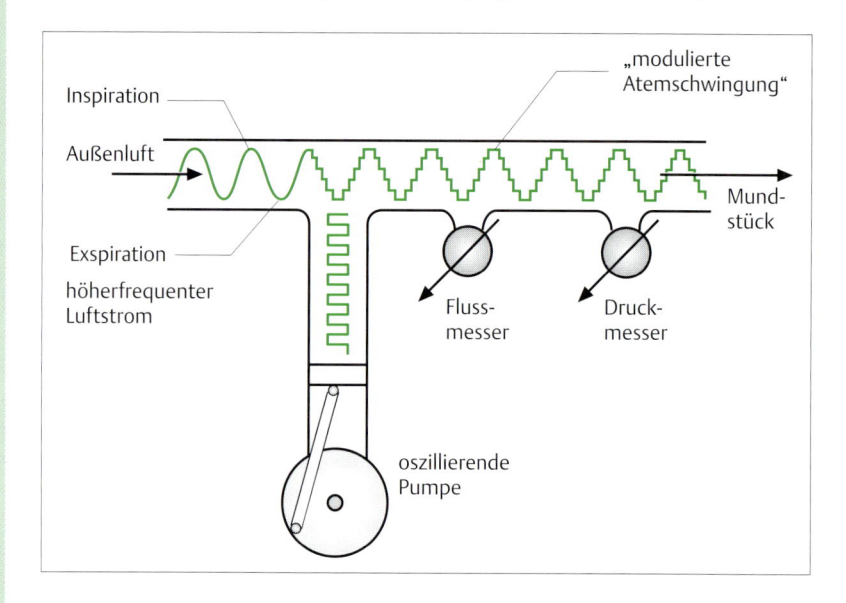

Unterbrechermethode

Schwingungsverhalten und Dehnbarkeit

Die ORM erfasst aber auch das Schwingungsverhalten des Atemtraktes. Alle Krankheitszustände, die dieses Verhalten ändern, beeinflussen das Messsignal. Neben Änderungen des endobronchialen Strömungswiderstandes werden auch die Dehnbarkeit der Lunge und der Thoraxwand erfasst. Das Messsignal ist hiermit nicht ganz spezifisch. Oszillatorische Frequenzen von 8 Hertz geben gewöhnlich zuverlässige Ergebnisse. Bei unsicheren Ergebnissen kann eine Messwiederholung bei 12 Hertz zweckmäßig sein.

Strömungswiderstände

Im höheren Resistancebereich ($R_t > 80$ dPa/l/s) werden die oszillatorischen Werte unsicher und weniger sensitiv. Die differenzierte Betrachtung der inspiratorischen und exspiratorischen Strömungswiderstände, wie bei der Ganzkörperplethysmographie (s. S. 86), ist dann nicht möglich. Die von der Mitarbeit unabhängigen Ergebnisse sind aber für viele Bereiche indirekte Parameter für den Strömungswiderstand.

SOLLWERTE

R_{os} (Erwachsene) = 0,3 kPa/l/s
Grenzbereich = 0,31 – 0,35 kPa/l/s
erhöhter Widerstand = > 0,35 kPa/l/s

R_{oi} und R_{oe}

Bei entsprechenden Atemfrequenzen können auch der endinspiratorische und der endexspiratorische Widerstand (R_{oi}, R_{oe}) angegeben werden. In einem Phasenwinkel-Impedanz-Diagramm können die ORM-Werte der Interpretation besser zugänglich werden.

Einsatzmöglichkeiten

Zur Differenzierung von Lungenüberblähung, Atemwegsobstruktion und verminderter Dehnbarkeit sowie für die Zuordnung des Strömungswiderstandsverhaltens sind weiterführende ganzkörperplethysmographische Messungen erforderlich.

Vorteil dieses Verfahrens ist die Verfügbarkeit des indirekten Parameters von Atemzug zu Atemzug. Dies ist besonders günstig für Untersuchungen, bei denen mit raschen Veränderungen zu rechnen ist, so z. B. bei inhalativen Provokationstests. Hier kann die Steilheit der Veränderungen von Atemzug zu Atemzug dokumentiert werden.

Unterbrechermethode

PRINZIP

Hierbei wird der Atemstrom während eines Atemzuges durch einen Shutter wiederholt kurzfristig unterbrochen. Die Unterbrechung des Atemstromes ist so kurz, dass die Atmung hierdurch nicht behindert wird, sie ist jedoch so lange, dass der Alveolardruck = Munddruck korrekt gemessen wird. Die elektronisch gesteuerten und auswertenden Geräte stellen diese Voraussetzungen sicher.

Durchführung

Die Messungen sind über das Ruheatemzugvolumen (AZV, TV) sowie über die Vitalkapazität (VC) möglich. Wangenflattern kann zu Fehlern führen. Leichtes Andrücken der Wangen verhindert diese Störung.

SOLLWERTFORMELN
(Wegner und Szadkowski 1987)

R_u (Männer) [kPa/l/s] = 1,1084 − 0,0018 × Jahre − 0,005 × cm + 0,0016 × kg
R_u (Frauen) [kPa/l/s] = 1,4386 − 0,0015 × Jahre − 0,0079 × cm + 0,0048 × kg

11 Oszilloresistometrie, Unterbrechermethode und $P_{0,1}$-Messung

$P_{0,1}$

DEFINITION

Frühinspiratorische Druckentwicklung während 0,1 Sekunden.

Einstrombehinderung

Zu Beginn eines Atemzuges wird im Alveolarraum negativer Druck erzeugt, der das Einströmen der Atemluft bewirkt. Ist dieses Einströmen behindert, so muss der aufgebrachte Druck – soll die Atmung konstant bleiben – entsprechend gesteigert werden. Der Messwert des oralen Druckes bei Verschluss der Atemwege für 0,1 Sekunden behindert die Probanden nicht (Scott und Burki 1990, Wegner und Szadkowski 1987). Die Annahme, dass dieser Druckanstieg über die Zeit linear verläuft, hat keine generelle Gültigkeit (Abb. 11.2).

▶ Abb. 11.2 $P_{0,1}$-Messkurven von 2 Patienten: annähernd linearer Verlauf oben, konvexer Verlauf unten. Jeweils 3 Messungen.

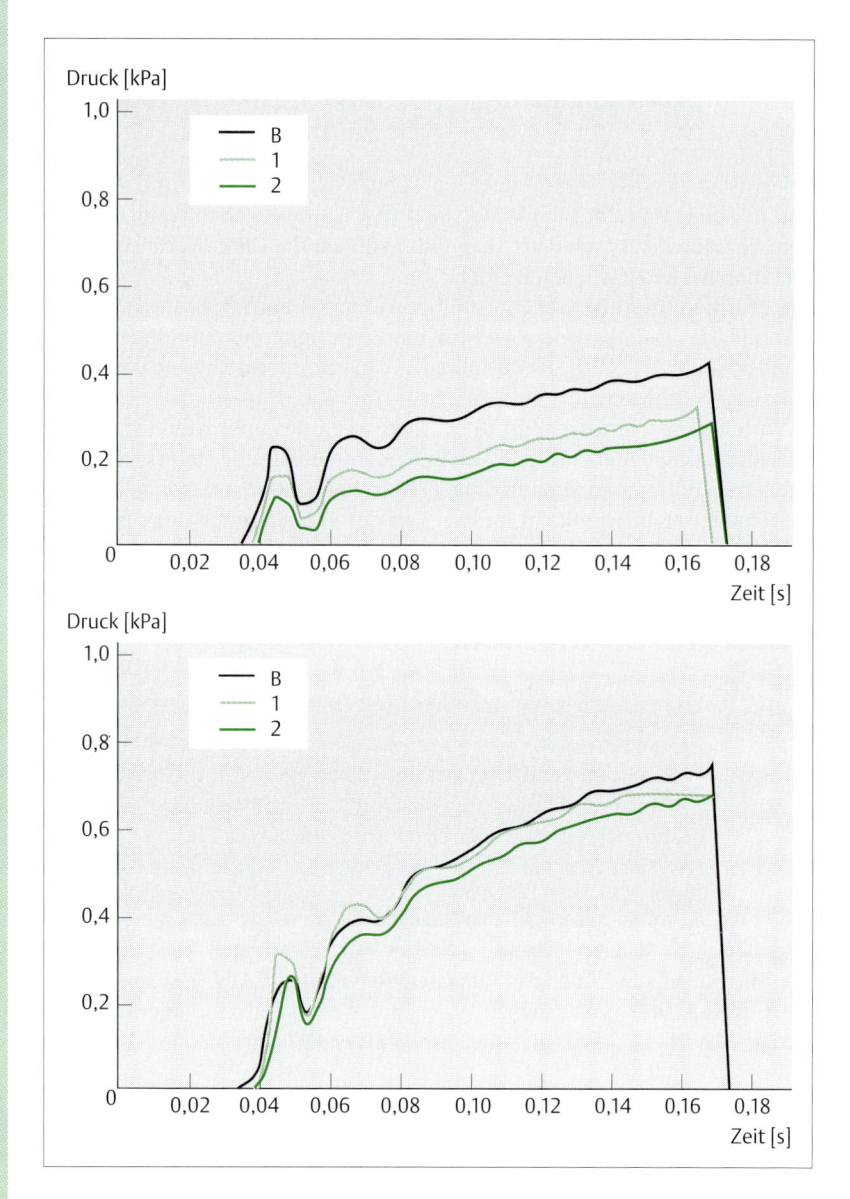

P$_{0,1}$

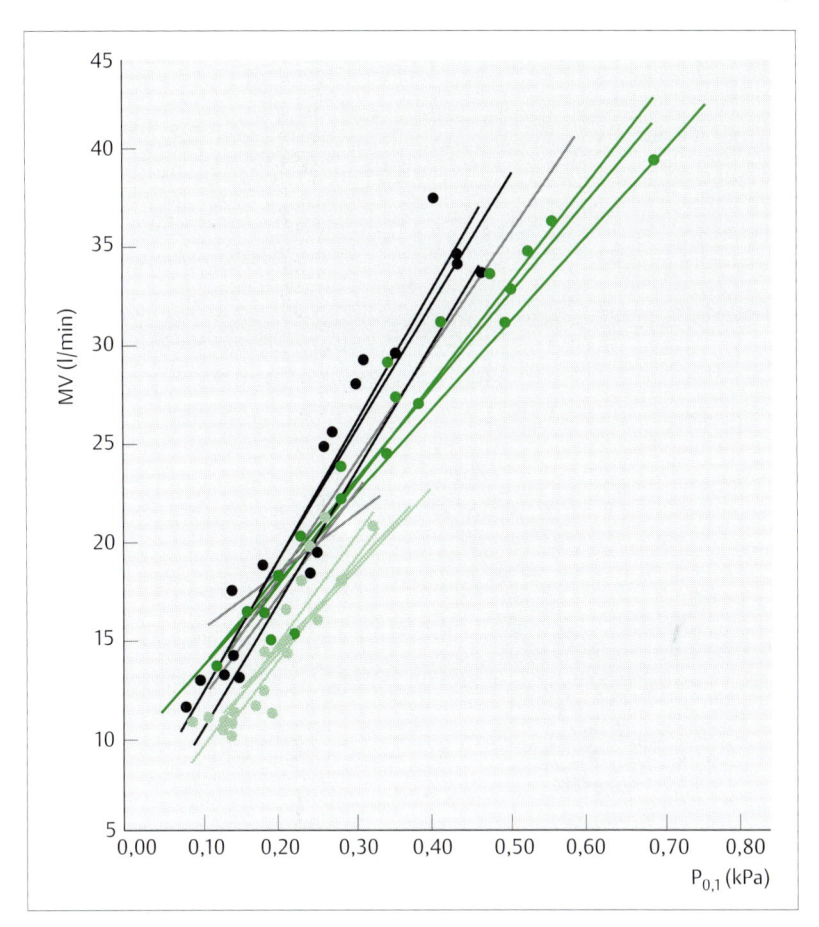

Abb. 11.3 Korrelationen zwischen $P_{0,1}$ und der Minutenventilation (MV): 4fache Bestimmungen im Abstand von je einer Woche bei 4 gesunden Probanden bei CO_2-Response.

- **Minutenvolumen.** Immer besteht eine signifikante individuelle Korrelation zwischen $P_{0,1}$ und dem Minutenvolumen (Abb. 11.3). Die individuellen Korrelationen sind in ihrer Steilheit auch über längere Zeiträume konstant (Schäfer et al. 2000). Interindividuell sind die Steilheiten unterschiedlich.

Korrelationen

▶ Abb. 11.**4** Korrelationen zwischen $P_{0,1}$ und Atemzugvolumen (TV): 4fache Bestimmungen im Abstand von je einer Woche bei 4 gesunden Probanden bei CO_2-Response.

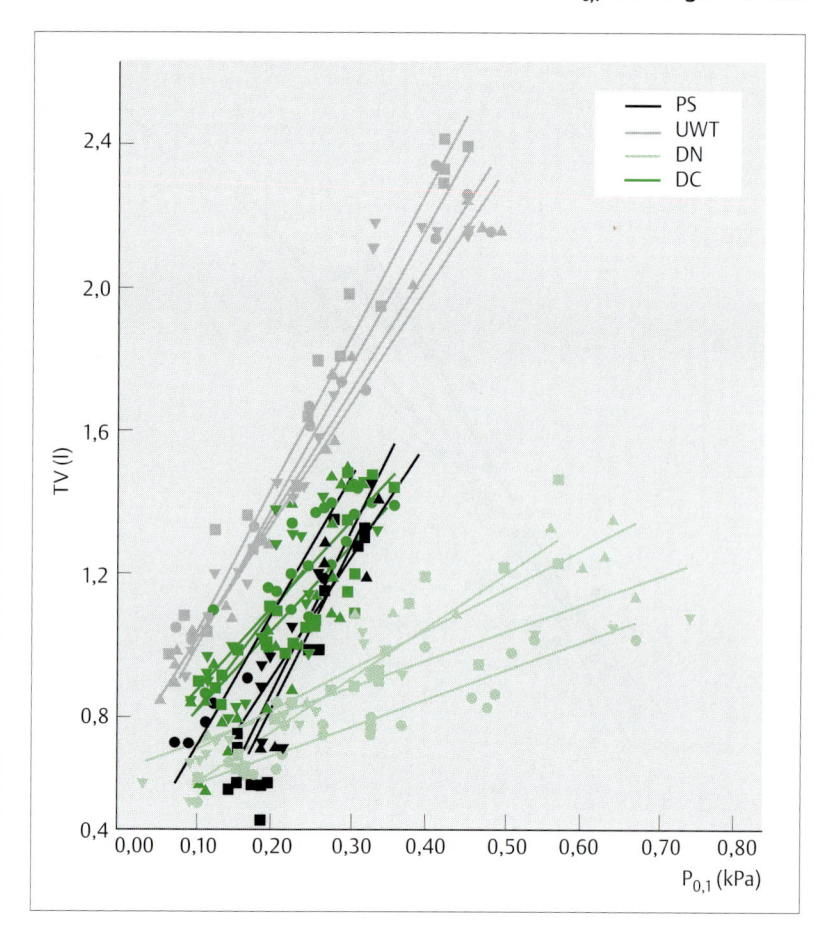

- **Atemzugvolumen.** Die Beziehungen zwischen dem Atemzugvolumen und $P_{0,1}$ sind ebenfalls individuell brauchbar reproduzierbar. Interindividuell bestehen aber auch hier erhebliche Unterschiede in der Steilheit (Abb. 11.**4**).

$P_{0,1}$

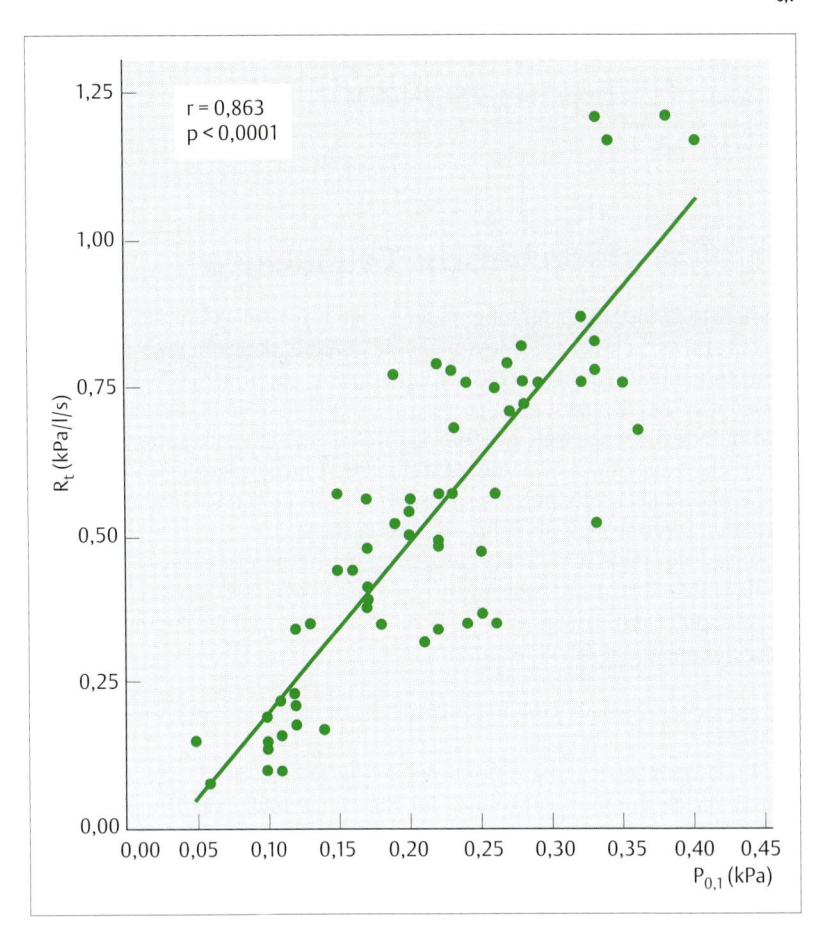

◀ Abb. 11.5 Korrelation zwischen $P_{0,1}$ und R_t bei Stenoseatmung. n = 7; 4 Stenosestufen von 0–1,172 kPa/l/s.

- **R_t.** Bei Stenoseatmung steigt R_t streng linear und proportional 1 : 1 mit den vorliegenden Stenosen. $P_{0,1}$ steigt aber mit R_t nur etwa im Verhältnis 0,5 : 1 (Abb. 11.5).

Alle diese Beispiele der Korrelationen und der verschiedenen Kurvenverläufe zeigen, dass für sensible Beurteilungen die Individualergebnisse von $P_{0,1}$ allein noch nicht ausreichend sind.

12 Messung der Lungendehnbarkeit (Lungencompliance, C_L)

Physikalisch-technische Grundlagen

Wertigkeit der Methode

Vermehrte Bindegewebsbildung in der Lunge führt zur verminderten Dehnbarkeit. Da es sich bei den Messungen der Dehnbarkeit um Overall-Bestimmungen handelt, können bei Mischbildern, wie emphysematöser Lungenfibrose oder bei Honey-Comb-Lunge, die Ergebnisse den partiellen Effekt verminderter Dehnbarkeit und den partiellen Effekt gesteigerter Dehnbarkeit nicht zuverlässig erfassen. Spirometrie, Ganzkörperplethysmographie und Blutgasanalyse können dann zusammen mit der Lungencompliance die partiellen Wertigkeiten der Störungen aufdecken.

Direkte Bestimmung

Auch spirometrische und ganzkörperplethysmographische Parameter können über restriktive Störungen Auskunft geben (s. S. 78, 86), in Gestalt der Compliancemessung steht aber ein Parameter zur Verfügung, der die Lungendehnbarkeit direkt bestimmt:

$$C_L = \text{Volumenzunahme} \,/\, \text{inspiratorische Druckzunahme} = \Delta\,\text{ml}\,/\,\Delta\,\text{cmH}_2\text{O}$$

Der im Ösophagus messbare Druck entspricht dem an der Lunge wirksamen Druck. Die Bestimmung absoluter für die Lunge effektiver Druckwerte im Ösophagus ist zwar problematisch, die bei günstiger Position der entsprechenden Sonde im Ösophagus messbaren Druckdifferenzen entsprechen aber den an der Lunge wirksamen (Banchero et al. 1967a und 1967b; Cherniack und Brown 1965, Christie und MacIntosh 1934, Milic-Emili et al. 1964, Mead und Milic-Emili 1964, Weller und Reif 1965).

Untersuchungsablauf

Ösophagussonde

Die Sonde ist am besten positioniert, wenn 30–40 cm eingebracht wurden. Bei größerem Abstand von der Nasenöffnung werden herzsynchrone Druckwellen immer deutlicher und schließlich werden gastrische Druckwellen registriert. Bei geringerem Abstand von der Nasenöffnung kann die Sondenspitze aus dem Ösophagus in den Hypopharynx zurückrutschen, wo dann ebenfalls keine brauchbaren Drücke gemessen werden können.

Als Sonden können Plastikkatheter, deren Öffnung mit einem Gummifingerling versehen ist, verwendet werden. Die Katheteröffnung kann aber auch offen bleiben. Durch gelegentliches Spülen mit einigen Tropfen Wasser muss dann aber das Offenbleiben der Katheterspitze sichergestellt sein. Modernere Sonden tragen den Druckrezeptor, der mit dem Verstärker leitend verbunden ist, an der Sondenspitze. Auch werden Sonden angeboten, die in 20 cm Abstand vom Spitzenrezeptor einen zweiten Rezeptor eingebaut haben. Dies ermöglicht dann die gleichzeitige Messung des Ösophagusdruckes und der Magendrücke. Für die Bestimmung der Verläufe von transdiaphragmalen Drücken sind diese Sonden gut geeignet.

Pneumotachograph

Die Volumina werden gleichzeitig mit einem Pneumotachographen gemessen, dessen integriertes Signal auf der Ordinate gleichzeitig mit den auf der Abszisse registrierten Drücken aufgezeichnet wird (Abb. 12.**1**).

Interpretation der Befunde

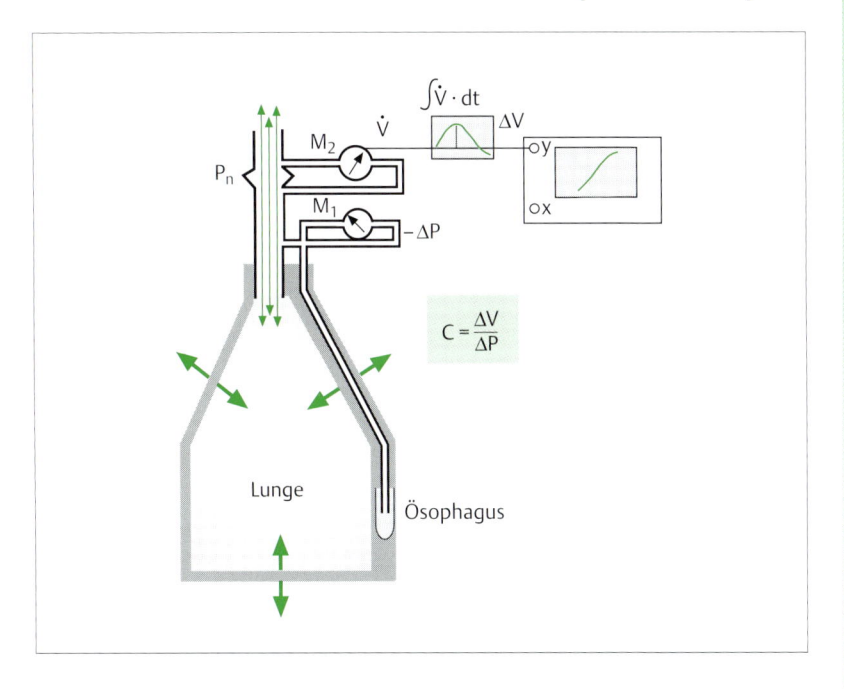

Abb. 12.1 Prinzip der Compliancemessung.
M1 Differenzdruckmanometer für Ösophagusdruck,
M2 Differenzdruckmanometer für Pneumotachogramm, dessen Integral ΔV ergibt. ΔV kann auch mit Spirometern gemessen werden.

•••• Die Messungen müssen bei ganz langsamer Inspiration erfolgen. Diese „quasi statische" Messung ist erforderlich, damit der zur Überwindung von Strömungswiderständen erforderliche Druck vernachlässigt werden kann. Die Steigung der Geraden im steilsten Kurvenbereich entspricht der Lungendehnbarkeit (= C_{Lstat}).

„Quasi statische" Messung

SOLLWERT

C_{Lstat} (l/kPa) = 3,067 − 0,0182 × A
(A = Alter)

Interpretation der Befunde

Bei Erkrankungen mit erhöhten Strömungswiderständen ist die C_{Lstat}-Messung nicht mehr zuverlässig möglich, da vor allem inhomogene Obstruktionen eine „quasi statische" Messung unmöglich machen.

Obstruktion

•••• Bei Gesunden findet sich über ¾ der Vitalkapazität ein annähernd linearer Verlauf. Bei Patienten mit interstitieller Lungenfibrose wird die Kurve S-förmig (Abb. 12.2).

Restriktion

Nur im mittleren Teil der VC ist eine einigermaßen konstante Steigung vorhanden. Dieser Kurventeil entspricht demjenigen Volumenanteil, der mit der geringsten Druckänderung pro Volumenänderung zustande kommt. Für diesen Volumenanteil ist die geringste Atemarbeit pro Volumeneinheit aufzubringen. Bei größerer Atemtiefe steigt bei diesen Patienten die Atemarbeit dann unproportional an. Die Patienten „nützen" daher den günstigen Bereich. Dies erklärt die bei fortgeschrittenen Krankheitsbildern immer vorhandene hohe Atemfrequenz bei geringer Atemtiefe (Bugalho de Almeida et al. 1980).

12 Messung der Lungendehnbarkeit

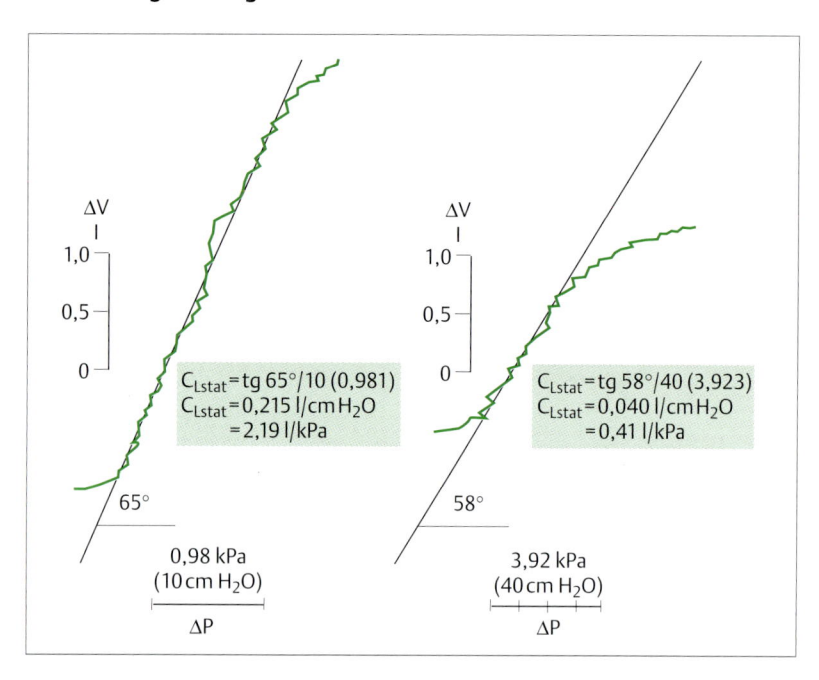

▶ Abb. 12.2 „Statische" Druck-Volumen-Diagramme:
links von einer gesunden Versuchsperson,
rechts von einem Patienten mit Lungenfibrose.

$C_{Lstat} = tg\ 65°/10\ (0{,}981)$
$C_{Lstat} = 0{,}215\ l/cmH_2O$
$\quad\ \ = 2{,}19\ l/kPa$

$C_{Lstat} = tg\ 58°/40\ (3{,}923)$
$C_{Lstat} = 0{,}040\ l/cmH_2O$
$\quad\ \ = 0{,}41\ l/kPa$

13 Diffusion (Transferfaktor T_{LCO}), Blutgas- und Atemgasanalyse in Ruhe und unter Belastung

Transferfaktor (T_{LCO}) und Transferkoeffizient (T_{LCO}/V_A)

Die Diffusion des Sauerstoffes von den Alveolen bis zum Hämoglobin erfolgt durch verschiedene Medien (Abb. 13.1). Neben der alveolokapillären Membran müssen auch das Plasma, die Erythrozytenmembran und das Erythrozytenstroma passiert werden. Da die Diffusionseigenschaften (Löslichkeitsverhältnisse) des Sauerstoffes wesentlich ungünstiger als die der Kohlensäure sind, spielen Störungen der an der Diffusion beteiligten Strukturen nur für den Sauerstoff eine klinisch bedeutsame Rolle.

Die Diffusion innerhalb der Alveole wird nur bei erheblich vergrößerten Räumen (emphysematöser Umbau) relevant. Die Diffusion durch die Alveolarwand und durch das Plasma bis zum Hämoglobin nehmen von der insgesamt benötigten Zeit etwa gleich viel in Anspruch.

Die Messung der Sauerstoffdiffusion wird wegen der Schwierigkeit, den alveolär-venöskapillären Sauerstoffdruck zuverlässig zu bestimmen, kaum mehr eingesetzt. CO hat sich dagegen als Testgas gut bewährt, da hier der alveolär-venöskapilläre Partialdruck mit null angesetzt werden kann, wenn kein Tabakrauch vorhanden ist.

Der alveoläre CO-Wert lässt sich auch mit den rasch anzeigenden Ultrarotabsorptionsgeräten zuverlässig bestimmen. Bei jüngeren gesunden Probanden wird mit diesem Verfahren die Diffusion gemessen, was mit dem Terminus D_{LCO} (ml/Torr) bezeichnet wird.

Bei älteren Probanden und ganz besonders bei Patienten mit bestehenden Inhomogenitäten des Ventilations-Perfusions-Verhältnisses ($\dot{V}/\dot{Q}$) ist die Bestimmung eines repräsentativen alveolären Kohlenmonoxiddruckes (P_{CO_A}) nicht mehr möglich. Wegen dieser bedeutsamen Schwierigkeit, die dazu führt, dass zu niedrige „Diffusionskapazitäten" bestimmt werden, wurde für dieses Messverfahren der Terminus Transferfaktor (T_{LCO}) eingeführt. Bei Patienten und bei älteren Probanden mit unterschiedlichen $\dot{V}/\dot{Q}$-Quotienten zeigen die Werte dann an, dass eine Störung des Gasaustausches vorliegt, wobei die Diffusion auch nur einen kleineren Anteil davon ausmachen kann und die Verteilungsanomalien dominieren können. Bei entsprechenden Krankheitszuständen verändert sich der Transferfaktor aber sehr sensibel, weshalb er trotz seiner Mehrdeutigkeit oft eingesetzt wird.

T_{LCO} ist auch von der Größe des Alveolarraumes abhängig. Das Alveolarvolumen lässt sich, allerdings wieder abhängig von der Verteilung der

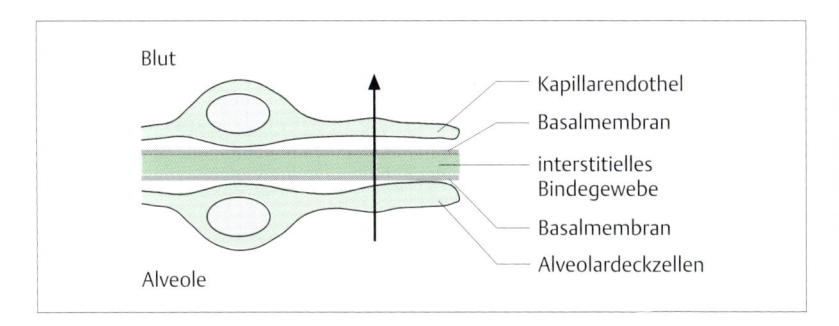

Diffusion des Sauerstoffes

CO als Testgas

D_{LCO}

T_{LCO}

K_{CO}

◀ Abb. 13.1 Alveolokapilläre Membran als Diffusionshindernis.

13 Diffusion (Transferfaktor T_{LCO})

$\dot{V}/\dot{Q}$-Quotienten, mit dem eingesetzten Helium bestimmen. So wurde mit der Größenordnung T_{LCO} pro Alveolarvolumen (T_{LCO}/V_A) der Transferkoeffizient eingeführt, der mit K_{CO} bezeichnet wird.

Weitere Einflussfaktoren

Der Transferfaktor ist auch abhängig vom Hämoglobingehalt des Blutes und von der Kontaktzeit des Blutes an der Alveolarkapillarmembran. Die Kontaktzeit wird durch die Oberfläche des alveolären Kapillarbettes bestimmt. Bei Anämien wird, wenn der Hämoglobingehalt nicht berücksichtigt wird, der Transferfaktor niedrig gemessen, was nichts mit bronchopulmonalen Störungen zu tun hat. Bei gesunden Probanden ist mit 200 % an Reservekapillaren zu rechnen, deren Wert bei der Normalbestimmung nicht zu erkennen ist. Bei körperlicher Belastung kann mit Eröffnung der Reservekapillaren, wie auch mit der Verbesserung der Verteilungsstörungen, T_{LCO} ansteigen. Diese Vieldeutigkeiten machen es erforderlich, immer das klinische Krankheitsbild in die Beurteilungen mit einzubeziehen. So sind bei schweren Lungenfibrosen mit auffallend niedrigen arteriellen Sauerstoffdruckwerten, die bei körperlicher Belastung weiter abfallen, erniedrigte T_{LCO}-Werte auch nur „mit Wahrscheinlichkeit vorwiegend" diffusionsbedingt zu deuten.

T_{LM} und T_{LQ}

Der Transferfaktor wurde in einen Membrananteil (T_{LM}) und einen Blutanteil (T_{LQ}) unterteilt. Zur Bestimmung dieser Unterfaktoren ist als Testgas Sauerstoff erforderlich. Diese auch bei der Pathologie von Lungenerkrankungen problematischen Analysen sind nur für wissenschaftliche Fragestellungen mit Einsatz von Spezialtechniken sinnvoll.

Einatemzugmethode (T_{LCOsb})

> Die Einatemzugmethode, auch Atemanhaltemethode genannt, wird meistens als Routineverfahren angewendet. Sie nimmt wenig Zeit in Anspruch, die Analytik wird von modernen Geräten weitgehend automatisch durchgeführt, und die Methode ist kurzfristig wiederholbar.

Untersuchungsablauf

CO und Helium werden über einen inspiratorischen Vitalkapazitätsatemzug in niedriger Konzentration (0,003 % CO; 0,02 – 0,14 % Helium) eingeatmet. Dann wird die Atmung über 8 – 10 Sekunden angehalten. Bei der darauf folgenden vollständigen Ausatmung werden in der Alveolargasphase CO und Helium analysiert. Die inspiratorisch-alveoläre Heliumdifferenz ergibt wegen der Unlöslichkeit des Heliums den Verteilungsfaktor für die Verteilung im Alveolarraum, der zur Bestimmung von T_{LCO}/V_A (K_{CO}) benötigt wird. Die entscheidende CO-Konzentration wird dann in der Alveolarluftphase des Exspirationsvolumens gemessen. Aus der Atemanhaltezeit und der über die Zeit ermittelten CO-Konzentrationsabnahme wird T_{LCO} errechnet. Das effektive Alveolarvolumen erhält man durch Multiplikation des inspirierten Gasvolumens mit dem Quotienten inspiratorische/alveoläre Heliumkonzentration. Die Division von T_{LCO} durch das Alveolarvolumen ergibt schließlich T_{LCOsb}/V_A (K_{CO}), sb zeigt an, dass zur Bestimmung die Single-Breath-Methode verwendet wurde.

Voraussetzungen

Die Körperhaltung beeinflusst die $\dot{V}/\dot{Q}$-Quotienten in verschiedenen Lungenarealen. Die Messungen müssen deshalb in definierter (meist sitzender) Körperhaltung erfolgen.

Für korrekte Messungen gelten folgende Voraussetzungen:
- aufrechte Sitzhaltung in körperlicher Ruhe,
- mindestens 10 Minuten Ruhe vor der Messung,
- mindestens 6 Stunden Tabakrauchkarenz,
- Atmung durch Mundstück mit Nasenklemme,

Transferfaktor (T_{LCO}) und Transferkoeffizient (T_{LCO}/V_A)

- die Inspirationszeit für die Vitalkapazität sollte bei 2,5 Sekunden, keinesfalls über 4 Sekunden liegen,
- das zur Analyse des Alveolargases einsetzbare Volumen soll 0,6–0,9 l betragen,
- die Sammelzeit für dieses Volumen darf 3 Sekunden nicht überschreiten,
- bis zur Hälfte der Exspirationszeit kann für die Sammlung der Alveolarluft verwendet werden.

Berechnungen

An der Heliumkurve wird das Totraumauswaschvolumen erkannt, das vom Atemvolumen subtrahiert wird. CO_2 und Wasserdampf werden zur Alveolargasbestimmung von CO und Helium absorbiert. Moderne Geräte führen diese Analysen weitgehend automatisch durch.

Die Sollwertformeln für T_{LCO} sehen folgendermaßen aus:

SOLLWERTFORMELN

T_{LCOsb} (Männer) [mmol/min/kPa] = 11,1 × H – 0,066 × A – 6,03 (± 2,32)
T_{LCOsb} (Frauen) [mmol/min/kPa] = 8,18 × H – 0,0049 × A – 2,74 (± 1,92)
H = Körpergröße in m, A = Jahre

Problematik bei Verteilungsstörungen

Der aus der Heliumkonzentrationsverdünnung bestimmte Totraum wird vom inspirierten Gasvolumen subtrahiert. Dies ergibt das Alveolarvolumen. Da Helium auch nichtdurchblutete, aber belüftete Alveolarareale erfasst, ist die so bestimmte Größe des „effektiven Alveolarvolumens" besonders bei schwereren Verteilungsstörungen unsicher und der so bestimmte T_{LCO}-Wert mehrdeutig. Manche Autoren setzen den anatomischen Totraum mit 150 ml ein, was dann aber auch nur einer simplifizierten Näherung entspricht. Die Multiplikation des Körpergewichtes (kg) mit 2,2 entspricht bei Verteilungsstörungen auch nur dem Versuch, sich dem tatsächlichen funktionellen Totraum zu nähern (s. S. 19). Diese Unsicherheiten müssen als Einflussgrößen bedacht werden. Mit dem Ausdruck „Transferfaktor" werden diese Einflussgrößen akzeptiert.

CO-Steady-State-Methode (T_{LCOss})

Diese Methode erlaubt die CO-Aufnahme unter „Steady-State-Bedingungen". Die CO-Aufnahme wird aus den Konzentrationen in der Inspirations- und Exspirationsluft und dem Atemminutenvolumen bestimmt. Die alveoläre CO-Konzentration wird wieder aus der endexspiratorischen CO-Konzentration ermittelt.

Diese Methode lässt sich auch bei körperlicher Belastung einsetzen. Änderungen der Verteilungsstörungen, Veränderungen der Reservekapillaren sowie Änderungen der Kontaktzeit beeinflussen die Ergebnisse.

Fehlermöglichkeiten bei der Transferfaktorbestimmung

- **Rauchen und Arbeitsplatzbelastung.** Fehler entstehen, wenn ein CO-Backpressure besteht. Bei starken Rauchern sowie bei ausgeprägten Arbeitsplatzbelastungen sind solche störenden Einflüsse möglich. Messung des P_{CO_v} ermöglicht die erforderlichen Korrekturen.
- **Hb-Wert.** Der Hb-Gehalt des Blutes beeinflusst auch das Messergebnis. 1 g Hb bedingt 6,5 % Änderung von T_{LCO}.

13 Diffusion (Transferfaktor T_{LCO})

- **Gasanalysatoren.** Die Gasanalysatoren müssen täglich kalibriert und die Ergebnisse im Laborbuch dokumentiert werden. Die Anzeigeverzögerung der Gasanalysatoren liegt in einer Größenordnung von < 0,25 Sekunden. Größere Anzeigeverzögerungen stören die Anzeigegenauigkeit, weshalb die Anzeigeverzögerung ebenfalls überprüft und dokumentiert werden sollte.

Aussagefähigkeit des Transferfaktors

> T_{LCOsb} ist zur Feststellung unspezifischer irregulärer Gasaustauschverhältnisse gut geeignet. Die Zuordnung zu den klinischen Daten ist jedoch erforderlich.

Ergänzungen

Die Bestimmungen von P_{O_2a} und P_{CO_2a} in Ruhe und unter körperlicher Belastung können als Ergänzungsuntersuchungen erforderlich sein. Die exspiratorische CO_2-Kurve kann mit ihrem Verlauf Aufschluss über das Vorliegen von Verteilungsstörungen liefern. Auch können die spirometrischen und ganzkörperplethysmographischen Parameter zur Zuordnung zu pathophysiologischen Abläufen beitragen.

Steady-State-Methode

Die T_{LCO}-Steady-State-Methode hat im Allgemeinen keine Vorteile. Auch hier gehen Verteilungsstörungen in das Ergebnis ein, der Zeitaufwand ist aber wesentlich größer. Tab. 13.1 fasst die Einflussfaktoren für die T_{LCO}-Ergebnisse zusammen.

Blutgasanalyse

Blutgasanalysator

Mit den pH-, P_{O_2}- und P_{CO_2}-Elektroden lassen sich die relevanten Blutgaswerte rasch und zuverlässig in kleinen Blutvolumina bestimmen. Die Blutgasanalysatoren müssen sorgfältig kalibriert sein, und da die Blutgaswerte stark von der Körpertemperatur abhängen, müssen die Gerätetemperaturen genau stabilisiert sein. Bei von 37 °C abweichenden Werten müssen die Ergebnisse entsprechend korrigiert werden. Die meisten Geräte verfügen über solche Anpassungsvorrichtungen.

Kalibrierung

Die Elektroden sind im Allgemeinen recht stabil. Da sie altern können, ist aber mindestens eine Kalibrierung pro Tag mit Kalibrierlösungen erforderlich. Die Kalibrierlösungen werden von den Herstellern speziell für die jeweiligen Geräte angefertigt.

▶ Tabelle 13.1 Einflussfaktoren auf T_{LCO}-Ergebnisse

▷ **Verteilungsstörungen:** Inhomogenität von $\dot{V}/\dot{Q}$ mit Unsicherheit der P_{CO_2a}-Ergebnisse und Unsicherheit für „effektives Alveolarvolumen"
▷ **Hämoglobingehalt des Blutes:** 1 g Hb ~ 6,5 % Änderung von T_{LCO}
▷ **Körperliche Belastung:** Eröffnung von Reservekapillaren
▷ **HbCO-Gehalt des venösen Blutes, z. B. bei Rauchern:** vermindert T_{LCO}-Ergebnisse
▷ **Körperhaltung:** ungleiche $\dot{V}/\dot{Q}$-Quotienten in verschiedenen Arealen abhängig von der Körperhaltung

Atemgasanalyse

> •••• Die Kalibrierung muss mit größter Sorgfalt erfolgen, wobei die Kalibrierlösung genau temperiert sein muss. Nach dem Öffnen der Lösungsampullen müssen die Elektrodensysteme sofort und ohne Luftkontakt gefüllt werden. Die Lösungsampullen sind nach der ersten Entnahme wegen des unvermeidlichen Luftkontaktes beim Öffnen nicht mehr verwendbar.

Werden die Anzeigen nicht stabil, so sind mit neuen Elektroden meist wieder befriedigende Ergebnisse zu erreichen.

Auch das für die Analysen bestimmte Blut muss ohne Luftkontakt in die Analysenkammern überführt werden. Soll Kapillarblut gemessen werden, so müssen die Blutgefäße vor der Entnahme gut hyperämisiert sein. Mit Finalgon Salbe gelingt dies zuverlässig, wenn der Entnahmebereich (Ohrläppchen, auch Rückseite) großflächig und genügend lange vor der Entnahme (> 15 min) eingerieben wurde (Ulmer et al. 1963a und 1963b). Der Lanzetteneinstich muss so kräftig erfolgen, dass das Blut ohne Manipulationen spontan die heparinisierte Glaskapillare füllt.

Blutentnahme

Bei sachgemäßer Handhabung sind hervorragende Messgenauigkeiten zu erzielen, die für P_{O_2} und P_{CO_2} bei ± 1 Torr liegen. Für pH sind Genauigkeiten von 0,01 Einheiten zu erwarten. Auch unter Sauerstoffatmung bestehen diese Genauigkeiten.

Messgenauigkeit

Aus den Ohrläppchenkapillaren werden bei Schockzuständen keine zuverlässigen arteriellen Werte erreicht. Wird vorwiegend der $P_{CO_{2a}}$ benötigt, was bei Fragen zur Beatmung der Fall sein kann, so genügt dennoch das Kapillarblut, da wegen der geringen arteriovenösen Kohlensäuredruckdifferenz von 4–5 Torr der mögliche Fehler durch „venöse Beimischung" auch unter diesen Bedingungen für klinische Entscheidungen gering bleibt.

SOLLWERTFORMEL/SOLLWERTE

$P_{O_{2a}}$ (Männer) [kPa] = 14,585 − 0,035 × A − 0,013 × BI (± 1,885)
$P_{O_{2a}}$ (Frauen) [kPa] = 14,513 − 0,035 × A − 0,01 × BI (± 2,014)
$P_{CO_{2a}}$ = 40 ± 4 Torr
pH_a = 7,40 ± 0,02
A = Alter in Jahren, BI = Broca-Index (kgKG/H[cm] × 100)

Atemgasanalyse

Für alle klinisch interessierenden Alveolargase besteht heute die Möglichkeit, die Gaskonzentrationen mit Anzeigeverzögerungen von 0,1 Sekunden mit einer Genauigkeit von ± < 1 Torr zu messen. Diese kurzen Anzeigeverzögerungen erlauben das Aufzeichnen von Alveolargaskonzentrationskurven mit den Bereichen absoluter Totraum, Mischluftanteil und Alveolarluftanteil (Abb. 3.**3** und 4.**27**).

Für die Kohlensäure hat das Ultrarotabsorptionsgerät (URAS) die weiteste Verbreitung gefunden (Bruck et al. 1954). Messungen im Nebenstrom mit Gasrückführung erlauben, wie auch bei den anderen Verfahren, Konstanz der Volumina. Der Sauerstoff ist aufgrund seiner paramagnetischen Eigenschaften zur Messung geeignet. Auch im Infrarotbereich hat Sauerstoff eine für die Messung geeignete Bande (Ulmer et al. 1960).

Ultrarotabsorption

Die Massenspektrometrie bietet ebenfalls hervorragende Eigenschaften zur Messung der Atemgase (Muysers et al. 1967). In neuerer Zeit steht die Molmassenbestimmung zur Verfügung, die in der Lage ist, sowohl Volumina als auch Sauerstoff und Kohlensäure im Hauptstrom zu messen.

Massenspektrometrie

13 Diffusion (Transferfaktor T_{LCO})

Fehlermöglichkeiten

Bei all diesen Verfahren ist die Kalibrierung sorgfältig einzuhalten. Da auch die Gaszusammensetzung, wie z.B. bei Sauerstoffatmung und Narkosegasen, oder der Wasserdampfgehalt variieren können, sind auch mögliche Querempfindlichkeiten zu hinterfragen bzw. zu überprüfen.

Ausblick

Diese methodischen Fortschritte bieten zuverlässige analytische Möglichkeiten für Ruhe und Belastungsuntersuchungen, die noch nicht komplett ausgeschöpft sind und die Funktionsanalyse von Gasaustauschstörungen auch in der Zusammenschau mit ventilatorischen Parametern sichern und erweitern werden.

Belastungsversuch

Häufig lässt sich die Schwere einer Störung mit den Ruhewerten der verschiedenen, oben beschriebenen Parameter ausreichend beurteilen.

Mögliche Ergebnisse

Größere Sicherheit geben aber doch erst Belastungsuntersuchungen, da
- die Strömungswiderstände in den Atemwegen sich unter Belastung verschlechtern oder auch verbessern können,
- auch Verteilungsstörungen sich unter Belastung ganz unterschiedlich entwickeln können und
- sich auch die Diffusionsverhältnisse durch Eröffnung von Reservekapillaren unter Belastung günstiger entwickeln oder aber durch Verkürzung der Kontaktzeit ungünstiger gestalten können.

„Dyspnoegrenze"

Belastet wird gewöhnlich bis zur „Dyspnoegrenze", da die Dyspnoe in der Regel – auch ohne weitere Veränderung der Blutgase oder des Druckes in der A. pulmonalis – die Belastbarkeitsgrenze im Alltag bestimmt.

In der Kardiologie wird als Belastungsgrenze eine errechnete Herzfrequenz (220 – Lebensalter) gewählt. Obwohl es nützlich ist, auch in der Pneumologie die Herzfrequenz bei der Dyspnoegrenze zu bestimmen, kann die Sollherzfrequenz keinesfalls als Maßstab für die pulmonale Belastbarkeit gewählt werden.

Durchführung

Die Belastung sollte aus Sicherheitsgründen in halb liegender Stellung unter EKG-Kontrolle am Fahrradergometer erfolgen. Die Dyspnoegrenze wird gewöhnlich in 2–3 Watt-Stufen erreicht. Der Ausgangswert der Belastung wird aus dem klinischen Befund einschließlich der Anamnese und den Ruhefunktionswerten gewählt. Durch Erhöhung oder Reduktion der Wattstufe lässt sich dann innerhalb von 1–2 Minuten der noch tolerierbare Watt-Grenzwert einstellen. Diese Belastungsstufe soll dann als Steady-State-Wert für 5 Minuten beibehalten werden. Am Ende der 5. Minute werden schließlich erneut die Blutgaswerte abgenommen.

Beurteilung

Als Maßstab stehen dann zur Verfügung:
- Blutgaswerte $P_{O_{2a}}$, $P_{CO_{2a}}$ und pH_a in Ruhe und unter Belastung,
- der Watt-Wert bei der Dyspnoegrenze und
- die Herzfrequenz zu Beginn und bei der Belastungsgrenze.

Druck in der A. pulmonalis und venöse Ausschöpfung

Für besondere Fragen kann auch das Druckverhalten in der A. pulmonalis in Ruhe und unter der entsprechenden Belastung bestimmt werden. Ein stärkerer Druckanstieg zeigt, dass die Reservekapillaren erschöpft sind. Auch lässt sich aus dem Druckkatheter leicht Blut zur Bestimmung des gemischten venösen Blutes entnehmen, wobei das Ausmaß der venösen Ausschöpfung Einblick in das Verhalten des Herzzeitvolumens ermöglicht.

Belastungsversuch

Der Sauerstoffverbrauch ist der eigentliche Belastungsparameter. Watt und Sauerstoffverbrauch sind weitgehend linear korreliert, sodass die aufwendigere Bestimmung des Sauerstoffverbrauches nicht erforderlich ist. Es existieren eine Reihe weiterer Belastungsparameter, wie der RQ, der Sauerstoffpuls, das Verhalten des Totraums und damit auch Atemfrequenz und Atemtiefe. Für die allermeisten Fragestellungen genügen aber die oben angegebenen Parameter. Stets sollte die Praktikabilität im Verhältnis zum Informationsgewinn berücksichtigt werden.

Sauerstoffverbrauch

14 Inhalative Provokationstests, Bronchodilatationstests und CO_2-Antwort-Versuche

Inhalativer Provokationstest

Indikationen

Störungen der Ventilation, vor allem durch Anstieg der Strömungswiderstände, treten oft erst unter körperlicher Belastung als „Belastungsasthma" auf. Die Atemwege sind dann in der Regel auch sonstigen unspezifischen Reizen gegenüber überempfindlich. Häufig ist eine solche Überempfindlichkeit auch als Vorstufe einer obstruktiven Atemwegserkrankung anzusehen. Bei entsprechender Anamnese oder bei Einsatz der Patienten an Arbeitsplätzen mit inhalativen Belastungen ist ein inhalativer Belastungstest angezeigt. Bei Arbeitsplätzen mit besonders aktiven Allergenen, wie z. B. mit Mehlstaub, kann auch ein spezifischer Provokationstest mit den infrage kommenden Allergenen angezeigt sein.

Unspezifische Reize

An unspezifischen Reizen wurden neben körperlicher Belastung, Kaltluft, Histamin und anderen bronchokonstriktorischen Mediatoren, Azetylcholin, vor allem Methacholin, eingesetzt. Methacholin hat den Vorteil, nur geringe Nebenwirkungen hervorzurufen, auch kaum Hustenreiz auszulösen und eine auf wenige Minuten begrenzte Wirkdauer zu besitzen. Auch besteht eine gute therapeutische Beeinflussbarkeit mit β_2-Bronchodilatatoren bei überschießenden Reaktionen.

Vorsichtsmaßnahmen

β_2-Bronchodilatatoren als Dosieraerosol müssen bei der Durchführung der Provokationstests immer sofort greifbar sein. Als Vorsichtsmaßnahme sollen auch Sauerstoff zur Inhalation und ein intravenös verabreichbares Glucocorticoid zur Verfügung stehen. Obwohl bei korrekter Handhabung nur extrem selten schwerere Zwischenfälle vorkommen, sollten doch immer Interventionsmöglichkeiten bis zur Intubation gegeben sein. Der in Gegenwart des Arztes durchzuführende Test sollte nur von erfahrenen Untersuchern vorgenommen werden.

Ausschlusskriterien

Ausschlusskriterien sind Strömungswiderstände (R_t) > 3,5 hPa/l/s. Auch sollte bei Verdacht auf besondere Empfindlichkeit vor dem eigentlichen Test eine Inhalation mit Kochsalzaerosol erfolgen. Findet schon hierbei ein sicherer Anstieg von R_t (> 3,0 hPa/l/s) oder ein Abfall des FEV1 um mehr als 10 % statt, so hat der weitere Provokationstest zu unterbleiben. Patienten mit Herzinsuffizienz, nach Herzinfarkt oder apoplektischem Insult vor weniger als 3 Monaten, Patienten mit gehäuften Extrasystolen, IGV %-Werten > 140 % sowie Schwangere müssen von Provokationstests im Allgemeinen ausgeschlossen werden.

Vorbereitungen

8 Stunden vor dem Test sollten die Patienten keine Bronchodilatatoren eingenommen haben. Auch theophyllinhaltige Getränke können das Ergebnis beeinflussen.

Der Patient muss über den Zweck des Tests unterrichtet sein, und sein Einverständnis ist einzuholen. Bewährt hat sich, wenn der Patient vor der eigenen Untersuchung bei der Durchführung einer derartigen Untersuchung zugegen war. Gebräuchlich sind der Ein- und der Mehrkonzentrationstest.

Inhalativer Provokationstest

Einkonzentrationstest

Untersuchungsablauf

Beim Einkonzentrationstest wird eine 0,25 %ige Methacholinlösung über ein Aerosolgerät in einen vorher geleerten Plastikbeutel von ca. 10 l Fassungsvermögen aerolisiert (Abb. 14.**1**). Zum Auffüllen des Beutels benötigt man etwa eine Minute. Im Plastikbeutel befindet sich dann eine gut definierte Aerosolkonzentration, da die zur Aerolisation verwendete Luftmenge und die vernebelte Flüssigkeitsmenge bekannt sind (Luftmenge und Flüssigkeitsmenge/Zeiteinheit).

Vor der Provokation werden bei dem Probanden die Testparameter FEV1 und/oder R_t mit IGV gemessen. Während der Auffüllzeit ist der Proband über das Mundstück bereits an das Gerät angeschlossen. Er atmet über einen Dreiwegehahn noch Außenluft und gewöhnt sich so an die Untersuchungssituation. Nach der Auffüllminute wird der Proband durch Umschalten des Dreiwegehahnes an den aerosolhaltigen Beutel angeschlossen. Nach der 1-minütigen Atmung werden erneut die Testparameter FEV1 und/oder R_t mit IGV gemessen.

Beurteilung

Bei einer Menge von 0,0025 g Methacholin/ml in der Ausgangslösung und einer aerolisierten Menge von 1 ml/min befinden sich bei einer zur Aerolisation verwendeten Luftmenge von 10 l 0,00025 g Methacholin pro l Aerosol im Beutel. Die Probanden inhalieren genau eine Minute, sodass sich die inhalierte Menge nach dem Atemminutenvolumen richtet und somit dem Stoffwechsel des Probanden angepasst ist. Die Aerosolkonzentration soll so eingestellt sein, dass bei gesunden Probanden der Anstieg der Strömungswiderstände < 2,5 hPa/l/s bzw. der FEV1 %-Abfall < 15 % bleibt.

> •••• Beim Einkonzentrationstest lässt sich die Stärke der Empfindlichkeit aus der Stärke des Anstiegs von R_t oder dem Abfall von FEV1 % ersehen (Tab. 14.**1**).

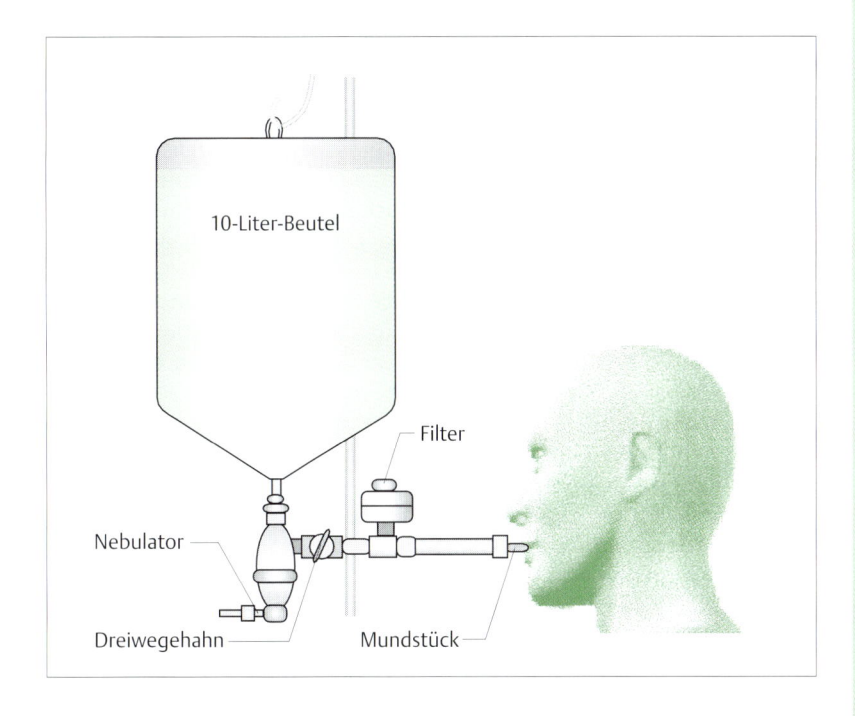

◀ Abb. 14.**1** Gerät zur Durchführung des inhalativen Provokationstests (Pari Provocationstest).

14 Inhalative Provokationstests

▶ Tabelle 14.1 Reaktionsstärken im Einkonzentrationstest

Stärke der Reaktion	R_t-Anstieg (hPa/l/s)	FEV1 %-Abfall
Normal	< 2,5	< 15
Leicht erhöht	2,5 ≤ 4,0	15 ≤ 25
Stark erhöht	4,0 ≤ 8,0	25 ≤ 50
Sehr stark erhöht	> 8,0	> 50

Sauerstoffsättigung

Da in nicht seltenen Fällen alle ganzkörperplethysmographischen und spirometrischen Parameter unverändert bleiben, der Sauerstoffdruck aber doch erheblich abfällt, ist es zweckmäßig, während der Bestimmung kontinuierlich oxymetrisch die Sauerstoffsättigung mit zu bestimmen. Ein Abfall von > 1,5–2 % spricht für eine Überempfindlichkeit der peripheren Atemwege.

Kontinuierliche Bestimmung von R_{os}

Eine ebenfalls ohne Schwierigkeiten gleichzeitig durchführbare kontinuierliche Bestimmung von R_{os} von Atemzug zu Atemzug (s. S. 96) lässt sehr frühzeitig einen stärkeren Anstieg der Strömungswiderstände erkennen. Tritt dies ein, kann der Test als positiv gelten und auch vor Beenden der 1-minütigen Atmung abgebrochen werden. Die Kombination dieser beiden Verfahren vervollständigt die Bestimmung und gibt ein besonderes Maß an Sicherheit.

Mehrkonzentrationstest

> Der inhalative Mehrkonzentrationstest gibt die Menge an Reizsubstanz beziehungsweise die Konzentration an, bei der FEV1 um mehr als 20 % absinkt (PD20 %, PC20 %) oder R_t um mehr als 30 dPa/l/s (PD30 dPa/l/s, PC30 dPa/l/s) ansteigt.

Um diese Menge oder Konzentration bestimmen zu können, müssen die für die Aerolisation erforderliche Luftmenge pro Zeiteinheit sowie die freigesetzte Reizlösung und deren Konzentration bekannt sein. Hieraus werden die freigesetzte Substanzmenge bzw. die Aerosolkonzentration errechnet.

Zubereitung der Methacholinlösung und des Aerosols

Methacholinlösungen sollen mit physiologischer Kochsalzlösung bereitet werden. Diese Lösungen sind stabil. Ein Pufferzusatz ist nicht erforderlich. Er würde die Haltbarkeit vermindern. Methacholinpulver, aus dem die Lösung bereitet wird, ist hygroskopisch und muss entsprechend gehandhabt werden.

Für die Lösung von 100 mg/ml (= 10 %ige Lösung) müssen 5 g Methacholinchlorid in 45 ml physiologischer Kochsalzlösung gelöst werden. Diese Lösung ist durch ein 0,22-μm-Filter in ein steriles Glasgefäß zu überführen. Wird die Lösung im Dunkeln bei 4 °C aufbewahrt, ist sie für 3 Monate haltbar. Bei bakterieller Kontamination wird die Substanz rasch zersetzt, deshalb wird die Abfüllung in kleinvolumige Ampullen (1–2 ml) bevorzugt. Diese Stammlösung ist dann entsprechend der gewünschten Konzentration mit physiologischer Kochsalzlösung zu verdünnen. Vor Gebrauch soll die Lösung 30 Minuten bei Zimmertemperatur stehen bleiben, da differente Temperaturen die Aerolisation beeinflussen. Auch die Zerstäuberleistung des Generators ist alle 14 Tage zu überprüfen (aerolisierte Menge/5 min) und soll im Laborbuch dokumentiert werden.

Untersuchungsablauf

Die Aerosole werden jeweils 2 Minuten bei verschlossenen Nasenöffnungen über den Mund (Nasenklemme) geatmet. Nach jeder Minute werden die Konzentrationen verdoppelt. Der Test ist beendet, wenn FEV1 um 20 % abge-

Bronchodilatationstests

sunken oder wenn R_t um 30 dPa/l/s angestiegen ist. Die Angabe des Ergebnisses erfolgt in mg der Reizsubstanzmenge (Methacholinmenge), die ein Absinken des FEV1 um mindestens 20 % oder einen Anstieg von R_t um mindestens 30 dPa/l/s bewirkt.

Bei der Dosimetermethode wird über einen Triggermechanismus bei der Inspiration jeweils eine Dosis der Testsubstanz freigesetzt. Dieser Atemzug wird bis zur TLC eingeatmet und dann für 5 Sekunden gehalten. Dieses Manöver soll 5-mal wiederholt werden. Der Test ist beendet, wenn FEV1 mindestens um 20 % abgesunken ist.

Bei der handgesteuerten Methode (Yan-Methode) wird das Aerosol handgesteuert nur während der Inspiration verabreicht. Eingebaut sind 5 Aerosolgeneratoren mit Lösungen von 3,15, 6,25, 12,5, und 25 mg/ml. Der Proband atmet ganz aus. Während der Einatmung, die bis zur TLC erfolgt, wird die Aerosolzufuhr freigegeben. Der Atem wird dann für 3 Sekunden angehalten. Wieder ist der Test bei PD20 % oder R_t 30 dPa/l/s beendet.

Vergleich der verschiedenen Methoden

Die verschiedenen angegebenen Methoden erbringen alle wertvolle Ergebnisse, wenn der Untersucher die Methode gut beherrscht.

Der Einkonzentrationstest ist einfach und gut reproduzierbar. Er hat mit der Atmung über eine Minute den Vorteil, dass der Proband entsprechend seinem Stoffumsatz belastet wird, was einer weiteren wichtigen Adjustierung an individuelle Gegebenheiten entspricht. Es liegen große nationale sowie internationale klinische und epidemiologische Erfahrungen vor.

Bei den Mehrstufentests werden Kurvenverläufe ermittelt. Extrapolationen können dann PD20 % beziehungsweise PC20 % erfassen. Der Kurvenverlauf zeigt auch, inwieweit Stetigkeit besteht. Diese Tests beanspruchen deutlich mehr Zeit. Die Angaben über die applizierten Mengen sind nicht präzis, da die Deposition und Retention von unterschiedlichen individuellen Faktoren abhängen.

Die wiederholte Einforderung des FEV1 kann zu Problemen führen, da einerseits die tiefe Inspiration beginnende Obstruktionen lösen kann, umgekehrt aber durch den für den FEV1 erforderlichen unphysiologisch hohen Exspirationsdruck auch eine Atemwegsobstruktion stärkeren Ausmaßes ausgelöst werden kann.

Bei Tests mit Allergenen, die mit Allergenlösungen oder als arbeitsplatzbezogene Tests mit entsprechenden Staubkonzentrationen (z. B. Mehl) durchgeführt werden, sind besondere Erfahrungen des Untersuchers und Vorsichtsmaßnahmen erforderlich.

Bronchodilatationstests

> •••• Um die Reversibilität einer bekannten Atemwegsobstruktion zu prüfen, werden Bronchodilatationstests durchgeführt. Als Messparameter werden der 1-Sekunden-Wert, die Flussvolumenkurve mit ihren Parametern und/oder der Strömungswiderstand (R_t) verwendet.

Nach Bestimmung des Ausgangswertes wird gewöhnlich ein kurz wirksames β_2-Sympathikomimetikum in der Normaldosierung als Dosieraerosol oder als Pulverinhalat verabreicht. Da gewöhnlich nach 20 Minuten der günstigste erreichbare Wert vorliegt, werden oder wird 20 Minuten nach der Gabe der oder die Parameter erneut bestimmt (Abb. 14.**2**).

14 Inhalative Provokationstests

▶ Abb. 14.2 Bronchodilatationstest mit 100 µg Fenoterol Dosieraerosol zum Zeitpunkt 1 min. Gewöhnlich genügt eine „Effektmessung" nach 20 min.

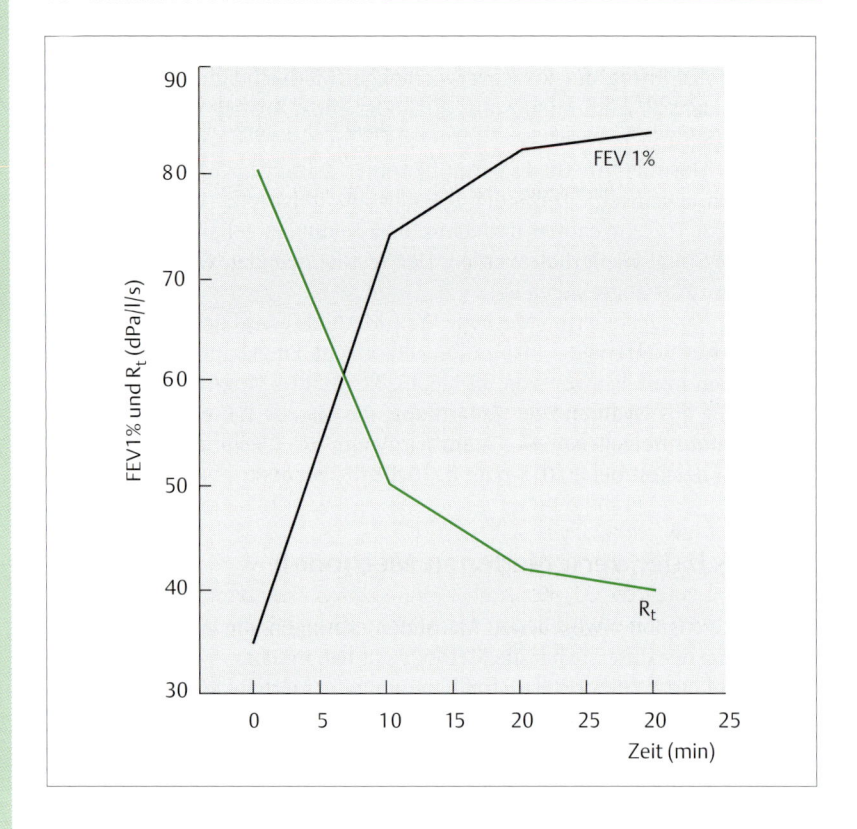

Beurteilung der Parameter

Die ganzkörperplethysmographische Messung hat den Vorteil, dass gleichzeitig das IGV bestimmt wird, das ebenfalls größere oder aber gar keine Veränderungen unter der Bronchodilatation erfahren kann.

Von besonderer Bedeutung ist, dass sich bei niedrigeren FEV1%-Werten (um 30%) dieser Parameter unter Bronchodilatation u. U. nur sehr gering verändert, während bei R_t ganz erhebliche Verbesserungen messbar sind (Abb. 10.1). Die Behauptung, dass bei Veränderungen von FEV1 < 15% unter der Bronchodilatation ein „Non-responder" vorliegt, ist in der Regel falsch, da der Parameter R_t auch in diesen Fällen zumeist beträchtliche Verbesserungen bei der Bronchodilatation aufweist. Diese Effekte sollten für die Patienten dann unbedingt genutzt werden.

Langzeittherapien

Der Bronchodilatationstest kann auch mit einer anderen Fragestellung durchgeführt werden, nämlich ob die therapeutisch erreichte Bronchodilatation schon optimal ist und wie lange der bronchodilatatorische Effekt anhält. Die Beantwortung beider Fragen ist für die Therapieoptimierung und somit auch für die besten Langzeitergebnisse von erheblicher Bedeutung.

> Langzeittherapien, die immer die bestmöglichen Ergebnisse anstreben müssen, können diese nur dann gewährleisten, wenn sie funktionsanalytisch kontrolliert vorgenommen werden.

CO_2-Antwort

Im Abschnitt Atmungsregulation (S. 20) wurde klar, dass CO_2 und pH zentrale Regulationsprinzipien der Ventilation darstellen. Die Reaktion auf CO_2 ist aber individuell sehr unterschiedlich stark ausgeprägt.

CO_2-Antwort

> Bei zentralen Atmungsregulationsstörungen, die angeboren oder erworben sein können, dient der CO_2-Antwort-Versuch dazu, den Schweregrad der Störung zu definieren. Auch ist es möglich, bei gleichzeitiger Messung von $P_{0,1}$ eine gewisse Lokalisation der Schädigung zu erreichen: zentralnervöse Übertragung, muskuläre Ineffizienz oder Ventilationsbehinderung (Abb. 3.**6**).

Der CO_2-Antwort-Versuch kann in zweierlei Form ausgeführt werden.

CO_2-Rückatmung

Bei der CO_2-Rückatmung wird durch Rückatmung der Ausatemluft in einen Plastikbeutel eine Anreicherung von CO_2 erreicht. Damit in dem Plastikbeutel keine O_2-Verarmung in kritische Bereiche zustande kommt, muss die Atemluft im Beutel mit Sauerstoff angereichert sein. Im Seitenstrom, in der Nähe des Mundstücks, wird CO_2 zum CO_2-Analysator abgesaugt und dann weiter peripher wieder in den Beutel zurückgeführt. Neben der endexspiratorischen alveolären CO_2-Konzentration, aus welcher der CO_2-Partialdruck (P_{CO_2Aendt}) errechnet wird, muss das Atemminutenvolumen (MV) bestimmt werden.

Untersuchungsablauf

Mittels der gemessenen Parameter kann die folgende Beziehung als Sensitivitätsmaß der Regulation erhalten werden:

Sensitivitätsmaß

$$\Delta MV / \Delta P_{CO_2Aendt}$$

Diese Methode ist einfach durchführbar. Die P_{CO_2Aendt}-Werte sollten nicht über 55 Torr ansteigen.

Die CO_2-Rückatmungsmethode hat allerdings den Nachteil, dass wegen des ständigen Anstiegs von P_{CO_2Aendt} kein sicheres Steady State eintritt. Aufgrund des in der Regel mäßigen CO_2-Anstiegs ist das Nicht-Steady-State-Problem zwar kein gravierender Störfaktor, in jedem Fall ist aber darauf zu achten, dass P_{CO_2Aendt} nicht über 60 Torr ansteigt, da dann mit Narkoseeffekten zu rechnen ist.

Nachteil der Methode

CO_2-Rampenverfahren

Beim CO_2-Rampenverfahren wird der Einatmungsluft CO_2 zugemischt. Bewährt haben sich Konzentrationen oder Volumina, die jeweils eine P_{CO_2Aendt}-Erhöhung um 3 Torr bewirken. 2–3 solcher Stufen sind zur Beurteilung der CO_2-Sensitivität ausreichend. Ein Steady State der Antwort wird je nach Höhe des P_{CO_2Aendt}-Wertes nach 2–3,5 min Atmung der entsprechenden Stufe erreicht. Dieses Steady State ist als relativ anzusehen, da gleichzeitig – aber doch wesentlich langsamer wirksam und daher viel später bemerkbar – metabolische Stabilisierungsprozesse einsetzen, die vorwiegend nephrogen eine Normalisierung des pH-Wertes anstreben.

Untersuchungsablauf

Ergebnisse

Die in der Literatur angegebenen Sensitivitätsquotienten schwanken als Mittelwerte zwischen 2,9 und 1,4 (l/P_{CO_2Aendt}) (Hautmann et al. 1999). Unsere eigenen Ergebnisse liegen bei 1,6 für Männer und 0,7 für Frauen, wobei die Differenzen zwischen den Geschlechtern signifikant sind (Schäfer et al. 2000). Die Beziehung für $\Delta l/\Delta P_{CO_2Aendt}$ ist bei allen Autoren streng linear. Die

14 Inhalative Provokationstests

▶ Abb. 14.3 CO_2-Antwort-Versuche: Beziehung zwischen MV (l/min) und $P_{CO_2\,Aendt}$ bei wöchentlich je einer Messung an 4 Probanden über 4 Wochen. UW und DN männliche, DC und PS weibliche Versuchspersonen.

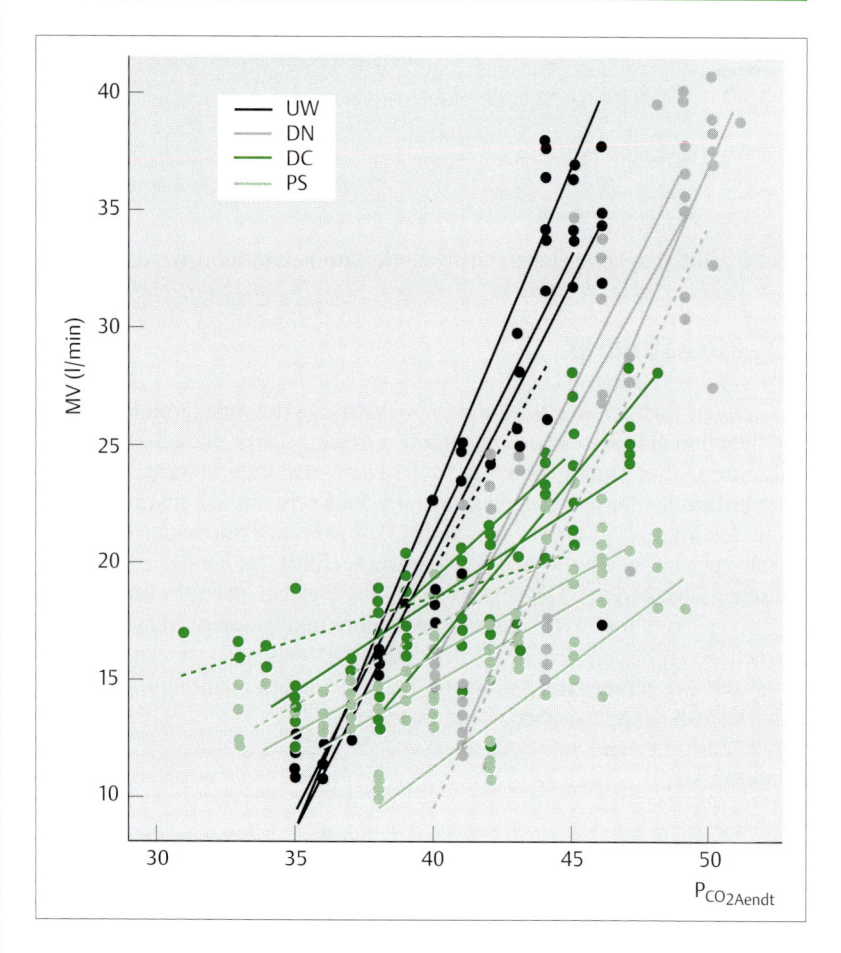

individuellen Sensitivitätsquotienten sind bei Messungen über 4 Wochen hervorragend reproduzierbar (Abb. 14.3). Auch die Beziehungen zwischen $P_{CO_2\,Aendt}$ und Atemtiefe sowie zwischen $P_{CO_2\,Aendt}$ und $P_{0,1}$ sind linear. Bei der Komplexität der Atmungsregulation ist die vielfältige Linearität der Beziehungen im CO_2-Antwortverhalten erstaunlich.

15 Analyse schlafassoziierter Störungen

Die Funktionsdiagnostik schlafbezogener Atmungsstörungen muss die Objektivierung des Schlafablaufes in seiner Makro- und Mikrostruktur mit einer geeigneten Atmungsmessung kombinieren. Als Goldstandard hat sich die Polysomnographie etabliert. Sie stellt die simultane und kontinuierliche Aufzeichnung neurophysiologischer Parameter zur Analyse der Schlaftiefe in Kombination mit Messgrößen der Atmungsbewegung (Atmungsanstrengung, „Effort"), des resultierenden Luftflusses, der Oxygenierung, des CO_2-Partialdruckes sowie zusätzlicher Parameter wie EKG, Atem- und Schnarchgeräuschen und Körperlage dar (Penzel et al. 1993, Penzel et al. 1998).

Polysomnographie

Analyse des Schlafes

Die Untersuchung des Schlafes erfolgt mittels eines Schlafelektroenzephalogramms. Weit akzeptiert ist das Vorgehen anhand eines Konsensus unter Federführung von A. Rechtschaffen und A. Kales (Rechtschaffen und Kales 1968). Die erforderliche Montage umfasst 2 unipolare EEG-Ableitungen (C3-A2, C4-A1), 2 unipolare EOG-Ableitungen und eine bipolare Oberflächen-EMG-Ableitung des M. submentalis oder M. mentalis (Abb. 15.**1**).

Schlafelektroenzephalogramm

Schlafstadienanalyse

Die Schlafstadienanalyse erfolgt „epochenweise", d. h. für Zeitabschnitte von 20 oder 30 Sekunden Dauer. Generell wird unterschieden zwischen einer Schlafphase mit typischen, schnellen Augenbewegungen („Rapid Eye Movements", REM) unter den geschlossenen Augenlidern und solchen, in denen allenfalls langsame Augenbewegungen auftreten (non-REM, NREM). Das EEG dient der Differenzierung des NREM-Schlafes in die Stadien 1–4.

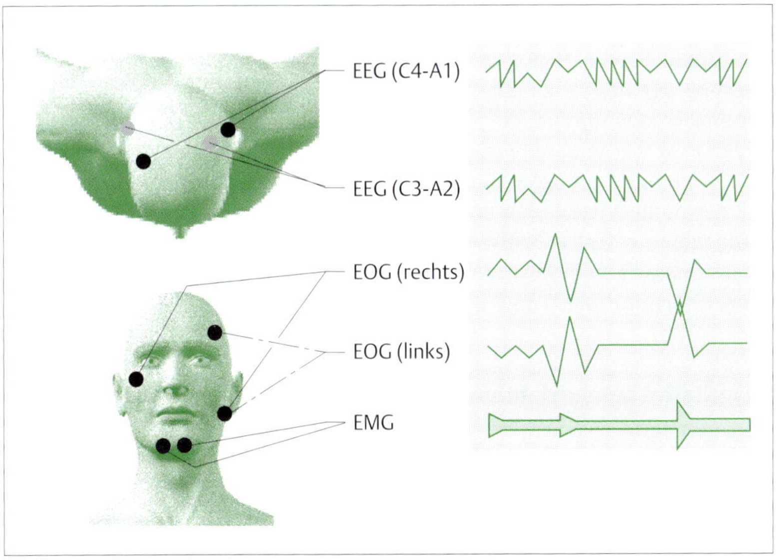

REM- und NREM-Schlaf

◀ Abb. 15.**1** Schema zur Veranschaulichung der Montage des Schlaf-EEG nach Rechtschaffen und Kales (1968).

15 Analyse schlafassoziierter Störungen

Schlafstadien 1–4

Typisch für das Stadium 1 sind das Verschwinden von Alphaaktivität sowie das Auftreten von Thetawellen (Frequenzen zwischen 4 und 7 Hz) und Vertexzacken sowie langsamen Augenbewegungen (Augenrollen). Mit dem Übergang in das Stadium 2 treten an ihre Stelle Schlafspindeln und K-Komplexe. Bei weiterer Vertiefung des Schlafes verlangsamt sich das EEG, es treten Deltawellen (0,5–4 Hz, Amplituden über 75 μV) auf. Machen sie zwischen 20 und 50% einer Epoche aus, spricht man von einem Stadium 3, liegt der Deltaanteil über 50% der Zeit einer Epoche, von einem Stadium 4.

EMG und EOG

Zur Erkennung und Abgrenzung des REM-Schlafes vom ruhigen Wachsein und vom Einschlafstadium müssen neben dem EEG Muskeltonus und Augenbewegungen herangezogen werden. Der Muskeltonus wird mittels oberflächlichem Elektromyogramm (EMG) von der Kinnmuskulatur abgeleitet, die Augenbewegungen werden durch das Elektrookulogramm (EOG) abgegriffen. REM-Schlaf ist charakterisiert durch die raschen Augenbewegungen bei minimalem Muskeltonus (Muskelatonie!) und einem wachähnlichen EEG, während der Muskeltonus im Wachsein deutlich erhöht ist.

Auswertung

> Ergebnis der Schlafanalyse ist ein Hypnogramm, die graphische Darstellung des Schlafphasenablaufes, sowie die Information über die zeitliche und prozentuale Verteilung der Schlafstadien, die Schlafeffizienz und die Anzahl der Schlafstadienwechsel. Die genauere Analyse des EEG ermöglicht die Ermittlung der Arousal-Reaktionen.

Für Einzelheiten sei auf ein entsprechendes Konsensuspapier verwiesen (ASDA 1992).

Messung der Atmung und der Atmungsbewegungen

Messung von Fluss und Volumen im Schlaf

Quantitative und nichtquantitative Messungen

> Zur Differenzierung schlafbezogener Atmungsstörungen sind Messgrößen erforderlich, die einerseits Auskunft über die tatsächliche Ventilation (Fluss, Volumen), andererseits über den dazu notwendigen Einsatz der Atmungsmuskulatur geben.

Zur Erfassung von Hypopnoen und Hypoventilation sind die quantitative Messung der Atemzugvolumina sowie des CO_2-Partialdruckes erforderlich. Darüber hinaus müssen die Verfahren möglichst nichtinvasiv sein, um den Schlaf so wenig wie möglich zu stören. Mit der Etablierung komplett konfigurierter Polysomnographiemessplätze haben in vielen Fällen nichtquantitative Atmungsmessverfahren Einzug gehalten, die zwar Aussagen über das Vorhandensein von Luftfluss oder Atmungsbewegungen und die Atemfrequenz zulassen, dem Anspruch an eine Differenzialdiagnostik schlafbezogener Atmungsstörungen aber kaum gerecht werden.

Quantitative Messverfahren

Pneumotachographie

Goldstandard ist die Pneumotachographie (s. dort). Diese erfordert jedoch eine dichte Verbindung zu den Atemwegen. Mundstück und Nasenklammer sind im Schlaf obsolet, Alternativen sind Nasen- oder Nasen-Mund-Masken, die jedoch zu einer unerwünschten Totraumvergrößerung führen und nicht

Messung der Atmung und der Atmungsbewegungen

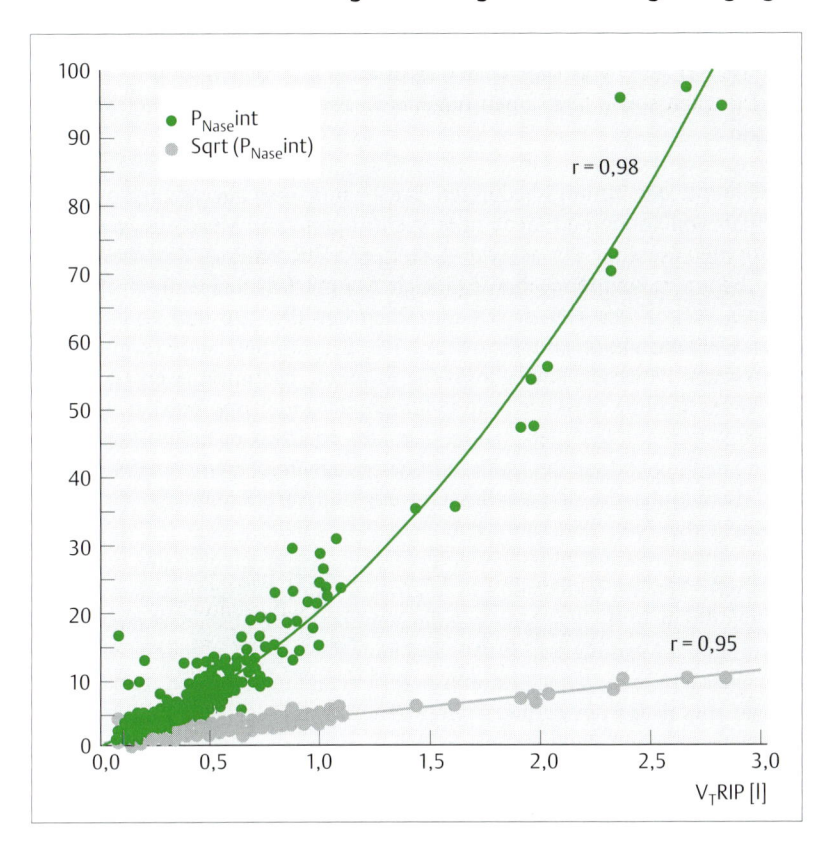

◀ Abb. 15.2 Darstellung des Atemzugvolumens mittels kalibrierter Induktionsplethysmographie (V_TRIP, X-Achse) gegen den integrierten Druck an der Nase, simultan gemessen mit einer Nasenbrille (P_{Nase}int). Die eingezeichnete Parabel entspricht einem Polynom 2. Grades. Die Quadratwurzel aus dem integrierten Nasendruck Sqrt(P_{Nase}int) korreliert linear mit dem Atemzugvolumen V_TRIP.

gut toleriert werden. Zudem spielt das Gewicht des Messkopfes eine entscheidende Rolle. Extraleichte Pneumotachographen, Turbinen- und Heizdrahtsensoren mit geringem Totraum sind in der Erprobung (Schäfer et al. 1999b), um die Ventilation auch im Schlaf quantitativ zu erfassen.

Alternative zur Pneumotachographie ist die Druckmessung an der Nase mittels einer Nasenbrille. Wenn Mundatmung ausgeschlossen werden kann, bietet dieses Verfahren ein quantitatives Messsignal für die Atemstromstärke, die proportional zur Quadratwurzel des Staudruckes ist (Montserrat et al. 1997) (Abb. 15.2). Störungen ergeben sich durch veränderliche Widerstände der Nase, Vergleiche im Minutenbereich lassen aber die Erkennung relevanter Hypopnoen zu.

Druckmessung an der Nase

Qualitative Messverfahren

Die weit verbreitete Atemflussmessung mittels Thermistor vor Mund und Nase ist lediglich ein qualitatives Messverfahren, das folglich zur Erkennung von Hypopnoen oder Hypoventilation ungeeignet ist. Detektiert werden Temperaturunterschiede zwischen Ein- und Ausatmungsluft. Eine Quantifizierung der Signalamplitude lässt keine Rückschlüsse auf die Atemstromstärke zu. Lediglich Atemfrequenz und Inspirations- sowie Exspirationszeiten und ein Sistieren des Atemflusses lassen sich bestimmen.

Thermistor

Eine alternative, qualitative Flussmessung bietet sich in der Kapnographie (s. S. 109) an (Schäfer et al. 1999a). Mittels Nasenbrille oder Pharynxkatheter wird kontinuierlich Probenluft angesaugt und durch Infrarotabsorptionsspektrometrie (URAS) hinsichtlich des CO_2-Gehaltes analysiert. Aber auch hier lässt sich das Atemzugvolumen nicht quantifizieren, während eine Hypoventilation an erhöhten endexspiratorischen P_{CO_2}-Werten zu erkennen ist.

Kapnographie

15 Analyse schlafassoziierter Störungen

Atmungsbewegungen im Schlaf

Prinzip

Volumen-Bewegungs-Koeffizienten

Die Kinetik der atmungsbedingten Brust- und Bauchbewegungen wurde erstmals von Konno und Mead untersucht (Konno und Mead 1967). Aus der simultanen Messung der anterior-posterioren Durchmesser des Thorax und des Abdomens konnten während eines Isovolumenmanövers durch abwechselndes Weiten des Thorax mit Einziehen des Bauches und willkürlicher Zwerchfellkontraktion mit Einziehung des Brustkorbes bei verschlossenen Atemwegen Volumen-Bewegungs-Koeffizienten bestimmt werden. Unter der Vereinfachung, dass sich die volumenrelevanten Atmungsbewegungen als ein System mit lediglich 2 Freiheitsgraden beschreiben ließen, konnte somit unter Verwendung der Volumen-Bewegungs-Koeffizienten nicht nur auf die Teilvolumina, die sich aus Brustatmung und Verdrängung der Eingeweide durch die Zwerchfellkontraktion ergaben, sondern auch auf das totale Atemzugvolumen geschlossen werden. Dabei stellte sich eine lineare Beziehung zwischen indirekter und spirometrischer Messung heraus.

Koordination der Atmungsmotorik

Über die nichtinvasive Messung der Ventilation hinaus liefert die separate, simultane Messung von Brust- und Bauchbewegungen zudem Hinweise über die Koordination der Atmungsmotorik. Trägt man die abdominalen gegen die thorakalen Bewegungen auf (Konno-Mead-Plot) (Abb. 15.3), so ergeben sich steigende, geschlossene Schleifen, wenn die Atmungsbewegungen gleichsinnig koordiniert verlaufen. Phasenverschiebungen zwischen Brust- und Bauchbewegungen zeigen sich in einer Öffnung der Schleifen. Bei Paradoxatmung, im Sinne entgegengesetzter Bewegungen von Brust und Bauch, entstehen geschlossene fallende Schleifen.

Quantifizierung der Asynchronie

Zur Quantifizierung der Asynchronie wurden diverse Indizes vorgeschlagen (Tobin et al. 1987a und 1987b), so der Phasenwinkel aus den Konno-Mead-Plots, das Paradoxvolumen und das Verhältnis aus maximalem kompartimentellem Volumen, unabhängig von der Phasenlage, zum tatsächlichen Atemzugvolumen. Asynchronie der Atmungsbewegungen ist ein sen-

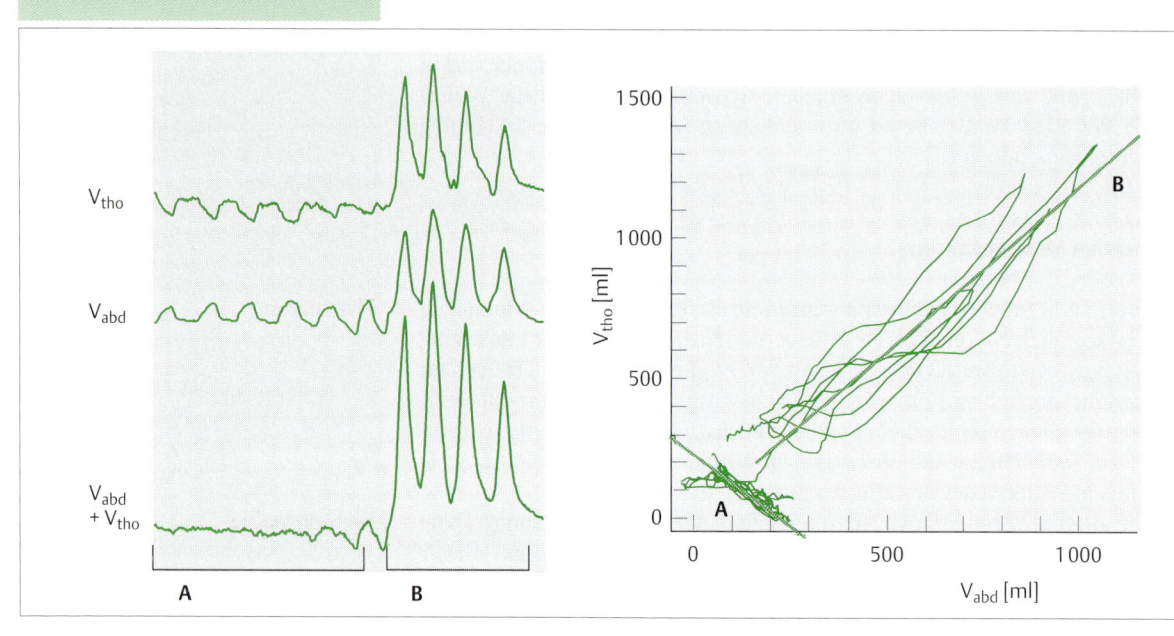

▲ Abb. 15.3 Konno-Mead-Plots frustraner Atemzüge bei kompletter pharyngealer Obstruktion (A) und der anschließenden Hyperventilation (B). Repetitive Abläufe beim Auftreten obstruktiver Apnoen.

sitiver Indikator für Obstruktionen (Tobin et al. 1987b). Für die Diagnostik schlafbezogener Atmungsstörungen sollte daher nicht auf die separate, volumenproportionale Aufzeichnung von thorakalen und abdominalen Atmungsbewegungen verzichtet werden.

Verschiedene Messverfahren

Umgesetzt wurde dieses Prinzip mit verschiedenen Verfahren. So dienten die atmungssynchronen Druckschwankungen in luftgefüllten, elastischen Schläuchen um Brust und Bauch zur Bewegungsmessung, die die Bestimmung der Atemfrequenz und eine qualitative Abschätzung des Atemzugvolumens ermöglichten. Änderungen der Körperlage führten aber zum Verlust der Genauigkeit (Sackner 1980, Sackner und Krieger 1989).

Umfangsmessung durch Bestimmung von Ultraschalllaufzeiten in Schläuchen um Brust und Bauch (Lafortuna und Passerini 1995) ermöglichte eine quantitative Bestimmung des Atemzugvolumens sowohl in Ruhe als auch bei Arbeit. Dabei lag der Messfehler in 96,4 % der Atemzüge unter ± 15 % und in 85,8 % unter ± 10 %.

Quecksilbergefüllte elastische Schläuche bildeten einen Teil einer Wheatstone-Widerstandsmessbrücke. Atmungssynchrone Dehnung der Schläuche bewirkte volumenproportionale Widerstandsänderungen. Änderung der Körperlage führte jedoch zu einer erheblichen Veränderung der Kalibrationskoeffizienten (Shapiro und Cohen 1965).

Magnetometer zur Messung des anterior-posterioren Durchmessers von Thorax und Abdomen (Mead et al. 1967) lassen ebenso eine Quantifizierung des Atemzugvolumens zu. Aber auch hierbei geht die Kalibration durch Veränderung der Körperposition verloren (Ashutosh et al. 1974).

Bei der respiratorischen Induktionsplethysmographie (RIP) (Watson 1980, Cohn et al. 1982) werden 2 elastische Stoffbänder um Brust und Bauch gelegt, in die jeweils ein Draht zickzackförmig eingenäht ist, sodass sie als Spule wirken. Wird ein hochfrequenter Wechselstrom angelegt, so ändert sich die Induktivität dieser Spule proportional der Querschnittsänderung (Watson et al. 1988), d. h. mit den Atmungsbewegungen von Brust und Bauch. Mittels geeigneter Kalibration werden die Volumen-Bewegungs-Koeffizienten ermittelt. Am schnellsten durchführbar ist ein Isovolumenmanöver (Konno und Mead 1967), bei dem der Patient bei geschlossenen Atemwegen abwechselnd Zwerchfellkontraktionen bei gleichzeitiger Einziehung des Brustkorbes und Brustkorberweiterung bei gleichzeitigem Einziehen des Bauches macht, ohne nennenswerte intrathorakale Druckschwankungen zu erzeugen. Die gegenläufigen Bewegungen sind so einzustellen, dass sie sich zu null addieren. Anschließend wird ein bekanntes Volumen ein- oder ausgeatmet oder kurzfristig simultan mit einem Pneumotachographen gemessen, damit die nun volumenproportionalen Signale in absolute Volumina umgerechnet werden können. Während Probanden nach einiger Übung das Manöver reproduzierbar durchführen können, ist es für Patienten mitunter schwer zu bewältigen.

Am robustesten gegenüber Lageveränderung ist die „Least-Squares"-Methode, die bei Erwachsenen (Chadha et al. 1982, Tobin et al. 1983, Pack et al. 1988), Kindern (Tabachnik et al. 1981) und Säuglingen (Duffty et al. 1981) anwendbar ist. Notwendig hierzu ist die simultane Messung einiger Atemzüge mit RIP und Spirometer oder Pneumotachograph in verschiedenen Körperpositionen, wodurch Brust- und Bauchatmung unterschiedlich eingesetzt werden. Das mittels Spirometrie gemessene Atemzugvolumen V_T setzt sich aus den kompartimentellen Volumina V_{tho} und V_{abd} zusammen:

(1) $V_T = V_{tho} + V_{abd}$

15 Analyse schlafassoziierter Störungen

Die kompartimentellen Volumina errechnen sich aus den Rohsignalen RIP_{tho} und RIP_{abd} der respiratorischen Induktionsplethysmographie durch Multiplikation mit den konstanten Volumen-Bewegungs-Koeffizienten K_{tho} und K_{abd}:

$$(2)\ V_{tho} = K_{tho} \times RIP_{tho}$$
$$V_{abd} = K_{abd} \times RIP_{abd}$$

und eingesetzt in (1):

$$(3)\ V_T = K_{tho} \times RIP_{tho} + K_{abd} \times RIP_{abd}$$

Normierung auf V_T ergibt:

$$(4)\ V_T/V_T = K_{tho} \times RIP_{tho} / V_T + K_{abd} \times RIP_{abd} / V_T = 1$$

Wird nun auf der X-Achse der prozentuale Anteil der abdominalen Beteiligung am Atemzugvolumen V_{abd}/V_T und auf der Y-Achse der entsprechende Anteil des Thorax V_{tho}/V_T aufgetragen, so ergibt sich eine ideale Gerade mit der Steigung –1 und den Schnittpunkten für X- und Y-Achse bei +1: Bei einem thorakalen Anteil von 0 % muss das abdominale Kompartiment 100 % übernehmen und umgekehrt (Abb. 15.4). Trägt man in dieses Koordinatensystem nun die tatsächlichen Messwerte RIP_{tho} und RIP_{abd} (bei $K_{tho} = K_{abd} = 1$) für jeden Atemzug gegeneinander auf, so erhält man nach linearer Regression eine Regressionsgerade mit negativer Steigung, die in der Regel andere Schnittpunkte mit den Achsen aufweist. Die Reziprokwerte dieser Schnittpunkte entsprechen den Korrekturfaktoren, um die tatsächliche Regressionsgerade in die ideale umzurechnen. Sie sind daher identisch mit den gesuchten Volumen-Bewegungs-Koeffizienten K_{tho} und K_{abd}. Die so erhaltenen Koeffizienten lassen sich am Gerät einstellen.

▶ Abb. 15.4 Kalibration der Induktionsplethysmographie mittels „Least-Squares"-Methode: Bei der simultanen Messung des V_T (Spirometer, Pneumotachograph) und des unkalibrierten RIP-Signals bei provisorischen Kalibrationsfaktoren $K_{tho} = K_{abd} = 1$ werden bei unterschiedlicher Körperlage zur Provokation verschiedener kompartimenteller Volumenanteile von Brust- und Bauchatmung die Wertepaare RIP_{tho}/V_T – RIP_{abd}/V_T einzelner Atemzüge aufgetragen. Die Kehrwerte der Schnittpunkte mit X- und Y-Achse ergeben die gesuchten Volumen-Bewegungs-Koeffizienten zur Kalibration der RIP.

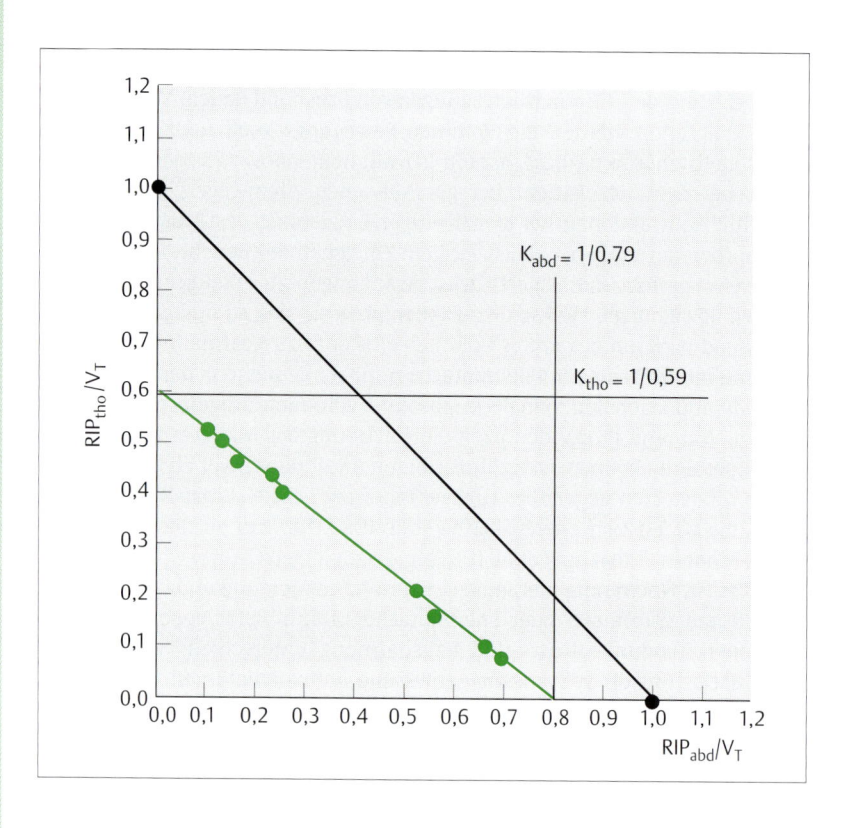

Messung der Atmung und der Atmungsbewegungen

Automatisiert und in ein Gerät (Respitrace plus, NIMS, Miami Beach, FL) integriert wurde das sogenannte QDC-Verfahren (Qualitative Diagnostic Calibration), das während der Spontanatmung auf der Basis der natürlich auftretenden Atemzug-zu-Atemzug-Variabilität der Anteile von Brust- und Bauchatmung bei konstantem Atemzugvolumen die Kalibrationsfaktoren zur Volumenumrechnung der Atmungsbewegungen errechnet (Sackner et al. 1989). Hierzu bedarf es zu Beginn der Messung einer 5-minütigen Phase mit möglichst regelmäßiger, ungestörter Atmung in der für die spätere Messung relevanten Körperposition. Zur Messung absoluter Volumina muss anschließend ein Abgleich mit spirometrischer Bestimmung des V_T simultan zur RIP erfolgen. Veränderung der Körperlage verringert allerdings die Genauigkeit (Sackner et al. 1989, Sartene et al. 1993).

QDC-Verfahren

Genauigkeit der nichtinvasiven Ventilationsmessungen

Die Genauigkeit der nichtinvasiven Ventilationsmessungen hinsichtlich der Atemfrequenz liegt innerhalb von ±2%, zur Volumenmessung eignen sich RIP und Magnetometer am besten (Sackner und Krieger 1989). Bei Messung adipöser Patienten mit obstruktiver Schlafapnoe wurde unter Verwendung der Least-Squares-Kalibration bei ⅔ der Patienten eine Atemzug-zu-Atemzug-Genauigkeit von ±10% gegenüber der Pneumotachographie, bei den übrigen Patienten von ±13% bis ±23% ermittelt (Cantineau et al. 1992). Die Abweichung der mittleren Atemzugvolumina zwischen RIP und Pneumotachographie betrug im Wachsein –0,7 ± 3,4%, im Schlaf 2,1 ± 14,9%, die Standardabweichungen der Differenzen der Einzelatemzüge 9,8 ± 5,5% bzw. 25,5 ± 18,6%. Unter Verwendung anderer Kalibrationsmethoden wurde von höheren Abweichungen und größerer interindividueller Variation im Schlaf berichtet (Whyte et al. 1991). Nach eigenen Langzeituntersuchungen über 8 h Schlaf lag die Genauigkeit der RIP bei ±9,9% oder ±49,6 ml für 95% aller Atemzüge, die Differenzen zwischen RIP und Pneumotachographie zum nachfolgenden Atemzug unterschieden sich im Mittel um 0,1 ± 3,4% (Schäfer et al. 1999b).

Ösophagusdruckmessung

Die Ösophagusdruckmessung (s. S. 11, 102) wird bei der Funktionsdiagnostik schlafbezogener Atmungsstörungen zur Differenzierung zentraler und obstruktiver Apnoen bei sehr adipösen Patienten herangezogen, kann aber auch zum Nachweis erhöhten Atemwegswiderstandes beim „Upper Airway Resistance Syndrome" dienen (Guilleminault et al. 1993). Neben luft- und flüssigkeitsgefüllten Ballonkathetern oder kontinuierlich perfundierten Sonden sind auch dünne, flexible Katheter mit Miniaturdruckwandlern an der Spitze und an weiteren Messstellen verfügbar.

Auswertung der Atmungsmessungen

Relevante Größen in der Diagnostik schlafbezogener Atmungsstörungen (Peter et al. 1991, Penzel et al. 1998) sind die Art und Häufigkeit von:
- Apnoen (Atemstillstände mit einer Dauer ab 10 s) infolge
  - Ausbleibens der neuronalen inspiratorischen Aktivität (zentrale Apnoe),
  - einer Verlegung der oberen Atemwege (obstruktive Apnoe) oder
  - der zeitlichen Aufeinanderfolge beider (gemischte Apnoe),

15 Analyse schlafassoziierter Störungen

- Hypopnoen (Phasen mit reduzierter Atemamplitude um mindestens 50 % bei einer Mindestdauer von 10 s) und
- Hypoventilation (definiert über den Anstieg des P_{CO_2}).

Die Auswirkungen dieser Atmungsstörungen sind zu prüfen anhand von
- EEG:
  - Arousals,
  - Schlafphasenwechsel
  - abnorme Schlafstadienverteilung,

- Blutgasen:
  - „Entsättigungen",
  - längerfristige Hypoxien,
  - Hyperkapnien,

- kardiovaskulären Parametern:
  - Herz- oder Pulsfrequenz,
  - Blutdruck,
  - Pulstransitzeit.

Oxygenierung und CO_2-Partialdruck

Oxygenierung

> Zur nichtinvasiven Messung der Oxygenierung stehen die transkutane Pulsoxymetrie zur Sauerstoffsättigungsmessung sowie die Sauerstoffpartialdruckmessung mit transkutanen Elektroden zur Verfügung.

Transkutane Pulsoxymetrie

Prinzip

Die transkutane Pulsoxymetrie erfolgt durch Messung der Extinktion von Licht verschiedener Wellenlängen im Rot- und Infrarotbereich bei Durchleuchtung von Gewebe. Dank des schnellen Wechsels der Wellenlängen sowie eingeschobener Leerwerte kann infolge der pulssynchronen Modulation zwischen der Extinktion durch das Hämoglobin des arteriellen Blutes und durch das übrige Gewebe differenziert werden. Die Messgenauigkeit der arteriellen Sauerstoffsättigung im physiologischen Bereich liegt bei etwa ± 2 Sättigungsprozent (Clayton et al. 1991).

Mittelungszeit

Von großer Bedeutung ist die Mittelungszeit der Geräte (Farre et al. 1998). Lange Mittelungszeiten ergeben zwar eine scheinbar artefaktärmere Messung, filtern aber kurzfristige Schwankungen, insbesondere die gerade interessierenden „Entsättigungen" während der Apnoen, heraus. Das Messsignal ist phasenverschoben und amplitudenreduziert. Da aber gerade die Amplitude der Sauerstoffsättigungsschwankungen als Kriterium für die Bewertung der klinischen Relevanz herangezogen wird, beeinflussen diese nicht standardisierten Algorithmen die Ergebnisse der Polysomnographie. Anzustreben sind möglichst kurze Mittelungszeiten mit gleichzeitiger Aufzeichnung des Pulswellensignals, um hieraus auf Bewegungsartefakte schließen zu können.

Sauerstoffpartialdruckmessung mit transkutanen Elektroden

Aufgrund der Sauerstoffbindungseigenschaften des Hämoglobins verläuft die Sauerstoffbindungskurve bei physiologischen O_2-Partialdrücken flach (Abb. 4.**18**). Große Veränderungen des P_{O_2} bedingen nur geringe Änderungen der Sauerstoffsättigung. Bei niedrigeren Sauerstoffpartialdrücken hingegen sind die Sättigungsänderungen wesentlich ausgeprägter. Bei nicht hypoxischen Patienten ist der $P_{O_{2a}}$ daher ein gegenüber der Sauerstoffsättigung sensitiveres Maß für die Folgen schlafassoziierter Atmungsstörungen.

Vorteile der PO_2-Messung

Die nichtinvasive Messung des $P_{O_{2a}}$ ist jedoch aufwendiger als die der Sauerstoffsättigung und erfolgt mit transkutanen polagraphischen Elektroden (Clark-Elektroden), die luftdicht auf der Haut befestigt werden. Durch Temperaturerhöhung der Haut an der Messstelle auf 43–44 °C wird die kapilläre Durchblutung so gesteigert, dass nach Diffusion durch die Haut und die Elektrodenmembran im Idealfall arterielle P_{O_2}-Werte gemessen werden können (Huch und Huch 1974 und 1975). Während die Elektroden selbst sehr genau und stabil messen, spiegeln die Messwerte oft nur ungenau den eigentlich interessierenden arteriellen $P_{O_{2a}}$ wider. Gründe hierfür sind die starke Abhängigkeit von der Hautbeschaffenheit, der Hautdurchblutung und dem stoffwechselbedingten Sauerstoffverbrauch der Haut (Lübbers und Grossmann 1983), weshalb die Messwerte niedriger als die arteriellen Werte sind. Um Hautverbrennungen zu vermeiden, müssen die Elektroden alle 3–4 Stunden an andere Stellen platziert werden. Bevorzugte Messstellen sind die Innenseiten der Unterarme und die Sternalgegend. Die Messgenauigkeit kann durch eine „In-vivo-Kalibration" erhöht werden, nachdem stabile Messwerte erreicht wurden (etwa 20 min nach Platzierung), indem die Werte anhand einer blutigen Blutgasmessung korrigiert werden (Rooth et al. 1976, Hutchison et al. 1981).

Nachteile der Elektroden

Messung des Sauerstoffpartialdruckes in der Atemluft

Die Messung des Sauerstoffpartialdruckes in der Atemluft kann ebenso kontinuierlich unter Ausnutzung der paramagnetischen Eigenschaften des Sauerstoffes erfolgen. Hierzu wird fortlaufend Probengas aus dem Atemstrom entnommen.

Auswertungen

Ausgewertet werden mittlere Sauerstoffsättigung und tcP_{O_2} sowie Histogramme der zeitlichen Verteilung der Messwerte und – als Maß für die Kurzzeitvariabilität – „Desaturationen" („Entsättigungen" um mehr als z. B. 3 oder 4 Sättigungsprozent vom Basalwert) oder P_{O_2}-Abfälle um z. B. mehr als 10 mmHg. Etabliert hat sich der Sauerstoffdesaturationsindex ODI (Oxygen Desaturation Index) für mehr als 3 % (ODI_3) und – gebräuchlicher – mehr als 4 % (ODI_4) (Tab. 5.**1**).

CO_2-Partialdruck

> •••• Die Bestimmung des CO_2-Partialdruckes und seiner schlafabhängigen Variabilität ist Voraussetzung für die Erkennung der Hypoventilation. Als kontinuierliche, nichtinvasive Messverfahren stehen die transkutane P_{CO_2}-Messung (tcP_{CO_2}) sowie die Kapnographie als Messung des P_{CO_2} in der Ausatmungsluft zur Verfügung.

15 Analyse schlafassoziierter Störungen

Transkutane P_{CO_2}-Messung

Elektroden

Bei den transkutanen CO_2-Elektroden handelt es sich um pH-Glas- oder Festkörperelektroden, die mit einer CO_2-durchlässigen Membran überzogen sind (Stow et al. 1957, Severinghaus und Bradley 1958). Der Zwischenraum ist mit einem Elektrolyten gefüllt. Änderungen des CO_2-Partialdruckes führen somit zu einer proportionalen pH-Änderung des Elektrolyten. Wie bei der transkutanen Sauerstoffelektrode beschrieben, erfolgt eine Hyperämisierung der Haut durch Temperaturerhöhung an der Messstelle (42–43 °C), was eine Umplatzierung nach etwa vierstündiger Messzeit erforderlich macht. Bei hoher „In-vitro-Messgenauigkeit" der Elektroden zeichnen sie sich jedoch durch recht lange Ansprechzeiten im Minutenbereich aus, weshalb kurzfristige Änderungen des $P_{CO_{2a}}$ nur verzögert und gegebenenfalls mit verringerter Amplitude gemessen werden können (Abb. 15.5).

Vergleich mit arteriellem P_{CO_2}

Simultane Messungen des transkutanen und des arteriellen P_{CO_2} zeigen in der Regel einen linearen Zusammenhang (Rithalia et al. 1984), jedoch wurde auch eine hohe intraindividuelle Streuung beschrieben (Sanders et al. 1994). Für relative Änderungen des transkutanen P_{CO_2} um mehr als 5 Torr wurden allerdings regelmäßig entsprechende Änderungen des $P_{CO_{2a}}$ gefunden (Mahutte et al. 1984).

Kapnographie

Eine Abschätzung des $P_{CO_{2a}}$ kann auch durch die Messung des P_{CO_2} in der Atemluft erfolgen (Kapnographie, s. S. 41). Können Verteilungsstörungen ausgeschlossen werden, so folgen die P_{CO_2}-Werte am Ende der Ausatmung (endexspiratorischer oder endtidaler $P_{CO_2} = P_{CO_{2endt}}$) recht präzise dem $P_{CO_{2a}}$.

Anforderungen an das Messsystem

Die Kapnographie während des Schlafes (Magnan et al. 1993) stellt erhöhte Anforderungen an das Messsystem. Zum einen muss das Gerät leise sein, um den Schlaf nicht zu stören, und es muss für den Langzeiteinsatz geeignet

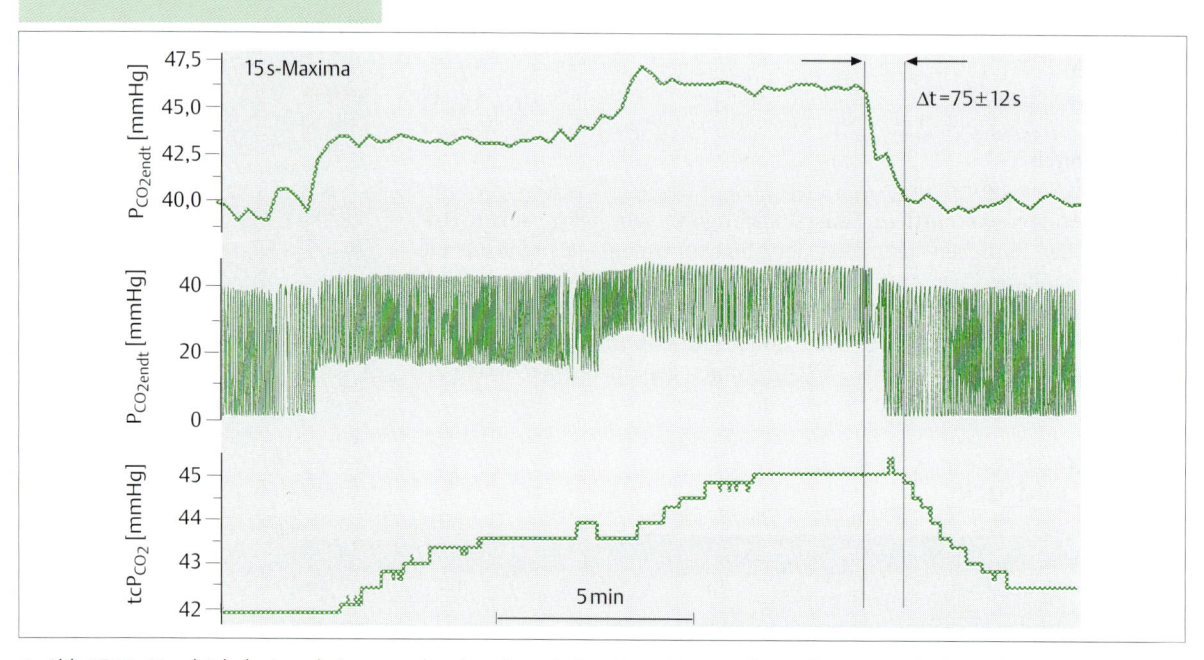

▲ Abb. 15.5 Vergleich der transkutanen und endexspiratorischen P_{CO_2}-Messung bei stufenweiser Erhöhung der F_iCO_2.

sein, indem es über eine effiziente Wasserabscheidung aus dem Probenschlauch verfügt. Problematisch kann auch die Probengasgewinnung sein. Die Anwendung CO_2-dichter Nasenbrillen wird bei Mundatmung ineffektiv. Alternativ wurden Gesichtsmasken sowie Pharynxkatheter eingesetzt. Bei der unkomplizierten Anwendung von Nasenbrillen wurden in 76 % der Messzeit Alveolarplateaus gemessen, in 95 % der Zeit konnte das Signal als qualitatives Flusssignal ausgewertet werden (Schäfer et al. 1999a).

Auswertung

Ausgewertet werden mittlere und maximale P_{CO_2}-Werte sowie das Histogramm der zeitlichen Verteilung.

Weitere Parameter der Polysomnographie

Herz-Kreislauf-Parameter

Routinemäßig (Penzel et al. 1993, Penzel et al. 1998, Peter et al. 1998) erfolgt eine EKG-Ableitung – in der Regel durch auf dem Brustkorb platzierte Elektroden – die eine Herzfrequenz- und Rhythmusanalyse ermöglicht, für eine detailliertere Analyse aber überfordert ist. Optional sollte ein Mehrspur-EKG ableitbar sein oder parallel ein Langzeit-EKG gemessen werden.

EKG

Von Interesse ist der Verlauf des arteriellen und pulmonalarteriellen Blutdrucks (Hedner und Grote 1998), zumal während der Arousals nach apnoischen Phasen enorme Blutdruckanstiege auftreten können. Obsolet ist die diskontinuierliche Messung mit Manschetten nach Riva-Rocci, da hierdurch der Schlaf gestört wird und die wenigen einzelnen Messwerte keine Aussage über den zeitlichen Verlauf in Korrelation zu den Atmungsstörungen erlauben. Anstelle der invasiven arteriellen Blutdruckmessung steht ein nichtinvasives, servoplethysmographisches Verfahren zur Verfügung, das den Blutdruck durch Fingermanschetten kontinuierlich verfolgt (Penzel et al. 1992, Penzel 1995).

Blutdruck

In der Erprobung befindet sich die Pulstransitzeitmessung (PTT) (Smith et al. 1999) als Maß für die sympathische Aktivierung. Bestimmt wird hier die Latenz zwischen R-Zacke des EKG und peripherer Pulswelle, die pulsoxymetrisch gemessen werden kann. Nicht zu verwechseln mit der Kreislaufzeit schwankt die PTT je nach Messstelle bei etwa 200–300 ms. Ein erhöhter Sympathikustonus führt zu einer kontraktionsbedingten Complianceabnahme der Arterien, und die PTT verkürzt sich.

Pulstransitzeitmessung (PTT)

•••• Wichtig bei der Auswertung sind die mit den Atmungsstörungen korrelierten Veränderungen, insbesondere das Auftreten von Herzrhythmusstörungen und Blutdruckspitzen.

Bewegungen und Geräusche

Obligat ist weiterhin die Registrierung der Körperlage zur Differenzierung zwischen Bauch- und Rückenlage sowie Links- und Rechtsseitenlage, da bei einigen Patienten schlafassoziierte Atmungsstörungen streng lageabhängig auftreten können.

Körperlage

Ebenso routinemäßig sollten die Atemgeräusche bzw. Schnarchgeräusche registriert werden. Dies erfolgt am besten mittels Kehlkopfmikrophonen; ei-

Schnarchgeräusche

15 Analyse schlafassoziierter Störungen

nige Geräte integrieren das gleichgerichtete Signal innerhalb des relevanten Frequenzbereichs.

Oberflächenelektromyogramm

Unwillkürliche Beinbewegungen, die zu Arousal-Reaktionen im Schlaf führen (Restless-Legs-Syndrom, Periodic-Limb-Movement-Syndrom), sind als Ursachen der Tagesschläfrigkeit differenzialdiagnostisch auszuschließen. Dies kann mittels Oberflächenelektromyogramm auf den Mm. tibiales anteriores beidseits erfolgen.

Videoaufzeichnungen

Bewährt hat sich die gleichzeitige Videoaufzeichnung des Signals einer Infrarot- oder Restlichtkamera, um das Verhalten des Patienten im Schlaf mit den Kurven korrelieren zu können. Besonders relevant ist dies bei dem Verdacht auf ein Anfallsleiden oder der REM-Schlaf-Verhaltensstörung (REM-Sleep Behavior Disorder, Schenck-Syndrom).

Ergänzungen

Bei speziellen Fragestellungen kann die Polysomnographie ergänzt werden durch Messung der Haut- oder Körperkerntemperatur, der Körperbewegungen (Aktigraphie), der Schweißproduktion, der nächtlichen Erektionen u. a.

Ein Vorschlag für eine Montage zur Polysomnographie ist in Abb. 15.6 dargestellt.

Nichtlaborgebundene Funktionsdiagnostik

Ambulante Diagnostik der Schlafapnoe

Die zuvor beschriebene Polysomnographie ist ein leistungsfähiges Werkzeug zur umfassenden Differenzialdiagnostik schlafassoziierter Atmungsstörungen. Bestimmte Konstellationen und Fragestellungen rechtfertigen allerdings die Anwendung reduzierter Untersuchungsprogramme, für die spezielle „nichtlaborgebunde Monitorsysteme" (NLMS) entwickelt wurden und zu deren Einsatz zwecks „ambulanter Diagnostik der Schlafapnoe" eine spezielle Qualifikation erworben werden kann (Peter et al. 1992).

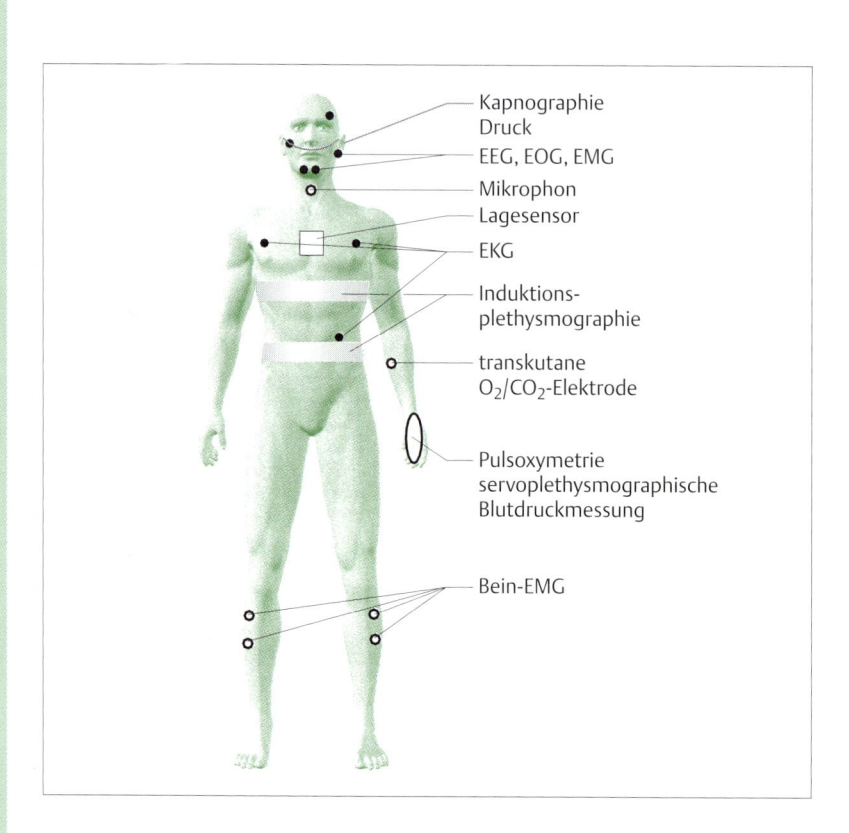

▶ Abb. 15.6 Vorschlag einer Montage für die Polysomnographie zwecks Differenzialdiagnostik schlafbezogener Atmungsstörungen.

Besonderheiten bei schlafassoziierten Störungen im Kindesalter

Mittlerweile umfasst das Spektrum angebotener Geräte einfache Rekorder für 4 Parameter bis hin zu Geräten, die der stationären Polysomnographie messtechnisch ebenbürtig sind (Peter et al. 1998). Obligat ist die Aufzeichnung von:
- Sauerstoffsättigung,
- Puls- oder Herzfrequenz,
- Atmung (möglichst Fluss und Bewegungen) und
- Körperlage.

Je mehr Parameter einbezogen werden, desto besser ist die Spezifität der Untersuchung, desto größer sind allerdings auch der messtechnische und finanzielle Aufwand sowie die Artefaktanfälligkeit.

Indikationen für den Einsatz nichtlaborgebundener Monitorsysteme sind:
- epidemiologische Untersuchungen größerer Gruppen (Screening),
- Voruntersuchung im Rahmen einer Stufendiagnostik bei anamnestischen Hinweisen auf eine schlafbezogene Atmungsstörung zur Risikoeinschätzung und weiteren Planung von Diagnostik und Therapie,
- Therapiekontrolle der häuslichen CPAP- oder Beatmungstherapie.

Besonderheiten bei schlafassoziierten Störungen im Kindesalter

Messverfahren

Die polysomnographische Funktionsdiagnostik im Kindesalter (American Thoracic Society 1996, American Thoracic Society 1999, Niewerth und Wiater 2000, Wiater et al. 2000) muss trotz der möglichen Unruhe der Patienten im spontanen, nicht durch Sedativa induzierten Schlaf erfolgen, um die Atmung nicht iatrogen zu beeinflussen. Die Eltern sind in die Untersuchungsvorbereitung und – je nach Alter der Kinder – in die Versorgung während der Nacht einzubeziehen, das Personal muss mit dem Umgang mit Kindern vertraut sein und die kardiopulmonale Reanimation bei Säuglingen und Kleinkindern beherrschen. Es muss ein unmittelbarer Zugang zum Kind gewährleistet sein.

Die Sensorik muss passend und möglichst nichtinvasiv sein. Thermistoren und andere Sensoren im Gesichtsbereich werden mitunter nicht toleriert. Einen Ausweg bietet die (kalibrierte) Induktionsplethysmographie, die gleichzeitig wertvolle Hinweise auf eine obstruktionsbedingte erhöhte Atemarbeit in Form paradoxer Atembewegungen von Brust und Bauch liefert. Empfohlen werden – in Analogie zum Erwachsenen:
- 2 EEG-Ableitungen,
- 2 EOG-Ableitungen,
- ein submentales EMG,
- ein einkanaliges EKG,
- wenn möglich Messung des Luftflusses (Staudruck, Kapnographie),
- thorakale und abdominale Atembewegungen (Induktionsplethysmographie),
- Pulsoxymetrie mit Pulskurve zur Artefaktkontrolle,
- transkutane und/oder endexspiratorische P_{CO_2}-Messung,
- Messung der Körperlage und -bewegung,
- Messung der Schnarchgeräusche.

Differenzialdiagnostisch kann die Bestimmung der chemosensiblen Atmungsantriebe im Schlaf wichtig sein (Schäfer und Schläfke 1997b).

Geräte

Indikationen

Voraussetzungen

Geräte

Auswertung

Der altersabhängigen Ausreifung des Schlaf-EEG wird in einem Manual zur Schlafstadienanalyse bei Säuglingen bis zum 6. Lebensmonat, herausgegeben von Anders, Emde und Parmelee, Rechnung getragen (Anders et al. 1971), die weiteren alterstypischen Veränderungen bis in das Adoleszentenalter sind in einem Atlas von Scholle und Schäfer (Scholle und Schäfer 1999) dokumentiert.

Da sich der Schweregrad schlafassoziierter Atmungsstörungen beim Kind noch weniger als beim Erwachsenen mit entsprechenden Indizes für Apnoen, Entsättigungen oder Arousals festmachen lässt, wurden als Normwerte Grenzen für Blutgasveränderungen vorgeschlagen (Marcus et al. 1992). Hiernach sollte der maximale $P_{CO_{2a}}$ 55 mm Hg nicht überschreiten, der $P_{CO_{2endt}}$ sollte in höchstens 10 % der Schlafzeit über 50 mmHg, in höchstens 60 % über 45 mmHg liegen. Minimale Sättigungswerte sollten 92 % nicht unterschreiten, die maximale Entsättigung sollte nicht größer als 8 Sättigungsprozent sein. Nicht anwendbar sind diese Grenzwerte allerdings bei Kindern mit Lungen- oder Herz-Kreislauf-Erkrankungen. Als Grenzwert für den Index obstruktiver Apnoen (OAI) wird maximal 1,0 h^{-1} genannt.

16 Methodische Besonderheiten im Kindesalter

Allgemeines

Sollwertformeln

Für die verschiedenen Funktionsparameter stehen für Erwachsene jeweils gut geeignete Sollwerte zur Verfügung, die aus den entsprechenden Sollwertformeln zu berechnen sind. Moderne Geräte errechnen diese Sollwerte automatisch und oft ermöglichen sie auch, von den verschiedenen Formeln eine auszuwählen. Die Angaben der Messergebnisse erfolgen dann neben den absoluten Größen auch in Prozent des Sollwertes, was für eine brauchbare Beurteilungsgrundlage unverzichtbar ist.

Sollwerte bei Erwachsenen

Für die Pädiatrie mit den so häufigen bronchopulmonalen Erkrankungen gelten diese Grundsätze ebenso. Wegen des im Kapitel 6 (s. S. 66) beschriebenen, bis in das frühe Erwachsenenalter hineinreichenden, nichtproportionalen Wachstums von Bronchien und Alveolen mit ausgeprägten Änderungen der Querschnitte sind im Kindesalter die bei Erwachsenen verwendeten Sollwerte nicht brauchbar.

Sollwerte bei Kindern

> •••• Für alle Parameter der Funktionsdiagnostik, die im Kindesalter ebenso wie bei Erwachsenen eingesetzt werden, wurden von verschiedenen Autoren Sollwertformeln erarbeitet, die von den Formeln für Erwachsene erheblich abweichen.

Wegen der großen Bedeutung der Pneumologie in der Pädiatrie und des hohen Stellenwertes der Funktionsdiagnostik, auch für die pädiatrische Pneumologie, wurden hervorragende entsprechende Monographien veröffentlicht (Lindemann et al. 1997, Niggemann et al. 1995, Polgar et Promadhat 1971, Quanjer et al. 1989, Scarpelli 1975, von der Hardt 1985, Zapletal et al. 1987).

Für die Sollwerte ist die Körpergröße, die weitgehend linear mit dem Alter korreliert, von besonderer Bedeutung. Bei vielen Autoren wurde auch das Körpergewicht berücksichtigt, und fast bei allen Parametern ist auch das Geschlecht bestimmend für das Ergebnis.

Funktionsdiagnostik bei Kindern

Im Allgemeinen wird angenommen, dass ab dem 4. Lebensjahr die Messung der verschiedenen Parameter zuverlässig möglich ist. Methoden, die weitgehend unabhängig von der Mitarbeit sind, wie die Ganzkörperplethysmographie und die Oszilloresistometrie, erlauben meist bereits bei jüngeren Kindern zuverlässige Bestimmungen. Auch bei Kleinstkindern können Funktionsanalysen zur Diagnostik und zur Therapiekontrolle wünschenswert sein. Von Speziallabors wurden dafür Methoden erarbeitet (s. bei Lindemann et al. 1997). Oft werden dann Sedierung und spezielle Erfahrung benötigt.

Untersuchungsmethoden in Abhängigkeit vom Alter

Voraussetzung bei allen Methoden ist eine einfühlsame Unterweisung des Kindes, wobei kindgerechte Vorstellungen hilfreich sein können. Meist hilft es auch, wenn das Kind bei einer vorangehenden Untersuchung eines

Vorbereitung der Kinder

16 Methodische Besonderheiten im Kindesalter

anderen Patienten zugegen sein kann. Das Atmen durch ein Mundstück bei aufgesetzter Nasenklemme sollte unter Umständen ohne das Gerät geübt werden, damit sich das Kind ausreichend daran gewöhnen kann.

Alles, was in den vorausgehenden Kapiteln für die verschiedenen Methoden generell ausgesagt wurde, gilt auch für die Kinderpneumologie mit Ausnahme der nachfolgenden Besonderheiten.

Funktionsdiagnostische Methoden und Parameter im Einzelnen

> Für alle Parameter gilt, dass die Beurteilung des Verlaufs ungleich bessere Grundlagen für die Beurteilung liefert als Einzelwerte. Auch für Kinder sollte der Lungenfunktionspass als wertvolle Grundlage eingeführt werden.

Spirometrie

Zusammengesetzte Vitalkapazität

Bei kleineren Kindern gelingt es oft nicht, die Vitalkapazität mit einem Atemzug zu bestimmen. Von der Hardt et al. (1976) haben deshalb eine Formel für Sollwerte der zusammengesetzten Vitalkapazität angegeben. Vom Atemzugvolumen ausgehend, lassen sich so das inspiratorische und das exspiratorische Reservevolumen getrennt messen. Deren Addition ergibt dann die „two-stage" VC = TSVC. Die großen interindividuellen Streuungen der Vitalkapazität sind aber immer zu bedenken.

Sollwertformeln

Tab. 16.1 gibt einige Sollwertformeln wieder, wobei aber angestrebt werden sollte, dass jedes Labor für sich festlegt, wo es im Verhältnis zu den Ergebnissen aus den Fremdsollwerten liegt. Mit den überall vorhandenen Rechnern lassen sich heute auch eigene Sollwertformeln relativ einfach erstellen. Eine umfassende Zusammenstellung spirometrischer Sollwertformeln mit eigenen Ergebnissen von 10 605 Jugendlichen findet sich bei Lutt-

▼ Tabelle 16.1   Sollwertformeln für weibliche und männliche Jugendliche für IVC, EVC, FVC, TSVC, FEV1 und PEF nach verschiedenen Autoren

Parameter		Alter (J)	Formel	%SD/RSD	Autor
IVC	(w)	6–15	$IVC = 1645 \times 10^{-6} \times H^{2,86}$	15	Pistelli et al. 1978
	(m)	6–15	$IVC = 3985 \times 10^{-6} \times H^{2,71}$	10,9	Guerini et al. 1970
EVC	(w)	6–17	$\log EVC = -2,3 + 2,64 \log H$	0,029	Zapletal et al. 1979
	(m)	6–16	$\log EVC = -2,6 + 2,78 \log H$	0,042	
FVC	(w)	6–12	$FVC = -3749 + 43 \times H$	373	Knudson et al. 1983
	(m)	6–12	$FVC = -3376 + 40,9 \times H$	350	
FVC	(w)	6–16	$\ln FVC = -1,025 + 1,829 \ln H + 0,141 \ln A + 0,224 \ln G$	0,11	Neuberger et al. 1994
	(m)	6–16	$\ln FVC = -0,883 + 1,918 \ln H + 0,112 \ln A + 0,231 \ln G$	0,11	
FVC	(w)	7–18	$FVC = -2,123 + 1,7225 \ln H + 0,2465 \ln G + 0,2017 \ln A$	0,87 (R^2)	Luttmann et al. 1997
	(m)	7–18	$FVC = -2,417 + 1,6927 \ln H + 0,2875 \ln G + 0,2484 \ln A$	0,91 (R^2)	
TSVC	(w)	6–15	$TSVC = 3,5 \times 10^{-3} H^{2,7}$	13	von der Hardt et al. 1976
	(m)	6–15	$TSVC = 6,8 \times 10^{-3} H^{2,58}$	11	
FEV1	(w)	7–18	$FEV1 = -2,1595 + 1,7296 \ln H + 0,1974 \ln G + 0,2406 \ln A$	0,86 (R^2)	Luttmann et al. 1997
	(m)	7–18	$FEV1 = -2,1156 + 1,6906 \ln H + 0,2227 \ln G + 0,1891 \ln A$	0,9 (R^2)	
PEF	(w)	7–18	$PEF = -0,6928 + 1,072 \ln H + 0,135 \ln G + 0,285 \ln A$	0,76 (R^2)	Luttmann et al. 1997
	(m)	7–18	$PEF = -0,4628 + 0,9589 \ln H + 0,1877 \ln G + 0,364 \ln A$	0,83 (R^2)	

H = Körpergröße (cm), A = Alter (Jahre), G = Gewicht (kg).

Funktionsdiagnostische Methoden und Parameter im Einzelnen

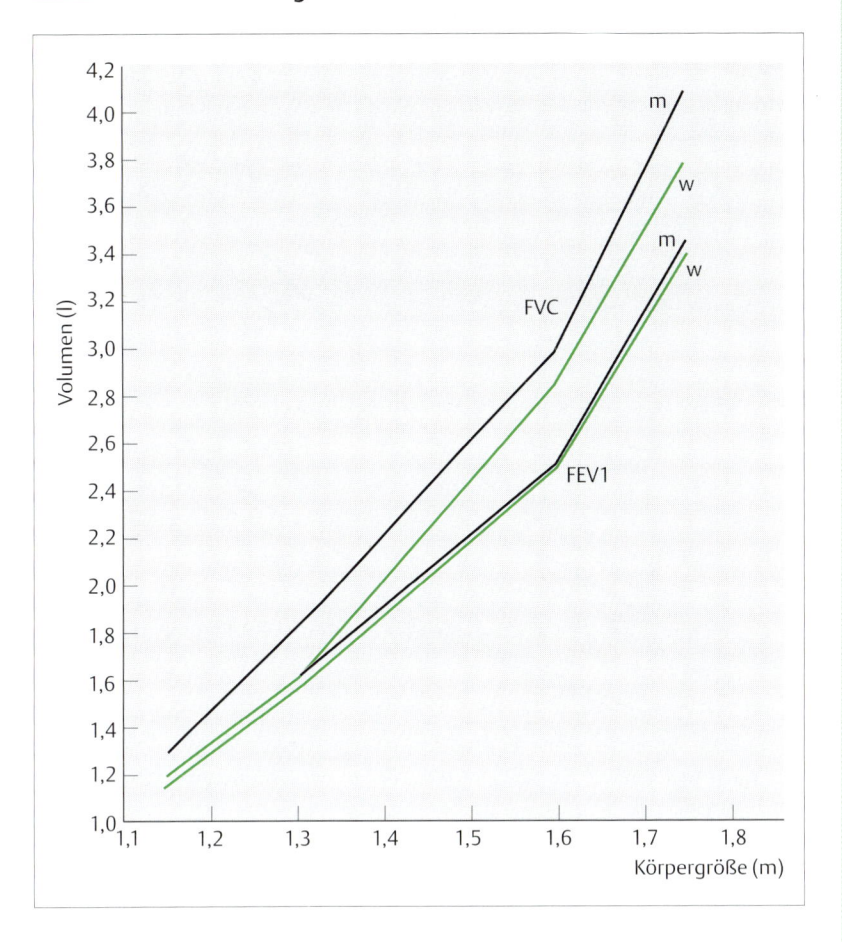

◂ Abb. 16.**1**   FVC und FEV1 bei weiblichen (w) und männlichen (m) Jugendlichen in Abhängigkeit von der Körpergröße (nach Neuberger et al. 1994).

mann et al. (1997). Die Ergebnisse bei den verschiedenen Autoren differieren, was wieder den Wunsch nach eigenen Sollwerten bestätigt.

Bei den meisten Autoren geht allein die Körpergröße in die Formeln ein. Bei Neuberger et al. und Luttmann et al. werden auch in der multifaktoriellen Regression Alter und Gewicht in die Formeln mit aufgenommen. Die entsprechenden Faktoren sind aber im Verhältnis zur Körpergröße gering. Bei der Bedeutung der individuellen Werte ist es fraglich, ob für den erforderlichen Längsschnittvergleich diese Ergänzung bedeutsam ist. Neuberger wie auch Luttman benötigten ihre Daten für epidemiologische Studien, bei denen größtmöglichste Präzision erwünscht war.

Die FEV1-Werte sind relativ gut reproduzierbar. Abb. 16.**1** zeigt die Sollvolumina bei Mädchen und Jungen für FVC und FEV1 in Abhängigkeit von der Körpergröße und die daraus hervorgehende Sollwertkurve. Bei Sollwertdifferenzen zwischen den verschiedenen Autoren kann auch so vorgegangen werden, dass man sich an einer derartigen Sollwertkurve orientiert, wobei immer die große interindividuelle Variabilität von ± 20 % zu berücksichtigen ist. Die Sollwerformel für FEV1 ist in Tab. 16.**1** aufgeführt.

Die von der Mitarbeit stark abhängigen PEF-Werte und die MEF50 %-Werte, die als Frühzeichen bei Atemwegsobstruktion besonders sensibel sind, aber große interindividuelle Streuungen aufweisen, sind mit ihren Sollwerten in Abb. 16.**2** dargestellt. Sollwertformeln für PEF sind ebenfalls der Tab. 16.**1** zu entnehmen.

Der PEF-Wert zeigt, wenn er mit den einfachen Peak-flow-Metern bestimmt wird, oft größere Differenzen zu den mit kalibrierbaren Pneumotachographen bestimmten Ergebnissen.

Größe, Alter und Gewicht

FEV1-Werte

PEF-Werte

Längsschnittergebnisse für PEF

135

▶ Abb. 16.2 Sollwerte für Jungen (m) und Mädchen (w) für PEF und MEF50 % (nach Neuberger et al. 1994).

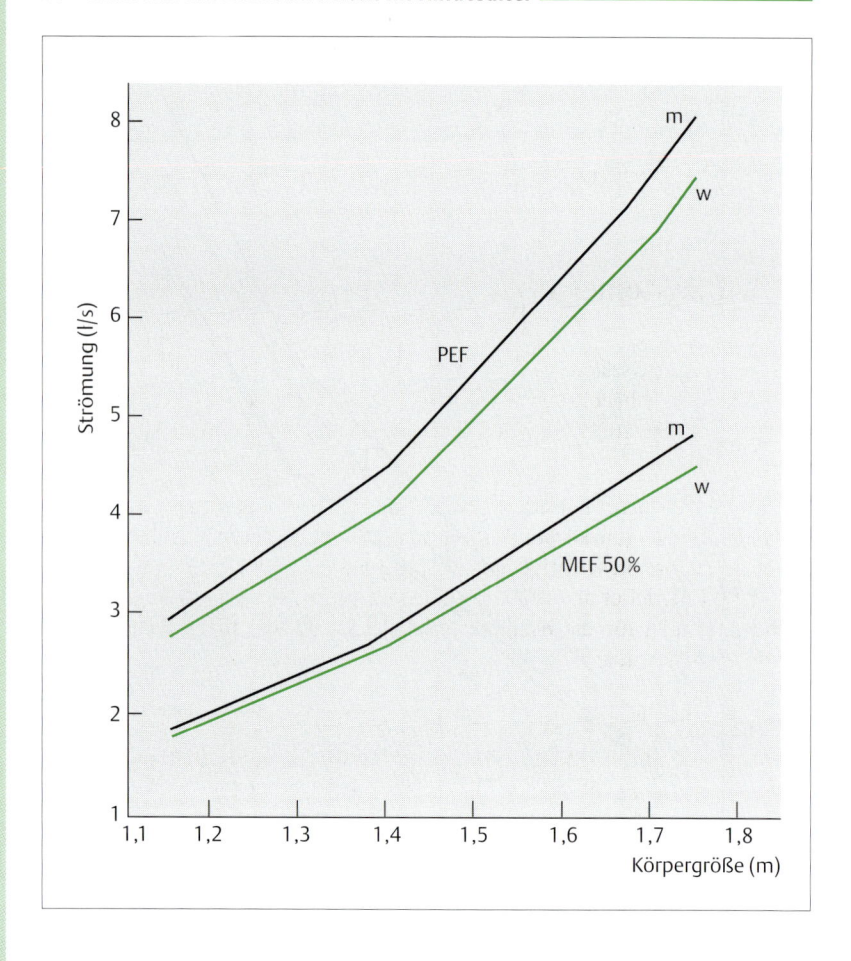

> Von besonderem Wert sind die Längsschnittergebnisse des PEF, die von den Patienten ambulant bestimmt werden können und so frühzeitig für den Arzt und den Patienten Abweichungen vom individuellen Normverlauf zeigen.

Ganzkörperplethysmographie

> Die Ganzkörperplethysmographie (s. S. 86) gilt auch im Kindesalter als Goldstandard und kann ab dem 4. Lebensjahr einwandfrei durchgeführt werden.

Verschlussdruck- und Strömungswiderstandskurven

Bestehen Schwierigkeiten bei der Messung des Verschlussdruckwinkels mit der „Hechelmethode", so lässt sich ein zuverlässiges Ergebnis auch mit einfachem Weiteratmen nach dem Atemwegsverschluss erreichen. Solche Verschlussdruckkurven sollten mindestens 4-mal registriert werden, was leicht möglich ist, da keinerlei Anstrengung damit verbunden ist. Auch die Strömungswiderstandskurve sollte von 3 Atemzügen aufgenommen werden, um die Reproduzierbarkeit der Ergebnisse – auch des zu beurteilenden Kurvenverlaufes – zu sichern und zu dokumentieren.

R_t

Bei Kindern liegt R_t wegen der engeren Bronchienverhältnisse wesentlich über dem Grenzwert der Erwachsenen von 0,3 kPa/l/s (Tab. 16.2):

Funktionsdiagnostische Methoden und Parameter im Einzelnen

Alter	R_t (kPa/l/s)
Neugeborenes	2–3
6 Jahre	0,6
14 Jahre (wie Erwachsener)	0,22

◀ Tabelle 16.2 Totale Resistance in Abhängigkeit vom Lebensalter

Oszilloresistometrie

•••• Die Oszilloresistometrie (s. S. 96) ist im Kindesalter von Bedeutung, weil sie unabhängig von der Mitarbeit ist und bei inhalativen Tests Veränderungen von Atemzug zu Atemzug erfasst.

Die Ergebnisse beim Einsatz als „Funktionsanalyse" sind aber nicht so eindeutig wie die ganzkörperplethysmographischen. Zudem fehlt auch die Möglichkeit, das oft wichtige IGV zu bestimmen.

Die von Berdel et al. (1979) und die von Wuthe et al. 1980 angegebenen Sollwertformeln für die oszillatorische Resistance bei Jugendlichen sehen folgendermaßen aus:

SOLLWERTFORMEL

R_{os} (3–17 Jahre) [kPa/l/s] = –6,4 × H + 14,51 (Berdel et al. 1979)
R_{os} (6–16 Jahre) [kPa/l/s] = 5,7 H × + 13,1 (± 0,9; Wuthe et al 1980)
H = Körpergröße in m

Lungencompliance

Die Lungencompliance (s. S. 10, 102) wird bei Kindern gemessen, wenn Verdacht auf restriktive Prozesse besteht. Die Ösophagusdruckmessung erfordert allerdings besondere Erfahrung, weil sie „quasi statisch" vorgenommen werden muss. Da bei Verteilungsstörungen, mit denen bei kleineren Kindern häufig zu rechnen ist, die Ergebnisse unspezifisch werden, wird die Indikation jedoch selten gegeben sein, zumal heute mittels der bildgebenden Verfahren zusammen mit anderen Funktionsparametern (IGV, R_t, VC) für diese Fragestellungen kaum zu überbietende Zuverlässigkeit erreicht wird.

Seltene Indikation

Transferfaktor

Auch für die Bestimmung des Transferfaktors (s. S. 105) ergeben sich – sowohl für das Single-breath- als auch für das Steady-State-Verfahren – im Kindesalter besondere Probleme: Das erforderliche schnelle Einatmen, das ausreichend lange Anhalten des Atems und eine stabile Atmung sind häufig schwer zu erreichen. Jede Verteilungsstörung beeinflusst das Ergebnis, wodurch die Interpretation wesentlich an Spezifität verliert.

Problematische Messung

Blutgasanalyse

Die Blutgasanalyse (s. S. 108) ist auch bei Kindern aus hyperämisiertem Kapillarblut mit sehr guter Übereinstimmung mit den arteriellen Werten möglich. Bei Kleinkindern bietet sich als Entnahmestelle die Ferse an. Da bei Kindern

Grenzbereiche für $P_{O_{2a}}$-Werte

16 Methodische Besonderheiten im Kindesalter

Tabelle 16.3 Grenzwerte für P_{O_2a} in verschiedenen Alterrsstufen

Alter	P_{O_2a}
6 Monate	65 mmHg
6 Jahre	75 mmHg
16 Jahre	75 mmHg

größere Trapped-Air-Volumina mit entsprechenden Kurzschlussdurchblutungen bestehen, die als Grenzfall von Verteilungsstörungen verstanden werden können, finden sich häufig erniedrigte P_{O_2a}-Werte. Entsprechende Normwerte können deshalb nur Grenzbereiche angeben (Tab. 16.3), die aber doch für die Beurteilung hilfreich sein können. Diese Grenzwerte gelten für Ruhebedingungen. Unter Belastung können die P_{O_2a}-Werte ansteigen, da die Ventilationsbedingungen des Alveolarraumes oft verbessert werden.

Atemgasanalyse

Die exspiratorische Deformation der (CO_2-) Gaskonzentrationskurven bei Verteilungsstörungen (s. S. 38, 48) lässt sich anhand des dann sukzessiven Anstiegs auch bei Kindern nur schwer quantifizieren, so eindrucksvoll die Änderung des Kurvenverlaufes auch erkennbar wird.

Belastungsuntersuchungen

Belastungsuntersuchungen (s. S. 110) werden vor allem zur Erfassung des Exercise-induced-Asthma, gelegentlich aber auch zur Bestimmung der Belastbarkeitsgrenze durchgeführt. Für das Ergebnis sind die Umgebungsbedingungen (Temperatur, Luftfeuchte) wesentlich. Die „Dyspnoegrenze", die durch den Erfahrenen gut zu erkennen ist, gilt meist als begrenzender Faktor. Die durch die Strömungswiderstände und durch Lungenüberblähung gesteigerte Atemarbeit, die unter diesen Bedingungen normalerweise kaum messbar ist, ist das vorrangige pathophysiologische Korrelat der Dyspnoe.

Bronchodilatationstest

Im Bronchodilatationstest (s. S. 112) gelten im Kindesalter die gleichen Grundbedingungen wie bei Erwachsenen. Die relativ hohen, im Kindesalter aber normalen Strömungswiderstände in den Atemwegen lassen sich bei Gesunden gut senken. Tab. 16.4 gibt die Ergebnisse, die bei gesunden Kindern und Erwachsenen durch das Anticholinergikum Ipratropiumbromid zu erzielen sind (Islam und Ulmer 1984), wieder. Diese Werte zeigen, dass sich bei gesunden Kindern mit dem Anticholinergikum fast R_t-Werte im Normbereich Erwachsener (R_t = 0,304) erreichen lassen.

Tabelle 16.4 R_t- und IGV-Veränderungen bei Kindern und Erwachsenen nach Ipratropiumbromid Aerosol (Atrovent)

Alter (Jahre)	4–14 (MW 8,7)	18–30 (MW 22,4)	32–45 (MW 39,6)
R_t (kPa/l/s)	0,516	0,124	0,137
ΔR_t % 60 min nach Atrovent Aerosol	−44	−18	−8
ΔIGV	−4	−6	−1

MW = Mittelwert

III Anhang

Tabellen und Umrechnungsfaktoren

Gebräuchliche Symbole für Atmung und Kreislauf

Weiterführende bzw. Originalliteratur

Sachverzeichnis

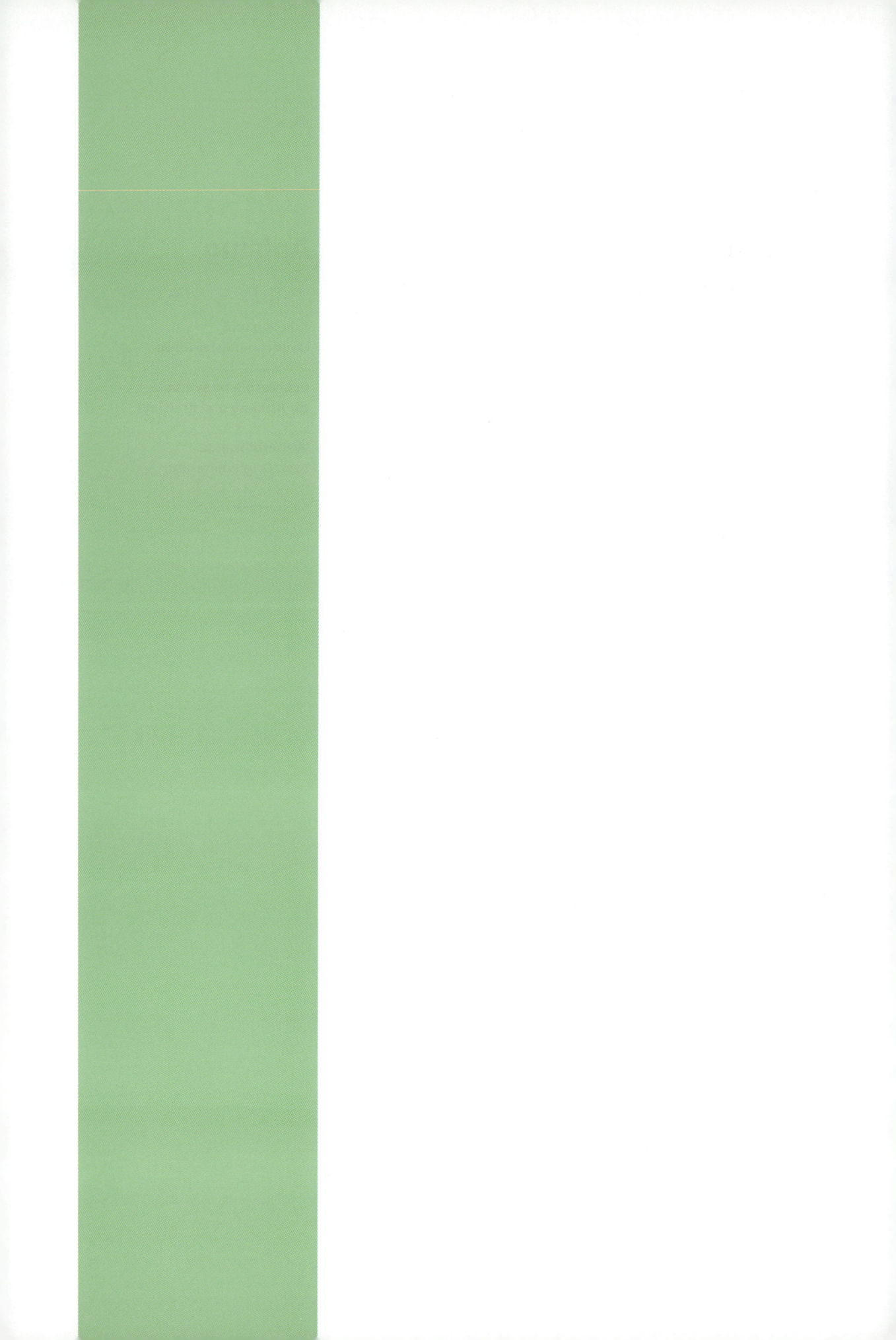

Tabellen und Umrechnungsfaktoren

BTPS-Korrekturfaktoren

Lungenvolumina und Ventilation auf „Lungenverhältnisse" = BTPS (body temperature, atmospheric pressure, water saturated = 37 °C, atmosphärischer Druck, Wasserdampfdruck bei 37 °C).

$$V\,(BTPS) = V \times \frac{P_{atm}\,(kPa) - P_{H_2O}\,T\,(kPa)}{P_{atm}\,(kPa) - 6{,}266} \times \frac{273 + 37}{273 + T}$$

T = Messtemperatur, P_{atm} = atmosphärischer Druck

Die Umrechnungsformel lässt sich zusammenfassen nach:

$$F_1 \times (1 + \frac{F_2}{P_{atm}})$$

F1 und F2 sind Tab. III.1 zu entnehmen.

▼ Tabelle III.1 Umrechnung von Gasvolumen auf BTPS-Bedingungen

Faktor 1							Faktor 2						
Mess-tempe-ratur	Temperatur des Patienten						Mess-tempe-ratur	Temperatur des Patienten					
	37 °C	38 °C	39 °C	40 °C	41 °C	42 °C		37 °C	38 °C	39 °C	40 °C	41 °C	42 °C
11 °	1,092	1,095	1,098	1,101	1,105	1,108	11 °	39,7	42,6	45,6	48,5	51,7	55,0
12 °	1,088	1,091	1,095	1,098	1,101	1,105	12 °	36,4	39,0	41,9	44,8	47,8	51,0
13 °	1,084	1,088	1,091	1,095	1,098	1,101	13 °	35,7	38,3	41,2	44,1	47,1	50,3
14 °	1,080	1,084	1,088	1,091	1,095	1,098	14 °	34,9	37,5	40,4	43,3	46,3	49,5
15 °	1,077	1,080	1,084	1,088	1,091	1,095	15 °	34,1	36,7	39,6	42,5	45,5	48,7
16°	1,072	1,077	1,080	1,084	1,088	1,091	16 °	33,1	35,9	38,8	41,7	44,7	47,9
17 °	1,069	1,072	1,077	1,080	1,084	1,088	17 °	32,4	35,0	37,9	40,8	43,8	47,0
18 °	1,065	1,069	1,072	1,077	1,080	1,084	18 °	31,4	34,0	36,9	39,8	42,8	46,0
19 °	1,062	1,065	1,069	1,072	1,077	1,080	19 °	30,4	33,0	35,9	38,8	41,8	45,0
20 °	1,058	1,062	1,065	1,069	1,072	1,077	20 °	29,4	32,0	34,9	37,8	40,8	44,0
21 °	1,054	1,058	1,062	1,065	1,069	1,072	21 °	28,3	30,9	33,8	36,7	39,7	42,9
22 °	1,051	1,054	1,058	1,062	1,065	1,069	22 °	27,1	29,7	32,6	35,5	38,5	41,7
23 °	1,048	1,051	1,054	1,058	1,062	1,065	23 °	25,9	28,5	31,4	34,3	37,3	40,5
24 °	1,044	1,048	1,051	1,054	1,058	1,062	24 °	24,6	27,2	30,1	33,0	36,0	39,2
25 °	1,040	1,044	1,048	1,051	1,054	1,058	25 °	23,2	25,8	28,7	31,6	34,6	37,8
26 °	1,037	1,040	1,044	1,048	1,051	1,054	26 °	21,8	27,3	36,2	33,2	36,4	39,7
27 °	1,033	1,037	1,040	1,044	1,048	1,051	27 °	20,3	22,8				
28 °	1,030	1,033	1,037	1,040	1,044	1,048	28 °	18,6	21,2				
29 °	1,027	1,030	1,033	1,037	1,040	1,044	29 °	17,0	19,6				
30 °	1,023	1,027	1,030	1,033	1,037	1,040	30 °	15,2	17,8				

Anhang

STPD-Korrekturfaktoren

Sauerstoffaufnahme (standard temperature, pressure, dry 0 °C, 101,3 kPa [760 mmHg])

$$V\ (STPD) = V \times \frac{P_{atm}\ (kPa) - P_{H_2O}\ T\ (kPa)}{101,3} \times \frac{273}{273 + T}$$

oder

$$V\ (STPD) = V \times \frac{P_{atm}\ (mm\ Hg) - P_{H_2O}\ T\ (mm\ Hg)}{760} \times \frac{273}{273 + T}$$

Bei Angabe des Drucks in Torr ($P_{atm} - P_{H_2O}\ T$) lässt sich die Formel zusammenfassen nach:

$$V(STPD) = V \times F3$$

F3 kann Tab. III. **2** entnommen werden.

▼ Tabelle III.2 Faktor zur Volumenreduktion eines idealen Gases auf den Normzustand (zur Berechnung der Sauerstoffaufnahme auf STPD-Bedingungen)

°C	\	\	\	\	\	Druck	\	\	\	\	\
	93,33 (700)	93,46 (701)	93,59 (702)	93,73 (703)	93,86 (704)	93,99 (705)	94,13 (706)	94,26 (707)	94,39 (708)	94,53 (709)	94,66 kPa (710 mm Hg)
2	0,9143	0,9156	0,9170	0,9183	0,9196	0,9209	0,9222	0,9235	0,9248	0,9261	0,9274
4	0,9077	0,9090	0,9103	0,9116	0,9129	0,9142	0,9155	0,9168	0,9181	0,9194	0,9207
6	0,9013	0,9025	0,9038	0,9051	0,9064	0,9076	0,9089	0,9102	0,9115	0,9128	0,9141
8	0,8948	0,8961	0,8973	0,8986	0,8999	0,9011	0,9024	0,9037	0,9050	0,9063	0,9075
10	0,8885	0,8998	0,8910	0,8923	0,8935	0,8948	0,8961	0,8974	0,8986	0,8999	0,9012
11	0,8853	0,8866	0,8878	0,8891	0,8903	0,8916	0,8929	0,8942	0,8955	0,8967	0,8980
12	0,8823	0,8835	0,8848	0,8860	0,8873	0,8886	0,8898	0,8911	0,8923	0,8936	0,8949
13	0,8792	0,8804	0,8817	0,8829	0,8841	0,8854	0,8867	0,8880	0,8892	0,8905	0,8917
14	0,8761	0,8773	0,8785	0,8798	0,8810	0,8824	0,8836	0,8849	0,8861	0,8874	0,8886
15	0,8731	0,8743	0,8756	0,8768	0,8780	0,8793	0,8805	0,8818	0,8830	0,8843	0,8855
16	0,8700	0,8713	0,8725	0,8737	0,8749	0,8762	0,8775	0,8787	0,8800	0,8812	0,8825
17	0,8670	0,8682	0,8695	0,8707	0,8719	0,8732	0,8745	0,8757	0,8769	0,8782	0,8794
18	0,8640	0,8652	0,8664	0,8677	0,8689	0,8702	0,8715	0,8727	0,8739	0,8752	0,8764
19	0,8611	0,8623	0,8635	0,8647	0,8659	0,8672	0,8685	0,8697	0,8709	0,8722	0,8734
20	0,8581	0,8593	0,8605	0,8618	0,8630	0,8643	0,8655	0,8667	0,8680	0,8692	0,8704
21	0,8552	0,8564	0,8576	0,8588	0,8600	0,8613	0,8626	0,8638	0,8650	0,8662	0,8674
22	0,8523	0,8535	0,8547	0,8559	0,8571	0,8584	0,8596	0,8609	0,8621	0,8633	0,8645
23	0,8494	0,8506	0,8518	0,8530	0,8542	0,8555	0,8567	0,8579	0,8592	0,8604	0,8616
24	0,8465	0,8477	0,8489	0,8501	0,8513	0,8526	0,8538	0,8551	0,8563	0,8575	0,8587
25	0,8437	0,8449	0,8461	0,8473	0,8485	0,8498	0,8510	0,8522	0,8534	0,8546	0,8558

Tabellen und Umrechnungsfaktoren

▼ Fortsetzung 1   Tabelle III.2

°C	\multicolumn{11}{c	}{Druck}
	93,33 (700)	93,46 (701)	93,59 (702)	93,73 (703)	93,86 (704)	93,99 (705)	94,13 (706)	94,26 (707)	94,39 (708)	94,53 (709)	94,66 kPa (710 mm Hg)
26	0,8409	0,8421	0,8433	0,8444	0,8456	0,8469	0,8481	0,8493	0,8505	0,8517	0,8529
27	0,8380	0,8392	0,8404	0,8416	0,8428	0,8441	0,8453	0,8465	0,8477	0,8489	0,8501
28	0,8352	0,8364	0,8376	0,8388	0,8400	0,8413	0,8425	0,8437	0,8449	0,8461	0,8473
29	0,8325	0,8337	0,8349	0,8361	0,8373	0,8385	0,8397	0,8409	0,8421	0,8433	0,8445
30	0,8298	0,8309	0,8321	0,8333	0,8345	0,8357	0,8369	0,8381	0,8393	0,8405	0,8417
31	0,8270	0,8281	0,8293	0,8305	0,8317	0,8329	0,8341	0,8352	0,8364	0,8376	0,8388
32	0,8243	0,8254	0,8366	0,8278	0,8290	0,8301	0,8313	0,8325	0,8337	0,8348	0,8360
33	0,8216	0,8227	0,8239	0,8251	0,8262	0,8274	0,8286	0,8298	0,8309	0,8321	0,8333
34	0,8198	0,8200	0,8212	0,8224	0,8236	0,8247	0,8259	0,8271	0,8282	0,8294	0,8306
35	0,8162	0,8174	0,8185	0,8197	0,8209	0,8220	0,8232	0,8244	0,8255	0,8267	0,8279

°C	94,79 (711)	94,93 (712)	95,06 (713)	95,19 (714)	95,33 (715)	95,46 (716)	95,59 (717)	95,73 (718)	95,86 (719)	95,99 (720)	96,13 kPa (721 mm Hg)
2	0,9287	0,9300	0,9313	0,9326	0,9340	0,9353	0,9366	0,9379	0,9392	0,9405	0,9418
4	0,9220	0,9233	0,9246	0,9259	0,9272	0,9285	0,9297	0,9310	0,9323	0,9336	0,9349
6	0,9154	0,9166	0,9180	0,9193	0,9205	0,9218	0,9231	0,9244	0,9257	0,9270	0,9283
8	0,9088	0,9100	0,9114	0,9127	0,9139	0,9152	0,9165	0,9177	0,9190	0,9203	0,9216
10	0,9025	0,9037	0,9050	0,9063	0,9075	0,9088	0,9101	0,9113	0,9126	0,9139	0,9151
11	0,8993	0,9005	0,9018	0,9031	0,9043	0,9056	0,9069	0,9081	0,9094	0,9107	0,9119
12	0,8961	0,8974	0,8986	0,8999	0,9012	0,9024	0,9037	0,9049	0,9062	0,9075	0,9087
13	0,8930	0,8942	0,8955	0,8967	0,8980	0,8993	0,9005	0,9018	0,9030	0,9043	0,9055
14	0,8899	0,8911	0,8924	0,8936	0,8949	0,8961	0,8974	0,8986	0,8999	0,9011	0,9024
15	0,8868	0,8880	0,8893	0,8905	0,8918	0,8930	0,8943	0,8955	0,8968	0,8980	0,8992
16	0,8837	0,8849	0,8862	0,8874	0,8887	0,8899	0,8912	0,8924	0,8936	0,8949	0,8961
17	0,8807	0,8819	0,8831	0,8844	0,8856	0,8869	0,8881	0,8893	0,8906	0,8918	0,8930
18	0,8776	0,8789	0,8801	0,8813	0,8826	0,8838	0,8850	0,8863	0,8875	0,8887	0,8900
19	0,8746	0,8759	0,8771	0,8783	0,8795	0,8808	0,8820	0,8832	0,8845	0,8857	0,8869
20	0,8716	0,8729	0,8741	0,8753	0,8765	0,8778	0,8790	0,8802	0,8814	0,8827	0,8839
21	0,8687	0,8699	0,8711	0,8723	0,8736	0,8748	0,8760	0,8772	0,8784	0,8797	0,8809
22	0,8657	0,8669	0,8682	0,8694	0,8706	0,8718	0,8730	0,8742	0,8755	0,8767	0,8779
23	0,8628	0,8640	0,8652	0,8664	0,8677	0,8689	0,8701	0,8713	0,8725	0,8737	0,8749
24	0,8599	0,8611	0,8623	0,8635	0,8647	0,8659	0,8671	0,8684	0,8696	0,8708	0,8720
25	0,8570	0,8582	0,8594	0,8606	0,8618	0,8630	0,8642	0,8654	0,8666	0,8679	0,8691
26	0,8541	0,8553	0,8565	0,8577	0,8589	0,8601	0,8613	0,8625	0,8637	0,8649	0,8661
27	0,8513	0,8525	0,8537	0,8549	0,8561	0,8573	0,8585	0,8597	0,8609	0,8621	0,8633
28	0,8485	0,8497	0,8508	0,8520	0,8532	0,8544	0,8556	0,8568	0,8580	0,8592	0,8604
29	0,8456	0,8468	0,8480	0,8492	0,8504	0,8516	0,8528	0,8540	0,8552	0,8564	0,8575
30	0,8429	0,8440	0,8452	0,8464	0,8476	0,8488	0,8500	0,8512	0,8523	0,8535	0,8547
31	0,8400	0,8411	0,8423	0,8435	0,8448	0,8460	0,8472	0,8484	0,8495	0,8507	0,8519
32	0,8374	0,8384	0,8396	0,8407	0,8420	0,8432	0,8444	0,8456	0,8467	0,8479	0,8491
33	0,8345	0,8356	0,8368	0,8380	0,8393	0,8405	0,8416	0,8428	0,8440	0,8452	0,8463
34	0,8317	0,8329	0,8341	0,8353	0,8365	0,8377	0,8389	0,8401	0,8412	0,8424	0,8436
35	0,8290	0,8302	0,8314	0,8325	0,8338	0,8350	0,8362	0,8373	0,8385	0,8397	0,8408

Anhang

▼ Fortsetzung 2   Tabelle III.2

°C	96,26 (722)	96,39 (723)	96,53 (724)	96,66 (725)	96,79 (726)	Druck 96,93 (727)	97,06 (728)	97,19 (729)	97,33 (730)	97,46 (731)	97,59 kPa (732 mm Hg)
2	0,9431	0,9444	0,9457	0,9470	0,9483	0,9496	0,9509	0,9522	0,9535	0,9548	0,9562
4	0,9362	0,9375	0,9388	0,9401	0,9414	0,9427	0,9440	0,9453	0,9466	0,9479	0,9492
6	0,9295	0,9308	0,9321	0,9334	0,9347	0,9360	0,9373	0,9386	0,9398	0,9411	0,9424
8	0,9229	0,9241	0,9254	0,9267	0,9280	0,9293	0,9305	0,9318	0,9331	0,9343	0,9357
10	0,9164	0,9177	0,9190	0,9202	0,9215	0,9228	0,9240	0,9253	0,9266	0,9278	0,9291
11	0,9132	0,9144	0,9157	0,9170	0,9182	0,9195	0,9208	0,9220	0,9233	0,9246	0,9258
12	0,9100	0,9112	0,9125	0,9138	0,9150	0,9163	0,9175	0,9188	0,9201	0,9213	0,9226
13	0,9068	0,9081	0,9093	0,9106	0,9118	0,9131	0,9143	0,9156	0,9168	0,9181	0,9194
14	0,9036	0,9049	0,9061	0,9074	0,9086	0,9099	0,9111	0,9124	0,9136	0,9149	0,9162
15	0,9005	0,9017	0,9030	0,9042	0,9055	0,9067	0,9080	0,9092	0,9105	0,9117	0,9130
16	0,8974	0,8986	0,8999	0,9011	0,9023	0,9036	0,9048	0,9061	0,9073	0,9086	0,9098
17	0,8943	0,8955	0,8968	0,8980	0,8992	0,9005	0,9017	0,9030	0,9042	0,9054	0,9067
18	0,8912	0,8924	0,8937	0,8949	0,8961	0,8974	0,8986	0,8998	0,9011	0,9023	0,9036
19	0,8882	0,8894	0,8906	0,8918	0,8931	0,8943	0,8955	0,8968	0,8980	0,8992	0,9005
20	0,8851	0,8863	0,8876	0,8888	0,8900	0,8913	0,8925	0,8937	0,8949	0,8962	0,8974
21	0,8821	0,8833	0,8846	0,8858	0,8870	0,8882	0,8894	0,8907	0,8919	0,8931	0,8943
22	0,8791	0,8803	0,8816	0,8828	0,8840	0,8852	0,8864	0,8876	0,8889	0,8901	0,8913
23	0,8761	0,8774	0,8786	0,8798	0,8810	0,8822	0,8834	0,8846	0,8859	0,8871	0,8883
24	0,8732	0,8744	0,8756	0,8768	0,8780	0,8792	0,8805	0,8817	0,8829	0,8841	0,8853
25	0,8703	0,8715	0,8727	0,8339	0,8751	0,8763	0,8775	0,8787	0,8799	0,8811	0,8823
26	0,8674	0,8686	0,8698	0,8710	0,8722	0,8734	0,8746	0,8758	0,8770	0,8782	0,8794
27	0,8645	0,8657	0,8669	0,8680	0,8692	0,8704	0,8716	0,8728	0,8740	0,8752	0,8764
28	0,8616	0,8628	0,8640	0,8652	0,8664	0,8676	0,8687	0,8699	0,8711	0,8723	0,8735
29	0,8587	0,8599	0,8611	0,8623	0,8635	0,8647	0,8659	0,8671	0,8682	0,8694	0,8706
30	0,8559	0,8571	0,8583	0,8595	0,8606	0,8618	0,8630	0,8642	0,8654	0,8666	0,8677
31	0,8531	0,8543	0,8554	0,8566	0,8578	0,8590	0,8602	0,8613	0,8625	0,8637	0,8649
32	0,8503	0,8515	0,8526	0,8538	0,8550	0,8562	0,8573	0,8585	0,8597	0,8609	0,8621
33	0,8475	0,8487	0,8498	0,8510	0,8522	0,8534	0,8545	0,8557	0,8569	0,8581	0,8592
34	0,8447	0,8459	0,8471	0,8482	0,8494	0,8506	0,8518	0,8529	0,8541	0,8553	0,8564
35	0,8420	0,8432	0,8443	0,8455	0,8467	0,8478	0,8490	0,8502	0,8513	0,8525	0,8537

°C	97,73 (733)	97,86 (734)	97,99 (735)	98,13 (736)	98,26 (737)	98,39 (738)	98,53 (739)	98,66 (740)	98,79 (741)	98,93 (742)	99,06 kPa (743 mm Hg)
2	0,9575	0,9588	0,9601	0,9614	0,9627	0,9641	0,9654	0,9667	0,9680	0,9693	0,9706
4	0,9505	0,9518	0,9531	0,9544	0,9557	0,9570	0,9583	0,9596	0,9609	0,9622	0,9634
6	0,9437	0,9450	0,9463	0,9476	0,9489	0,9502	0,9515	0,9527	0,9540	0,9553	0,9566
8	0,9370	0,9382	0,9395	0,9407	0,9420	0,9434	0,9446	0,9459	0,9472	0,9484	0,9497
10	0,9304	0,9316	0,9329	0,9342	0,9355	0,9367	0,9380	0,9393	0,9405	0,9418	0,9431
11	0,9271	0,9284	0,9296	0,9309	0,9322	0,9334	0,9347	0,9360	0,9372	0,9385	0,9397
12	0,9238	0,9251	0,9264	0,9276	0,9289	0,9301	0,9314	0,9327	0,9339	0,9352	0,9364
13	0,9206	0,9219	0,9231	0,9244	0,9256	0,9269	0,9281	0,9294	0,9307	0,9319	0,9332
14	0,9174	0,9187	0,9199	0,9212	0,9224	0,9237	0,9249	0,9262	0,9274	0,9287	0,9299
15	0,9142	0,9155	0,9167	0,9180	0,9192	0,9205	0,9217	0,9229	0,9242	0,9254	0,9267
16	0,9110	0,9123	0,9135	0,9148	0,9160	0,9173	0,9185	0,9197	0,9210	0,9222	0,9235
17	0,9079	0,9091	0,9104	0,9116	0,9129	0,9141	0,9153	0,9165	0,9178	0,9191	0,9203
18	0,9048	0,9060	0,9073	0,9085	0,9097	0,9101	0,9122	0,9134	0,9147	0,9159	0,9171
19	0,9017	0,9029	0,9041	0,9054	0,9066	0,9078	0,9091	0,9103	0,9115	0,9128	0,9140
20	0,8986	0,8998	0,9011	0,9023	0,9035	0,9047	0,9060	0,9072	0,9084	0,9096	0,9109

Tabellen und Umrechnungsfaktoren

▼ Fortsetzung 3   Tabelle III.2

°C	97,73 (733)	97,86 (734)	97,99 (735)	98,13 (736)	Druck 98,26 (737)	98,39 (738)	98,53 (739)	98,66 (740)	98,79 (741)	98,93 (742)	99,06 kPa (743 mm Hg)
21	0,8955	0,8968	0,8980	0,8992	0,9004	0,9017	0,9029	0,9041	0,9053	0,9065	0,9078
22	0,8925	0,8937	0,8949	0,8962	0,8974	0,8986	0,8998	0,9010	0,9023	0,9035	0,9047
23	0,8895	0,8907	0,8919	0,8931	0,8943	0,8956	0,8968	0,8980	0,8992	0,9004	0,9016
24	0,8865	0,8877	0,8889	0,8901	0,8913	0,8925	0,8938	0,8950	0,8962	0,8974	0,8986
25	0,8835	0,8847	0,8859	0,8871	0,8883	0,8895	0,8908	0,8920	0,8932	0,8944	0,8956
26	0,8806	0,8818	0,8830	0,8842	0,8854	0,8866	0,8878	0,8890	0,8902	0,8914	0,8926
27	0,8776	0,8788	0,8800	0,8812	0,8824	0,8836	0,8848	0,8860	0,8872	0,8884	0,8896
28	0,8747	0,8759	0,8771	0,8783	0,8795	0,8807	0,8819	0,8831	0,8843	0,8855	0,8866
29	0,8718	0,8730	0,8742	0,8754	0,8766	0,8778	0,8789	0,8801	0,8813	0,8825	0,8837
30	0,8689	0,8701	0,8713	0,8725	0,8737	0,8749	0,8760	0,8772	0,8784	0,8796	0,8808
31	0,8661	0,8673	0,8684	0,8696	0,8708	0,8720	0,8732	0,8743	0,8755	0,8767	0,8779
32	0,8632	0,8644	0,8656	0,8668	0,8679	0,8691	0,8704	0,8715	0,8727	0,8738	0,8750
33	0,8604	0,8616	0,8628	0,8639	0,8651	0,8663	0,8676	0,8686	0,8698	0,8710	0,8721
34	0,8576	0,8588	0,8599	0,8611	0,8623	0,8635	0,8648	0,8658	0,9670	0,8681	0,8693
35	0,8548	0,8560	0,8572	0,8583	0,8595	0,8607	0,8619	0,8630	0,8642	0,8653	0,8665

°C	99,19 (744)	99,33 (745)	99,46 (746)	99,59 (747)	99,73 (748)	99,86 (749)	99,99 (750)	100,13 (751)	100,26 (752)	100,39 (753)	100,53 kPa (754 mm Hg)
2	0,9719	0,9732	0,9745	0,9758	0,9771	0,9784	0,9797	0,9810	0,9823	0,9836	0,9849
4	0,9647	0,9661	0,9674	0,9687	0,9699	0,9712	0,9725	0,9738	0,9751	0,9764	0,9777
6	0,9579	0,9592	0,9605	0,9617	0,9630	0,9643	0,9656	0,9669	0,9682	0,9695	0,9707
8	0,9509	0,9523	0,9536	0,9548	0,9561	0,9574	0,9587	0,9600	0,9612	0,9625	0,9638
10	0,9443	0,9456	0,9469	0,9481	0,9494	0,9507	0,9520	0,9532	0,9545	0,9558	0,9570
11	0,9410	0,9423	0,9435	0,9448	0,9461	0,9473	0,9486	0,9499	0,9511	0,9524	0,9537
12	0,9377	0,9390	0,9402	0,9415	0,9427	0,9440	0,9453	0,9465	0,9478	0,9491	0,9503
13	0,9344	0,9357	0,9369	0,9382	0,9395	0,9407	0,9420	0,9432	0,9445	0,9457	0,9470
14	0,9312	0,9324	0,9337	0,9349	0,9362	0,9374	0,9387	0,9399	0,9412	0,9424	0,9437
15	0,9279	0,9292	0,9204	0,9317	0,9329	0,9342	0,9354	0,9367	0,9379	0,9392	0,9404
16	0,9247	0,9260	0,9272	0,9285	0,9297	0,9309	0,9322	0,9334	0,9347	0,9359	0,9372
17	0,9215	0,9228	0,9240	0,9252	0,9265	0,9277	0,9290	0,9302	0,9314	0,9327	0,9339
18	0,9184	0,9196	0,9208	0,9221	0,9233	0,9245	0,9258	0,9270	0,9282	0,9285	0,9307
19	0,9152	0,9164	0,9177	0,9189	0,9201	0,9214	0,9226	0,9238	0,9251	0,9263	0,9275
20	0,9121	0,9133	0,9145	0,9158	0,9170	0,9182	0,9194	0,9207	0,9219	0,9231	0,9244
21	0,9090	0,9102	0,9114	0,9127	0,9139	0,9151	0,9163	0,9175	0,9188	0,9200	0,9212
22	0,9059	0,9071	0,9083	0,9096	0,9108	0,9120	0,9132	0,9144	0,9156	0,9168	0,9181
23	0,9028	0,9041	0,9053	0,9065	0,9077	0,9089	0,9101	0,9113	0,9126	0,9138	0,9150
24	0,8998	0,9010	0,9022	0,9034	0,9046	0,9058	0,9071	0,9083	0,9095	0,9107	0,9119
25	0,8968	0,8980	0,8992	0,9004	0,9016	0,9028	0,9040	0,9052	0,9064	0,9076	0,9088
26	0,8938	0,8950	0,8962	0,8974	0,8986	0,8998	0,9010	0,9022	0,9034	0,9046	0,9058
27	0,8808	0,8920	0,8932	0,8944	0,8956	0,8968	0,8980	0,8992	0,9004	0,9016	0,9028
28	0,8878	0,8890	0,8902	0,8914	0,8926	0,8938	0,8950	0,8962	0,8974	0,8986	0,8998
29	0,8849	0,8861	0,8873	0,8885	0,8897	0,8908	0,8920	0,8932	0,8944	0,8956	0,8968
30	0,8820	0,8832	0,8843	0,8855	0,8867	0,8879	0,8891	0,8903	0,8915	0,8926	0,8938
31	0,8791	0,8803	0,8814	0,8826	0,8838	0,8850	0,8862	0,8873	0,8885	0,8897	0,8909
32	0,8762	0,8774	0,8785	0,8797	0,8809	0,8821	0,8833	0,8844	0,8856	0,8868	0,8880
33	0,8733	0,8745	0,8757	0,8768	0,8780	0,8792	0,8804	0,8815	0,8827	0,8839	0,8851
34	0,8705	0,8716	0,8728	0,8740	0,8752	0,8763	0,8775	0,8787	0,8798	0,8810	0.8822
35	0,8676	0,8688	0,8700	0,8711	0,8723	0,8735	0,8746	0,8758	0,8770	0,8781	0,8793

Anhang

▼ Fortsetzung 4 Tabelle III.2

°C	100,66 (755)	100,79 (756)	100,92 (757)	101,06 (758)	101,19 (759)	Druck 101,32 (760)	101,46 (761)	101,59 (762)	101,72 (763)	101,86 (764)	101,99 kPa (765 mm Hg)
2	0,9862	0,9875	0,9888	0,9901	0,9914	0,9927	0,9940	0,9953	0,9966	0,9980	0,9993
4	0,9790	0,9803	0,9816	0,9829	0,9842	0,9855	0,9868	0,9881	0,9894	0,9907	0,9920
6	0,9720	0,9733	0,9746	0,9759	0,9772	0,9785	0,9797	0,9810	0,9823	0,9837	0,9849
8	0,9650	0,9663	0,9677	0,9689	0,9702	0,9714	0,9727	0,9740	0,9753	0,9766	0,9779
10	0,9583	0,9596	0,9608	0,9621	0,9634	0,9646	0,9659	0,9672	0,9685	0,9697	0,9710
11	0,9549	0,9562	0,9575	0,9587	0,9600	0,9612	0,9625	0,9638	0,9650	0,9663	0,9676
12	0,9516	0,9528	0,9541	0,9554	0,9566	0,9579	0,9591	0,9604	0,9617	0,9629	0,9642
13	0,9482	0,9495	0,9508	0,9520	0,9533	0,9545	0,9558	0,9570	0,9583	0,9595	0,9608
14	0,9449	0,9462	0,9474	0,9487	0,9499	0,9512	0,9524	0,9537	0,9549	0,9562	0,9575
15	0,9417	0,9429	0,9441	0,9454	0,9466	0,9479	0,9491	0,9504	0,9516	0,9529	0,9541
16	0,9384	0,9396	0,9409	0,9421	0,9434	0,9446	0,9459	0,9471	0,9483	0,9496	0,9508
17	0,9352	0,9364	0,9376	0,9389	0,9401	0,9413	0,9426	0,9438	0,9451	0,9463	0,9475
18	0,9319	0,9332	0,9344	0,9356	0,9369	0,9381	0,9393	0,9406	0,9418	0,9431	0,9493
19	0,9287	0,9300	0,9312	0,9324	0,9337	0,9349	0,9361	0,9374	0,9386	0,9398	0,9410
20	0,9256	0,9268	0,9280	0,9293	0,9305	0,9317	0,9329	0,9342	0,9354	0,9366	0,9378
21	0,9224	0,9236	0,9249	0,9261	0,9273	0,9285	0,9298	0,9310	0,9322	0,9334	0,9346
22	0,9193	0,9205	0,9217	0,9230	0,9242	0,9254	0,9266	0,9278	0,9290	0,9303	0,9315
23	0,9162	0,9174	0,9186	0,9198	0,9210	0,9223	0,9235	0,9247	0,9259	0,9271	0,9283
24	0,9131	0,9143	0,9155	0,9167	0,9179	0,9192	0,9204	0,9216	0,9228	0,9240	0,9252
25	0,9100	0,9112	0,9124	0,9137	0,9149	0,9161	0,9173	0,9185	0,9197	0,9209	0,9221
26	0,9070	0,9082	0,9094	0,9106	0,9118	0,9130	0,9142	0,9154	0,9166	0,9178	0,9190
27	0,9040	0,9052	0,9064	0,9076	0,9088	0,9100	0,9112	0,9123	0,9135	0,9147	0,9159
28	0,9010	0,9022	0,9034	0,9045	0,9057	0,9069	0,9081	0,9093	0,9105	0,9117	0,9129
29	0,8980	0,8992	0,9004	0,9015	0,9027	0,9039	0,9051	0,9063	0,9075	0,9087	0,9099
30	0,8950	0,8962	0,8974	0,8986	0,8998	0,9009	0,9021	0,9033	0,9045	0,9057	0,9069
31	0,8921	0,8933	0,8944	0,8956	0,8968	0,8980	0,8992	0,9003	0,9015	0,9027	0,9039
32	0,8891	0,8903	0,8915	0,8927	0,8939	0,8950	0,8962	0,8974	0,8986	0,8997	0,9009
33	0,8862	0,8874	0,8886	0,8898	0,8909	0,8921	0,8933	0,8945	0,8956	0,8968	0,8980
34	0,8833	0,8845	0,8857	0,8869	0,8880	0,8892	0,8904	0,8915	0,8927	0,8939	0,8950
35	0,8805	0,8816	0,8828	0,8840	0,8851	0,8863	0,8875	0,8886	0,8898	0,8910	0,8921

°C	102,12 (766)	102,26 (767)	102,39 (768)	102,52 (769)	102,66 (770)	102,79 (771)	102,93 (772)	103,06 (773)	103,19 (774)	103,32 (775)	103,46 kPa (776 mm Hg)
2	1,0006	1,0019	1,0032	1,0045	1,0058	1,0071	1,0084	1,0097	1,0110	1,0123	1,0137
4	0,9933	0,9946	0,9959	0,9972	0,9985	0,9998	1,0011	1,0024	1,0037	1,0050	1,0063
6	0,9862	0,9875	0,9887	0,9900	0,9913	0,9926	0,9939	0,9952	0,9965	0,9978	0,9991
8	0,9791	0,9804	0,9816	0,9829	0,9842	0,9855	0,9868	0,9881	0,9893	0,9906	0,9919
10	0,9723	0,9735	0,9748	0,9761	0,9773	0,9786	0,9799	0,9811	0,9824	0,9837	0,9850
11	0,9688	0,9701	0,9714	0,9726	0,9739	0,9752	0,9764	0,9777	0,9790	0,9802	0,9815
12	0,9654	0,9667	0,9680	0,9692	0,9705	0,9717	0,9730	0,9743	0,9755	0,9768	0,9780
13	0,9621	0,9633	0,9646	0,9658	0,9671	0,9683	0,9696	0,9708	0,9721	0,9734	0,9746
14	0,9587	0,9600	0,9612	0,9624	0,9637	0,9650	0,9662	0,9675	0,9687	0,9700	0,9712
15	0,9554	0,9566	0,9579	0,9591	0,9604	0,9616	0,9629	0,9641	0,9654	0,9666	0,9678
16	0,9521	0,9533	0,9546	0,9558	0,9570	0,9583	0,9595	0,9608	0,9620	0,9633	0,9645
17	0,9488	0,9500	0,9513	0,9525	0,9537	0,9550	0,9562	0,9575	0,9587	0,9599	0,9612
18	0,9455	0,9468	0,9480	0,9492	0,9505	0,9517	0,9529	0,9542	0,9554	0,9566	0,9578
19	0,9423	0,9435	0,9447	0,9460	0,9472	0,9484	0,9497	0,9509	0,9521	0,9534	0,9546
20	0,9391	0,9403	0,9415	0,9427	0,9440	0,9452	0,9464	0,9476	0,9489	0,9501	0,9513

Tabellen und Umrechnungsfaktoren

▼ Fortsetzung 5 Tabelle III.2

°C	102,12 (766)	102,26 (767)	102,39 (768)	102,52 (769)	102,66 (770)	102,79 (771)	102,93 (772)	103,06 (773)	103,19 (774)	103,32 (775)	103,46 kPa (776 mm Hg)
21	0,9359	0,9371	0,9383	0,9395	0,9408	0,9420	0,9432	0,9444	0,9456	0,9469	0,9481
22	0,9327	0,9339	0,9351	0,9363	0,9376	0,9388	0,9400	0,9412	0,9423	0,9437	0,9449
23	0,9295	0,9308	0,9320	0,9332	0,9344	0,9356	0,9368	0,9380	0,9392	0,9405	0,9417
24	0,9264	0,9276	0,9288	0,9300	0,9312	0,9325	0,9337	0,9349	0,9361	0,9373	0,9385
25	0,9233	0,9245	0,9257	0,9269	0,9281	0,9293	0,9305	0,9317	0,9329	0,9341	0,9354
26	0,9202	0,9214	0,9226	0,9238	0,9250	0,9262	0,9274	0,9286	0,9298	0,9310	0,9322
27	0,9171	0,9183	0,9195	0,9207	0,9219	0,9231	0,9243	0,9255	0,9267	0,9279	0,9291
28	0,9141	0,9153	0,9165	0,9177	0,9189	0,9201	0,9213	0,9224	0,9236	0,9248	0,9260
29	0,9111	0,9123	0,9134	0,9146	0,9158	0,9170	0,9182	0,9194	0,9206	0,9218	0,9230
30	0,9081	0,9092	0,9104	0,9116	0,9128	0,9140	0,9152	0,9164	0,9175	0,9187	0,9199
31	0,9051	0,9062	0,9074	0,9086	0,9098	0,9110	0,9122	0,9133	0,9145	0,9157	0,9169
32	0,9021	0,9033	0,9045	0,9056	0,9068	0,9080	0,9092	0,9103	0,9115	0,9127	0,9139
33	0,8991	0,9003	0,9015	0,9027	0,9038	0,9050	0,9062	0,9074	0,9085	0,9097	0,9109
34	0,8962	0,8974	0,8986	0,8997	0,9009	0,9021	0,9032	0,9044	0,9056	0,9067	0,9079
35	0,8933	0,8945	0,8956	0,8968	0,8980	0,8991	0,9003	0,9015	0,9026	0,9038	0,9050

°C	103,59 (777)	103,72 (778)	103,86 (779)	103,99 kPa (780 mm Hg)	°C	103,59 (777)	103,72 (778)	103,86 (779)	103,99 kPa (780 mm Hg)
2	1,0150	1,0163	1,0176	1,0189	21	0,9493	0,9505	0,9517	0,9530
4	1,0076	1,0089	1,1010	1,0114	22	0,9461	0,9473	0,9485	0,9497
6	1,0004	1,0017	1,0029	1,0042	23	0,9429	0,9441	0,9453	0,9465
8	0,9932	0,9945	0,9957	0,9970	24	0,9397	0,9409	0,9421	0,9433
10	0,9862	0,9875	0,9888	0,9900	25	0,9366	0,9378	0,9390	0,9402
11	0,9827	0,9840	0,9853	0,9865	26	0,9334	0,9346	0,9358	0,9370
12	0,9793	0,9806	0,9818	0,9831	27	0,9303	0,9315	0,9327	0,9339
13	0,9759	0,9771	0,9784	0,9796	28	0,9272	0,9284	0,9296	0,9308
14	0,9725	0,9737	0,9750	0,9762	29	0,9242	0,9253	0,9265	0,9277
15	0,9691	0,9703	0,9716	0,9728	30	0,9211	0,9223	0,9235	0,9247
16	0,9657	0,9670	0,9682	0,9695	31	0,9181	0,9192	0,9204	0,9216
17	0,9624	0,9636	0,9649	0,9661	32	0,9151	0,9162	0,9174	0,9186
18	0,9591	0,9603	0,9616	0,9628	33	0,9121	0,9132	0,9144	0,9156
19	0,9558	0,9570	0,9583	0,9595	34	0,9091	0,9103	0,9114	0,9126
20	0,9525	0,9538	0,9550	0,9562	35	0,9061	0,9073	0,9085	0,9096

Anhang

Hasselbalch-Henderson-Formel

$$P_{CO_2} = \frac{CO_2 \text{ Vol. \%}}{0{,}1316 \times \alpha \, (10^{pH - pK'} + 1)}$$

α und pK' sind temperaturabhängig

Temperatur °C	25	30	35	37	39	41
α	0,698	0,612	0,544	0,521	0,498	0,474
pK'	6,163	6,136	6,116	6,107	6,097	6,086

Der Nenner der Formel für verschiedene Temperaturen und pH-Werte ist der Tab. III.3 zu entnehmen.

▼ Tabelle III.3 Nenner der Hasselbalch-Henderson-Gleichung bei verschiedenen pH-Werten und Bluttemperaturen

pH	25 °C	30 °C	35 °C	37 °C	39 °C	41 °C
6,90	0,584	0,553	0,506	0,494	0,482	0,469
6,91	0,605	0,560	0,515	0,504	0,492	0,478
6,92	0,617	0,570	0,526	0,515	0,493	0,488
6,93	0,629	0,582	0,536	0,525	0,511	0,498
6,94	0,642	0,594	0,551	0,535	0,521	0,508
6,95	0,655	0,606	0,561	0,546	0,531	0,518
6,96	0,666	0,618	0,572	0,556	0,544	0,529
6,97	0,681	0,630	0,583	0,570	0,554	0,540
6,98	0,695	0,643	0,594	0,580	0,564	0,551
6,99	0,710	0,656	0,608	0,593	0,577	0,563
7,00	0,724	0,670	0,618	0,604	0,590	0,574
7,01	0,737	0,683	0,629	0,618	0,603	0,586
7,02	0,760	0,696	0,644	0,632	0,616	0,598
7,03	0,772	0,711	0,658	0,645	0,627	0,611
7,04	0,783	0,727	0,672	0,656	0,642	0,623
7,05	0,800	0,741	0,685	0,672	0,655	0,636
7,06	0,816	0,756	0,700	0,686	0,668	0,650
7,07	0,833	0,772	0,715	0,700	0,682	0,664
7,08	0,850	0,788	0,729	0,714	0,695	0,678
7,09	0,876	0,805	0,744	0,728	0,710	0,692
7,10	0,886	0,822	0,758	0,744	0,728	0,707
7,11	0,905	0,840	0,776	0,762	0,741	0,722
7,12	0,923	0,857	0,784	0,776	0,756	0,737
7,13	0,943	0,875	0,797	0,791	0,774	0,753
7,14	0,960	0,894	0,825	0,810	0,789	0,768
7,15	0,983	0,914	0,844	0,826	0,806	0,785
7,16	1,005	0,931	0,865	0,846	0,823	0,803
7,17	1,024	0,953	0,880	0,862	0,839	0,819

Tabellen und Umrechnungsfaktoren

▼ Fortsetzung Tabelle III. **3**

pH	25 °C	30 °C	35 °C	37 °C	39 °C	41 °C
7,18	1,049	0,970	0,900	0,878	0,859	0,837
7,19	1,070	0,994	0,919	0,899	0,879	0,856
7,20	1,092	1,012	0,936	0,920	0,898	0,874
7,21	1,120	1,036	0,957	0,940	0,918	0,892
7,22	1,400	1,059	0,979	0,960	0,937	0,912
7,23	1,168	1,081	1,000	0,981	0,957	0,932
7,24	1,190	1,106	1,022	1,001	0,979	0,952
7,25	1,210	1,128	1,043	1,022	0,996	0,972
7,26	1,240	1,150	1,064	1,044	1,020	0,994
7,27	1,268	1,178	1,090	1,067	1,032	1,014
7,28	1,296	1,203	1,115	1,094	1,062	1,037
7,29	1,321	1,230	1,139	1,114	1,088	1,060
7,30	1,350	1,252	1,164	1,133	1,111	1,084
7,31	1,379	1,283	1,188	1,164	1,134	1,107
7,32	1,410	1,309	1,216	1,186	1,160	1,131
7,33	1,442	1,340	1,243	1,215	1,186	1,156
7,34	1,470	1,370	1,270	1,241	1,212	1,182
7,35	1,505	1,399	1,298	1,270	1,239	1,209
7,36	1,539	1,430	1,326	1,297	1,265	1,235
7,37	1,570	1,460	1,354	1,325	1,300	1,264
7,38	1,608	1,493	1,388	1,355	1,324	1,290
7,39	1,645	1,527	1,416	1,386	1,350	1,318
7,40	1,680	1,560	1,443	1,414	1,384	1,350
7,41	1,713	1,591	1,480	1,449	1,412	1,377
7,42	1,752	1,630	1,515	1,480	1,445	1,409
7,43	1,791	1,666	1,542	1,513	1,475	1,440
7,44	1,838	1,700	1,601	1,545	1,508	1,470
7,45	1,869	1,741	1,631	1,578	1,540	1,505
7,46	1,910	1,780	1,652	1,615	1,580	1,538
7,47	1,955	1,818	1,688	1,655	1,612	1,575
7,48	2,000	1,860	1,723	1,689	1,649	1,607
7,49	2,040	1,898	1,763	1,725	1,685	1,645
7,50	2,085	1,941	1,802	1,765	1,724	1,682
7,51	2,131	1,990	1,844	1,805	1,764	1,720
7,52	2,180	2,035	1,882	1,845	1,803	1,756
7,53	2,232	2,078	1,926	1,887	1,842	1,787
7,54	2,280	2,120	1,970	1,928	1,880	1,837
7,55	2,338	2,170	2,010	1,970	1,926	1,880
7,56	2,380	2,220	2,060	2,018	1,970	1,920
7,57	2,435	2,265	2,105	2,062	2,011	1,965
7,58	2,490	2,320	2,155	2,108	2,060	2,008
7,59	2,544	2,375	2,200	2,153	2,105	2,055

Anhang

▶ Abb. III.1 Nomogramm zur Feststellung der Körperoberfläche (m²) aus Körpergröße und Gewicht

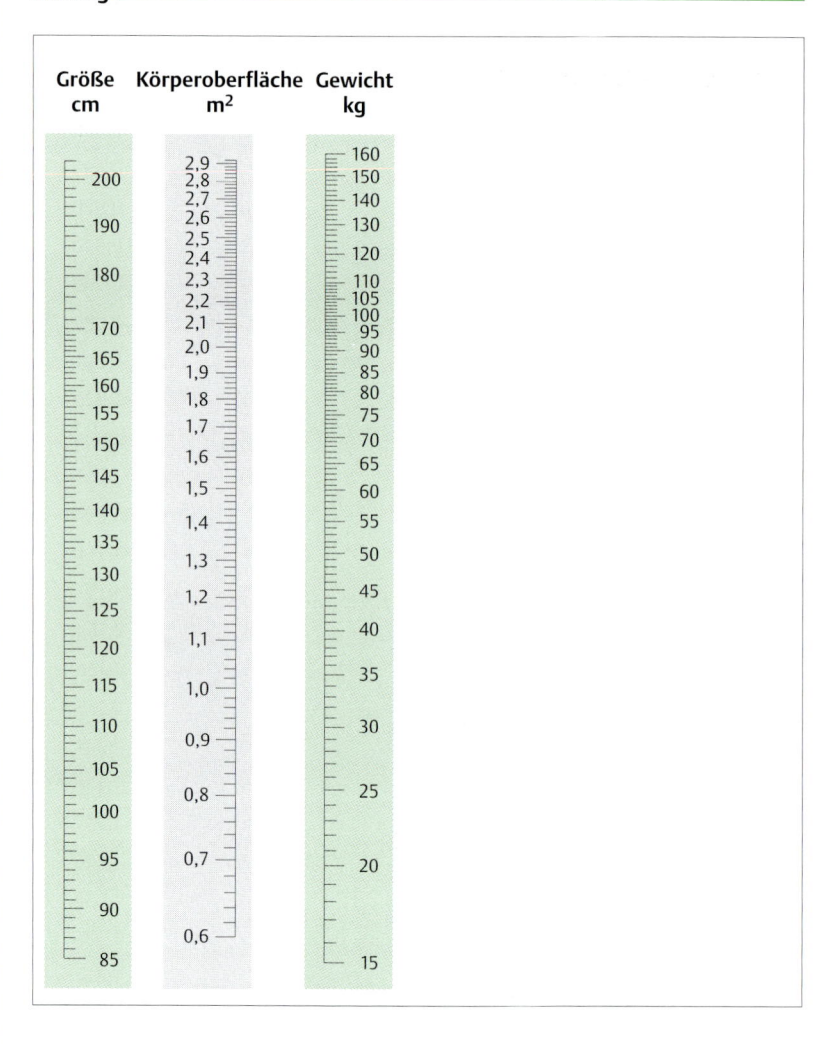

Sollwert des alveolären Sauerstoffdruckes

$$P_{O_2a} \text{ (kPa)} = (P_{atm} \text{ [kPa]} - 6.27) \times 0{,}2093 - \frac{P_{CO_2} \text{ (kPa)}}{RQ} + \frac{P_{CO_2} \text{ (kPa)} \times 0{,}2093 \times (1 - RQ)}{RQ}$$

oder

$$P_{O_2a} \text{ (mm Hg)} = (P_{atm} \text{ [mm Hg]} - 47) \times 0{,}2093 - \frac{P_{CO_2} \text{ (mm Hg)}}{RQ} + \frac{P_{CO_2} \text{ (mm Hg)} \times 0{,}2093 \times (1 - RQ)}{RQ}$$

O₂-Bindungskapazität des Hämoglobins

1 g Hb kann 1,34 ml O₂ binden

(in der Literatur findet sich auch für einen Eisengehalt des Hb von 0,339 % der Faktor 1,36).

Tabellen und Umrechnungsfaktoren

O_2 in physikalischer Lösung im Blut (ml)

In 100 ml Erythrozyten sind enthalten

$$\frac{P_{O_2} \text{ kPa (mm Hg)}}{101{,}3 \ (760)} \times 0{,}0258 \times 100,$$

in 100 ml Plasma sind enthalten

$$\frac{P_{O_2} \text{ kPa (mm Hg)}}{101{,}3 \ (760)} \times 0{,}02089 \times 100,$$

in 100 ml Vollblut mit normalem Hb-Gehalt sind enthalten

$$P_{O_2} \text{ kPa (mm Hg)} \times 0{,}00301$$

CO_2 in physikalischer Lösung im Blut

In 100 ml Erythrozyten sind enthalten

$$\frac{P_{CO_2} \text{ kPa (mm Hg)}}{101{,}3 \ (760)} \times 0{,}4399 \times 100,$$

in 100 ml Plasma sind enthalten

$$\frac{P_{CO_2} \text{ kPa (mm Hg)}}{101{,}3 \ (760)} \times 0{,}5311 \times 100$$

CO_2-Umrechnungsfaktoren

Vol. % CO_2 × 0,449 = mmol/l (mval/l) CO_2
mmol/l (mval/1) CO_2 × 2,226 = Vol % CO_2

Umrechnungsfaktoren für Säure-Basen-Haushalt

CO_2 mmol/l × 2,33 = Vol % CO_2 (Bikarbonat im Plasma)
1 g $NaHCO_2$/l Blut ~ 11,91 mmol/l basischer Valenzen

Umrechnungsfaktoren für K und Cl

K mmol/l × 3,91 = mg%
Cl mmol/l × 3,54 = mg%

1 Torr = 1 atm/760 Torr	=	0,1333 kPa
1 mm Hg	=	0,1333 kPa
1 cm H_2O	=	0,0980 kPa
1 mbar	=	0,1000 kPa
1 dyn/cm^2	=	0,0001 kPa
1 atm	=	101,3 kPa

Anhang

Formel zur Berechnung des Wasserdampfdruckes

P_{H_2OT} (kPa) = 0,8216 − 0,0198 t + 0,0054 t^2

t = Temperatur

▼ Tabelle III.4　Temperaturabhängigkeit des Wasserdampfdruckes

Temp.	°C	17°	18°	19°	20°	21°	22°	23°	24°	25°	26°	27°
P_{H_2O}	kPa (mm Hg)	1,93 (14,5)	2,07 (15,5)	2,20 (16,5)	2,29 (17,5)	2,49 (18,6)	2,64 (19,8)	2,81 (21,1)	2,99 (22,4)	3,17 (23,8)	3,36 (25,2)	3,56 (26,7)
Temp.	°C	28°	29°	30°	31°	32°	33°	34°	35°	36°	37°	38°
P_{H_2O}	kPa (mm Hg)	3,77 (28,3)	4,00 (30,3)	4,24 (31,8)	4,49 (33,7)	4,76 (35,6)	5,03 (37,7)	5,32 (39,9)	5,61 (42,1)	5,95 (44,5)	6,28 (47,0)	

Tabellen und Umrechnungsfaktoren

▶ Tabelle III.5 Sollwerte des Sauerstoffdruckes im arteriellen Blut ($P_{O_{2a}}$) in Abhängigkeit vom Lebensalter und Broca-Index. Die in ( ) gesetzten Zahlen sind die untere Vertrauensgrenze für $p \leq 0{,}05$ (Ruhewerte)

Männer (n = 1100)

Alter (Jahre)	Einheit	75	85	95	105	Broca-Index 115	125	135	145
15	kPa	13,07 (11,20)	12,93 (11,07)	12,80 (10,93)	12,67 (10,80)	12,53 (10,67)	12,40 (10,53)	12,27 (10,40)	12,13 (10,27)
	mm Hg	98 (84)	97 (83)	96 (82)	95 (81)	94 (80)	93 (79)	92 (78)	91 (77)
20	kPa	12,93 (11,07)	12,80 (10,93)	12,67 (10,80)	12,53 (10,67)	12,40 (10,53)	12,27 (10,40)	12,13 (10,27)	12,00 (10,13)
	mm Hg	97 (83)	96 (82)	95 (81)	94 (80)	93 (79)	92 (78)	91 (77)	90 (76)
25	kPa	12,80 (10,93)	12,67 (10,80)	12,53 (10,67)	12,40 (10,53)	12,27 (10,40)	12,13 (10,27)	12,00 (10,13)	11,87 (10,00)
	mm Hg	96 (82)	95 (81)	94 (80)	93 (79)	92 (78)	91 (77)	90 (76)	89 (75)
30	kPa	12,53 (10,67)	12,40 (10,53)	12,27 (10,40)	12,13 (10,27)	12,00 (10,13)	11,87 (10,00)	11,73 (9,87)	11,60 (9,73)
	mm Hg	94 (80)	93 (79)	92 (78)	91 (77)	90 (76)	89 (75)	88 (74)	87 (73)
35	kPa	12,40 (10,53)	12,27 (10,40)	12,13 (10,27)	12,00 (10,13)	11,87 (10,00)	11,73 (9,87)	11,60 (9,73)	11,47 (9,60)
	mm Hg	93 (79)	92 (78)	91 (77)	90 (76)	89 (75)	88 (74)	87 (73)	86 (72)
40	kPa	12,27 (10,40)	12,13 (10,27)	12,00 (10,13)	11,87 (10,00)	11,73 (9,87)	11,60 (9,73)	11,47 (9,60)	11,33 (9,47)
	mm Hg	92 (78)	91 (77)	90 (76)	89 (75)	88 (74)	87 (73)	86 (72)	85 (71)
45	kPa	12,00 (10,13)	11,87 (10,00)	11,73 (9,87)	11,60 (9,73)	11,47 (9,60)	11,33 (9,47)	11,33 (9,47)	11,20 (9,33)
	mm Hg	90 (76)	89 (75)	88 (74)	87 (73)	86 (72)	85 (71)	85 (71)	84 (70)
50	kPa	11,87 (10,00)	11,73 (9,87)	11,60 (9,73)	11,47 (9,60)	11,33 (9,47)	11,20 (9,33)	11,07 (9,20)	10,93 (9,07)
	mm Hg	89 (75)	88 (74)	87 (73)	86 (72)	85 (71)	84 (70)	83 (69)	82 (68)
55	kPa	11,73 (9,87)	11,60 (9,73)	11,47 (9,60)	11,33 (9,47)	11,20 (9,33)	11,07 (9,20)	10,93 (9,07)	10,80 (8,93)
	mm Hg	88 (74)	87 (73)	86 (72)	85 (71)	84 (70)	83 (69)	82 (68)	81 (67)
60	kPa	11,47 (9,60)	11,33 (9,47)	11,20 (9,33)	11,07 (9,20)	10,93 (9,07)	10,80 (8,93)	10,80 (8,93)	10,67 (8,80)
	mm Hg	86 (72)	85 (71)	84 (70)	83 (69)	82 (68)	81 (67)	81 (67)	80 (66)
65	kPa	11,33 (9,47)	11,20 (9,33)	11,07 (9,20)	10,93 (9,07)	10,80 (8,93)	10,67 (8,80)	10,53 (8,67)	10,40 (8,53)
	mm Hg	85 (71)	84 (70)	83 (69)	82 (68)	81 (67)	80 (66)	79 (65)	78 (64)
70	kPa	11,20 (9,33)	11,07 (9,20)	10,93 (9,7)	10,80 (8,93)	10,67 (8,80)	10,53 (8,67)	10,40 (8,53)	10,27 (8,40)
	mm Hg	84 (70)	83 (69)	82 (68)	81 (67)	80 (66)	79 (65)	78 (64)	77 (63)

Anhang

▼ Tabelle III.5 (Fortsetzung)

Frauen (n = 741)

Alter (Jahre)	Einheit	75	85	95	105	Broca-Index 115	125	135	145
15	kPa mm Hg	13,20 (11,20) 99 (84)	13,20 (11,20) 99 (84)	13,07 (11,07) 98 (83)	12,93 (10,93) 97 (82)	12,93 (10,93) 97 (82)	12,80 (10,80) 96 (81)	12,67 (10,67) 95 (80)	12,53 (10,53) 94 (79)
20	kPa mm Hg	13,20 (11,20) 99 (84)	12,93 (10,93) 97 (82)	12,93 (10,93) 97 (82)	12,80 (10,80) 96 (81)	12,80 (10,80) 96 (81)	12,67 (10,67) 95 (80)	12,53 (10,53) 94 (79)	12,40 (10,40) 93 (78)
25	kPa mm Hg	12,93 (10,93) 97 (82)	12,93 (10,93) 97 (82)	12,80 (10,80) 96 (81)	12,67 (10,67) 95 (80)	12,67 (10,67) 95 (80)	12,53 (10,53) 94 (79)	12,40 (10,40) 93 (78)	12,27 (10,27) 92 (77)
30	kPa mm Hg	12,80 (10,80) 96 (81)	12,67 (10,67) 95 (80)	12,53 (10,53) 94 (79)	12,40 (10,40) 93 (78)	12,40 (10,40) 93 (78)	12,27 (10,27) 92 (77)	12,13 (10,13) 91 (76)	12,00 (10,00) 90 (75)
35	kPa mm Hg	12,67 (10,67) 95 (80)	12,53 (10,53) 94 (79)	12,40 (10,40) 94 (78)	12,27 (10,27) 92 (77)	12,27 (10,27) 92 (77)	12,13 (10,13) 91 (76)	12,00 (10,00) 90 (75)	11,87 (9,87) 89 (74)
40	kPa mm Hg	12,40 (10,40) 93 (78)	12,27 (10,27) 92 (77)	12,13 (10,13) 91 (76)	12,00 (10,00) 90 (75)	12,00 (10,00) 90 (75)	11,87 (9,87) 89 (74)	11,73 (9,73) 88 (73)	11,60 (9,60) 87 (72)
45	kPa mm Hg	11,27 (10,27) 92 (77)	12,13 (10,13) 91 (76)	12,00 (10,00) 90 (75)	11,87 (9,87) 89 (74)	11,87 (9,87) 89 (74)	11,73 (9,73) 88 (73)	11,60 (9,60) 87 (72)	11,47 (9,47) 86 (71)
50	kPa mm Hg	12,13 (10,13) 91 (76)	12,00 (10,00) 90 (75)	11,87 (9,87) 89 (74)	11,73 (9,73) 88 (73)	11,73 (9,73) 88 (73)	11,60 (9,60) 87 (72)	11,47 (9,47) 86 (71)	11,33 (9,33) 85 (70)
55	kPa mm Hg	11,87 (9,87) 89 (74)	11,73 (9,73) 88 (73)	11,60 (9,60) 87 (72)	11,47 (9,47) 86 (71)	11,47 (9,47) 86 (71)	11,33 (9,33) 85 (70)	11,20 (9,20) 84 (69)	11,07 (9,07) 83 (68)
60	kPa mm Hg	11,73 (9,73) 88 (73)	11,60 (9,60) 87 (72)	11,47 (9,47) 86 (71)	11,33 (9,33) 85 (70)	11,33 (9,33) 85 (70)	11,20 (9,20) 84 (69)	11,07 (9,07) 83 (68)	10,93 (8,93) 82 (67)
65	kPa mm Hg	11,60 (9,60) 87 (72)	11,47 (9,47) 86 (71)	11,33 (9,33) 85 (70)	11,20 (9,20) 84 (69)	11,20 (9,20) 84 (69)	11,07 (9,07) 83 (68)	10,93 (8,93) 82 (67)	10,80 (8,80) 81 (66)
70	kPa mm Hg	11,47 (9,47) 86 (71)	11,33 (9,33) 85 (70)	11,20 (9,20) 84 (69)	11,07 (9,07) 83 (68)	11,07 (9,07) 83 (68)	10,93 (8,93) 82 (67)	10,80 (8,80) 81 (66)	10,67 (8,67) 80 (65)

Tabellen und Umrechnungsfaktoren

▼ Tabelle III. 6   Kraft – Arbeit – Leistung (Grundbegriffe)

1. Kraft	= Masse × Beschleunigung	Einheit der Kraft:	Dyn	Dimension: cm × g × s^{-2}
2. Arbeit	= Kraft × Weg = Dyn × cm	Einheit der Arbeit: (CGS-System)	Erg	Dimension: cm^2 × g × s^{-2}
1 Joule	= 10^7 Erg	Einheit der Arbeit: (MKS-System)	Joule	Dimension: m^2 × kg × s^{-2}
3. Leistung	= Arbeit/Zeiteinheit 1 Watt = 1 Joule × s^{-1} 1 Erg × s^{-1} = 1 Dyn × cm × s^{-1}	Einheit der Leistung (CGS): (MKS): oder Joule/s	erg × s^{-1} Watt	Dimension: cm^2 × g × s^{-3} Dimension: m^2 × kg × s^{-3}

▼ Tabelle III. 7   Umrechnungsfaktoren für die bei der Ergometrie gebräuchlichen Leistungseinheiten

Gesuchte Einheit	Gegebene Einheit				
	erg s^{-1}	W Joule/s	m kg s^{-1}	PS	kcal$_{15}$ × $^{-1}$
erg s^{-1}	1	10^7	9,8 × 10^7	7,36 × 10^9	4,19 × 10^7
W Joule/s	10^{-7}	1	9,8	736	4,2
m kg s^{-1}	1,02 × 10^{-8}	1,02 × 10^{-1}	1	75	4,27 × 10^{-1}
PS	1,36 × 10^{-10}	1,36 × 10^{-3}	1,3 × 10^{-2}	1	5,69 × 10^{-3}
kcal$_{15}$s^{-1}	2,39 × 10^{-8}	2,39 × 10^{-1}	2,34	176	1

Gebräuchliche Symbole für Atmung und Kreislauf

Statisches Lungenvolumen

Abkürzung	Symbol	Einheit	Messgröße
	V	l	Gasvolumen
	V_L	l	Lungengasvolumen einschließlich Atemwege
CC		l	Closing-(Verschluss-)Kapazität
CV		l	Closing-(Verschluss-)Volumen
ERV		l	Exspiratorisches Reservevolumen
FRC		l	Funktionelle Residualkapazität
IC		l	Inspiratorische Kapazität
IRV		l	Inspiratorisches Reservevolumen
RV		l	Residualvolumen
TGV, IGV	–	l	Thorakales Gasvolumen
TLC		l	Totale Lungenkapazität
TV, AZV	V_T	l	Atemzugvolumen
VC		l	Vitalkapazität
StaV		l	Strömungswiderstandsanstiegsvolumen
StaC		l	Strömungswiderstandsanstiegskapazität

Atemdynamik

Abkürzung	Symbol	Einheit	Messgröße
FEF_x %FVC		l	Forcierter exspiratorischer Fluss, wenn x % forcierter Vitalkapazität ausgeatmet ist
FEFV-Kurve			Forcierte exspiratorische Fluss-Volumen-Kurve
ΔFEF 50 %	$\Delta V'_{50}$	$l \cdot s^{-1}$	Differenz in V'_{max} bei 50 % der FVC zwischen zwei Bedingungen
FES			Forciertes exspiratorisches Spirogramm
FET		s	Forcierte exspiratorische Zeit
FEV_x		l	Forciertes exspiratorisches Volumen in x Sekunden
FEV_x %VC			FEV_x als Prozent der Vitalkapazität (spezifisch)
FEV_x %FVC			FEV_x als % der FVC
FIF_x %VC		$l \cdot s^{-1}$	Forcierter inspiratorischer Fluss, wenn x % der VC eingeatmet sind
FEV 25–75 %		$l \cdot s^{-1}$	Maximaler mittlerer exspiratorischer Fluss
FIV_x		l	Forciertes inspiratorisches Volumen in x Sekunden
FVC		l	Forcierte exspiratorische Vitalkapazität
FV-Kurve			Fluss-Volumen-Kurve
MEF	V'_{max}	$l \cdot s^{-1}$	Maximaler exspiratorischer Fluss
MEF_x %FVC	$V'_{max, x}$	$l \cdot s^{-1}$	Wenn x % der FVC noch auszuatmen sind

Gebräuchliche Symbole für Atmung und Kreislauf

Abkürzung	Symbol	Einheit	Messgröße	
MEF_x %TLC		$l \cdot s^{-1}$	Wenn x % der TLC noch auszuatmen sind	
MEFV-Kurve			Maximale exspiratorische Fluss-Volumen-Kurve	
MVV		$l \cdot min^{-1}$	Maximale willkürliche Ventilation (bei Atemfrequenz x)	
PEF		$l \cdot s^{-1}$	Spitzenexspiratorischer Fluss	
PIF		$l \cdot s^{-1}$	Spitzeninspiratorischer Fluss	
	V'	$l \cdot s^{-1}$	Momentane Gasströmung	
	V"	$l \cdot s^{-2}$	Gasvolumenbeschleunigung	**Atemmechanik**
	C	$l \cdot kPa$	Compliance (Dehnbarkeit); früher in $l \cdot cmH_2O$	
	C_L/V_L*(SC)	kPa^{-1}	Volumische (spezifische) Compliance der Lunge	
	E	$kPa \cdot l^{-1}$	Elastizität	
EPP			Punkt gleichen Druckes	
	F	N	Kraft	
	G	$l \cdot s^{-1} \cdot kPa^{-1}$	Conductance, Leitfähigkeit	
	G_{aw}/V_L*(sG_{aw})	$s^{-1} \cdot kPa^{-1}$	Volumische (spezifische) Atemwegsleitfähigkeit	
IVPF-Kurve			Isovolumen-Druck-Fluss-Kurve	
	P	kPa	Druck, für Blutdruck auch mmHg	
	R	$kPa \cdot l^{-1} \cdot s$	Strömungswiderstand, früher $cmH_2O \cdot l^{-1} \cdot s$	
	W	$J, kPa \cdot s$	Äußere Arbeit	
	W'	$Watt, J \cdot s^{-1}$	Leistung	
	Z	$kPa \cdot l^{-1} \cdot s$	Impedanz	
	V	l	Gasvolumen	**Ventilation**
	V_L	l	Lungenvolumen, einschließlich Gas in den Atemwegen	
	V, V'	$l \cdot s^{-1}$	Momentane Gasstromstärke	
	V	$l \cdot s^{-1}$	Mittlerer zeitlicher Gasfluss	
	f_R	min^{-1}	Atemfrequenz	
	t_E	s	Exspirationsdauer	
	t_I	s	Inspirationsdauer	
	t_{tot}	s	Atemzyklusdauer	
	Q	l	Blutvolumen	**Kreislauf**
C.O.	Q'	$l \cdot min^{-1}$	Herzzeitvolumen	
	f_c	min^{-1}, s^{-1}	Herzfrequenz	
BP	P_{bl}	kPa	Blutdruck, auch mmHg erlaubt	
	Q"	$l \cdot s^{-2}$	Blutvolumenbeschleunigung	
	R	$kPa \cdot l^{-1} \cdot s$	Gefäßwiderstand	

* Mathematische Bezeichnung

Anhang

Gastransport (Gas- und Blutphase)

Abkürzung	Symbol	Einheit	Messgröße
BMR		kJ · min^{-1}	Grundumsatz (body metabolic rate)
BB		mmol · l^{-1}	Pufferbasen (buffer base)
BE		mmol · l^{-1}	Basenüberschuss(abweichung) (base excess)
	D	mmol · min^{-1} · kPa^{-1}	Diffussionskapazität, auch mmol · s^{-1} · kPa^{-1}
	D/Q'	mmol · l^{-1} · kPa^{-1}	Diffusions-Perfusions-Verhältnis
	F_i		Fraktionelle Konzentration der Komponente i
Hb		g, mol	Hämoglobin
ODC			Oxyhämoglobin-Dissoziationskurve
pH			Einheit der Azidität
	n_i	mol	Menge eines Teilchens i
	n'_i	mol · min^{-1}	Molarer Transport einer Substanz i
	$P_{x,i}$	kPa	Partialdruck der Komponente i in Medium x
	$S_{x,i}$		Sättigung von Komponente i in Medium x
RQ			Respiratorischer Quotient, Atemgasaustauschverhältnis
	T_L	mmol · min^{-1} · kPa^{-1}	Gastransferfaktor der Lunge
K		mmol · min^{-1} · kPa^{-1} · l^{-1}	Transferkoeffizient
	V'/Q'		Ventilations-Perfusions-Verhältnis
	θ_i		Reaktionsgeschwindigkeitskoeffizient der roten Blutzellen
	V'_i	l$_{STPD}$ · min^{-1}	Gastransport der Messeinheit i

Große Buchstaben	Kleine Buchstaben	Beschreibung
	a	arteriell
A	alv	alveolär
	ab	abdominal
	abs	absolut
	am	ambient
	an	anatomisch
ATPS		Ambienttemperatur und Druck und Sättigung mit Wasserdampf unter diesen Bedingungen
	aw	Atemweg
	awo	Atemwegsöffnung
B	b	barometrisch
	bl	Blut

Gebräuchliche Symbole für Atmung und Kreislauf

Große Buchstaben	Kleine Buchstaben	Beschreibung
B		Körper
	bs	Körperoberfläche
	br	bronchial
BTPS		Körpertemperatur, Ambientdruck und -sättigung mit Wasserdampf unter diesen Bedingungen
	c	Lungenkapiallaren
	c'	Lungenendkapillaren
C		kardial
	cd	Tagesrhythmus
D	ds	Totraum
	di	Diaphragmy
	ds	absteigend
	dyn	dynamisch
E	exp	exspiratorisch
Ē		gemischte Ausatmung
	ec	extrazellulär
	eff	effektiv
	el	elastisch
	ep	extrapulmonar
	endt	endexspiratorisch
	f	funktionell
	g	Gas
I	insp	inspiratorisch
	ic	intrazellulär
	im	intramuskulär
	it	intrathorakal
	iv	intravenös
L	l	Lunge
	lat	lateral
	lam	laminar
	m	Membran
	max	maximal
	mb	Mehrfachatmung
	min	minimal
	mo	Mund; Mundraum
	mus	muskulär
	obs	beobachtet
	oes	ösophageal
	phys	physiologisch
	pl	pleural
	pleth	plethysmographisch
	pred	vorhergesagt

Anhang

Große Buchstaben	Kleine Buchstaben	Beschreibung
	pulm	pulmonal
	pv	pulmonale Vene
R		respiratorisch
	rb	Rückatmung
	rs	respiratorisches System
	s	spezifisch
	sb	Einfachatmung (single breath)
	sc	subkutan
	sh	Shunt
	sp	spirometrisch
	ss	Steady state
	st	statisch
STPD		Standardtemperatur und Druck
T		Atemwelle (Tidal)
	th	thorakal
	ti	Gewebe
	tm	transmural
	tot	total
	tp	transpulmonal
	tr	Trachea
	trs	transrespiratorisch
	tt	transthorakal
	turb	turbulent
	us	aufsteigend
	v	venös
	v̄	gemischtvenös
	va	vaskulär
	vis	viskös
	w	Thoraxwand
	we	endkapillar

Gebräuchliche Abkürzungen für Körpereigenschaften		
A	Alter (age)	(Jahre)
BSA	Körperoberfläche (body surface area)	(m^2)
BMR	Grundumsatz (basic metabolic rate)	(kJ)
BM	Gewicht (body mass)	(kg)
H	Körperhöhe im Stehen (hight)	(m)
SH	Sitzhöhe (sitting hight)	(m)

Weitere gebräuchliche Symbole und Abkürzungen s. bei *Quanjer*

Weiterführende bzw. Originalliteratur

Adhikari, P. K., F. A. Bianchi, A. F. Boushy, A. Sakamoto, B. M. Lewis: Pulmonary function in scleroderma. Amer. Rev. Resp. Dis. 86 (1962) 823

Altose, M. D., S. G. Kelsen, N. N. Stanley, R. S. Levinson, N. S. Cherniack, A. P. Fishman: Effects of hypercapnia on mouth pressure during airway occlusion in conscious man. J. Appl. Physiol. 40 (1976) 338–344

Altose, M. D., W. C. McCauley, S. G. Kelsen, N. S. Cherniack: Effects of hypercapnia and inspiratory flow-resistive loading on respiratory. Activity in chronic airway obstruction. J. Clin Invest. 59 (1977) 500–507

American Thoracic Society: Standards and indications for cardiopulmonary sleep studies in children. Am. J. Respir. Crit. Care Med. 153 (1996) 866–878

American Thoracic Society: Cardiorespiratory sleep studies in children. Establishment of normative data and polysomnographic predictors of morbidity. Am. J. Respir. Crit. Care Med. 160 (1999) 1381–1387

Anders, T., R. Emde, A. Parmelee: A manual of standardized terminology, techniques and criteria for scoring of states of sleep and wakefulness in newborn infants. UCLA Brain Information Service, NINDS Neurological Information Network (1971) 1–29

ASDA: EEG arousal: Scoring rules and examples. Sleep 15 (1992) 173–184

Ashutosh K., R. Gilbert, J. H. Auchincloss, J. Erlebacher, D. Peppi: Impedance pneumograph and magnetometer methods for monitoring tidal volume. J. Appl. Physiol 37 (1974) 964–966

Bach, J. R., A. S. Alba: Management of chronic alveolar hypoventilation by nasal ventilation. Chest 97 (1990) 52–57

Bachofen, H.: Atemphysiologie. In: Handbuch der inneren Medizin, Bd. IV/2, S. 27–98. Springer, Berlin 1979

Badr, M. S., J. E. Grossman, S. A. Weber: Treatment of refractory sleep apnea with supplemental carbon dioxide. Am. J. Respir. Crit. Care Med. 150 (1994) 561–564

Badr, M. S., J. B. Skatrud, J. A. Dempsey: Determinants of poststimulus potentiation in humans during NREM sleep. J. Appl. Physiol. 73 (1992) 1958–1971

Badr, M. S., F. Toiber, J. B. Skatrud, J. A. Dempsey: Pharyngeal narrowing/occlusion during central sleep apnea. J. Appl. Physiol. 78 (1995) 1806–1815

Banchero, N., P. E. Schwartz, E. H. Wood: Intraoesophageal pressure gradient in man. J. appl. Physiol. 22 (1967a) 1066

Banchero, N., P. E. Schwartz, A. G. Tsakiris, E. H. Wood: Pleural and oesophageal pressures in the upright body position. J. appl. Physiol. 23 (1967b) 228

Barnes, P. J., K. Alving, S. A. Kharitonov, K. Cheeseman: Exhaled markers in airway disease. Proceedings of a Workshop in Stockholm, Sweden, Sept. 3–4, 1998. Eur. Respir. Rev. 9 (1999) 68, 207–253

Barrington, K. N. Finer: The natural history of the appearance of apnea of prematurity. Pediatr. Res. 29 (1991) 372–375

Bartels, H., R. Beer, E. Fleischer et al.: Bestimmung von Kurzschlußdurchblugung und Diffusionskapazität der Lunge bei Gesunden und Lungenkranken. Pflügers Arch. Ges. Physiol. 261 (1955) 99

Bates, D. V., C. J. Varvis, R. E. Donevan, R.V. Christie: Variations in the pulmonary capillary blood volume and membrane diffusion component in health and disease. J. clin. Invest. 39 (1960) 1401

Baur, X., P. Degens, R. Heitmann et al.: Lung function Testing: The Dilemma of Predicted Values in Relation to the Individual Variability. Respiration 63 (1996) 123–130

Berdel, D. H. Magnussen, M. Röckler: Sollwerte für den oszillatorischen Atemwiderstand im Kindesalter. Prax. Pneumol. 33 (1979) 35–37

Bergofsky, E. H: Relative contributions of the rib cage and the diaphragm to ventilation in man. J. appl. Physiol. 19 (1964) 698

Bieber, R. J: Gewichtung eines standardisierten PaO_2 ($stPaO_2$) und weiterer Blutgasparameter anhand der Letalität innerhalb eines Jahres nach Befunderhebung sowie ein Interpretationsvorschlag. Atemw.-Lungenkrkh. 26 (2000) 133–140

Bijl-Hofland, I. D., H. Th. M. Folgering, H. van den Hoogen et al.: Perception of bronchoconstriction in asthma patients measured during histamine challenge test. Eur. Respir. J. 14 (1999) 1049–1054

Bixler, E. O., A. N. Vgontzas, T. Ten Have, K. Tyson, A. Kales: Effects of age on sleep apnoea in men: 1. Prevalence and severity. Am. J. Respir. Crit. Care Med. 157 (1998) 144–148

Bohr, Chr.: Über die Lungenatmung. Scand. Arch. Physiol. 2 (1891) 236

Anhang

Borst, H. G., M. McGregor, J. L. Whittenberger, E. Berglund: Influence of pulmonary arterial and left arterial pressures on pulmonary vascular resistance. Circulat. Res. 4 (1956) 393

Bradley, T. D., E. A. Phillipson: Central sleep apnea. Clin. Chest Med. 13 (1992) 493–505

Bruck, A., Ph. Haas, W. Ulmer: Ein schnellanzeigender Ultrarotabsorptionsschreiber zur fortlaufenden Messung der Kohlensäurekonzentration in der Atemluft. Pflügers Arch. Ges. Physiol. 259 (1954) 142

Brusasco, V., R. Pellegrino, J. R. Rodarte: Airway mechanics. In: European Respiratory Monograph, Respiratory Mechanics. Edited by J. Milic-Emili: Nov. 1999, Vol. 4, Monography 12, p. 68–91, Sheffield/UK

Bugalho de Almeida, A. A., F. Tehalda, W. T. Ulmer: Die Compliance-/Volumenbeziehung bei Gesunden, Lungenfibrosen und Emphysematikern. Prax. Pneumol. 34 (1980) 739–745

Bühlmann, A., F. Schaub, P. H. Rossier: Zur Ätiologie und Therapie des Cor pulmonale. Schweiz. Med. Wschr. 84 (1954) 587

Bühlmann, A., F. Schaub, P. Luchsinger: Die Hämodynamik des Lungenkreislaufes während Ruhe und körperlicher Arbeit beim Gesunden und bei den verschiedenen Formen der pulmonalen Hypertonie. Schweiz. Med. Wschr. 11 (1955) 253

Cantineau, J. P., P. Escourrou, R. Sartene, C. Gaultier, M. Goldman: Accuracy of respiratory inductive plethysmography during wakefulness and sleep in patients with obstructive sleep apnea. Chest 102 (1992) 1145–1151

Carroll, J. L., G. M. Loughlin: Obstructive sleep apnea syndrome in infants and children: clinical features and pathophysiology. In: Ferber, R., M. Kryger: Principles and practice of sleep medicine in the child. W. B. Saunders Company, Philadelphia 1995a, 163–191

Carroll, J. L., G. M. Loughlin: Obstructive sleep apnea syndrome in infants and children: diagnosis and management. In: Ferber, R., M. Kryger: Principles and practice of sleep medicine in the child. W. B. Saunders Company, Philadelphia 1995b, 193–216

Carroll, J. L., S. A. McColley, C. L. Marcus, S. Curtis, G. M. Loughlin: Inability of clinical history to distinguish primary snoring from obstructive sleep apnea syndrome in children. Chest 108 (1995) 610–618

Chadha, T. S., H. Watson, S. Birch, G. A. Jenouri, A. W. Schneider, M. A. Cohn, M. A. Sackner: Validation of respiratory inductive plethysmography using different calibration procedures. Am. Rev. Respir. Dis. 125 (1982) 644–649

Chang, A. B.: Cough, Cough Resceptors, and Asthma in Children. Ped. Pulmomol. 28 (1999) 59–70

Cherniack, N. S., C. von Euler, I. Homma, F.F. Kao: Experimentally induced cheyne-stokes breathing. Resp. Physiol. 37 (1979) 185–200

Cherniack, R. M., E. Brown: A simple method for measuring total respiratory compliance: normal values for males. J. appl. Physiol. 20 (1965) 87

Christie, R. V., C. A. MacIntosh: The measurement of the intrapleural pressure in man and its significance. J. clin. Invest. 13 (1934) 279

Christian, P., P. Mohr, M. Schrenk, W. Ulmer: Zur Phänomenologie der abnormen Atmung beim sog. „Nervösen Atmungssyndrom". Nervenarzt 5 (1955) 191

Clara, M.: Histobiologie des Bronchialepithels. Z. mikr.-anat. Forsch. 41 (1936) 321

Clayton, D. G., R. K. Webb, A. C. Ralston, D. Duthie, W. B. Runciman: Pulse oximeter probes. A comparison between finger, nose, ear and forehead probes under conditions of poor perfusion. Anaesthesia 46 (1991) 260–265

Clements, J. A., R. F. Hustead, R. P. Johnson, I. Gribetz: Pulmonary surface tension and alveolar stability. J. appl. Physiol. 16 (1961) 444

Clutario, B. C., E. M. Scarpelli, F. Taylor: Identification and source of surfactants in lung extracts. Fed. Proc. 25 (1966) 565

Cohn, M. A., A. S. V. Rao, M. Broudy et al.: The respiratory inductive plethysmograph: A new non-invasive monitor of respiration. Bull. Eur. Physiopathol. Resp. 18 (1982) 643–658

Comroe, J. H., R. E. Forster, A. B. DuBois, W. A. Briscoe, E. Carlsen: Die Lunge. Schattauer, Stuttgart 1964

Cooper, S.: Muscle spindles and other sensory receptors. In Bournet, G.: Structure and Function of Muscle. Acad. Press, New York 1960

Costable, U.: Methode und Technik der bronchoalveolären Lavage. Prax. Klin. Pneumol. 42 (1988) 218–221

Cournand, A.: Some aspects of the pulmonary circulation on normal man and on chronic cardiopulmonary diseases. Circulation 2 (1950) 641

Craig, A. B. jr.: Effects of position on expiratory reserve volume of the lungs. J. appl. Physiol. 15 (1960) 59

Criée, C.-P., G. Laier-Groeneveld: Atemmuskelermüdung. Atemwegs.-Lungenkrkh. 24 (1998) 461–472

Cunningham, D. J. C., D. B. Drysdale: The role of human arterial chemoreceptors in normal respiratory regulation and some factors which may influence the responses to dynamic stimulation. In: Morphology and Mechanics of Chemoreceptors, edited by A. S. Paintel, New

Weiterführende bzw. Originalliteratur

Dehlhi: Vallabhbhai Patel Chest Inst. 1976, p. 209–228

Cunningham, D. J. C., P. A. Robbins, C. B. Wolff: Integration of respiratory responses to change in alveolar partial pressures of CO_2 and O_2 and in arterial pH. In: Handbook of Physiology. The Respiratory System, Vol. II: Control of Breathing, Part 2. Cherniack, N. S., J. G. Widdicombe, Bethesda: Am. Physiol. Soc. 1986, pp 475–528

D'Angelo, E.: Dynamics. In: European Respiratory Monograph, Respiratory Mechanics, Edited by J. Milic-Emili: Nov. 1999, Vol. 4, Monograph 12. Sheffield/UK, p. 54–67

de Backer, W. A.: Central sleep apnoea, pathogenesis and treatment: An overview and perspective. Eur. Resp. J. 8 (1995) 1372–1383

de Backer, W. A.: Central sleep apnea. Eur. Respir. Mon. 10 (1998) 266–284

Dempsey, J. A., C. A. Smith, C. A. Harms, C. M. Chow, K. W. Saupe: Sleep induced breathing instability – State of the art review. Sleep 19 (1996) 236–247

Dt. Gesellschaft f. Pneumologie in Zusammenarbeit mit der Dt. Gesellschaft für Schlafforschung und Schlafmedizin: Leitlinie zur Obstruktiven Schlafapnoe (OSA). AWMF-Leitlinien-Register 020/001 (1997)

Douglas, C. G., J. G. Priestley: Human Physiology. Clarendon Press, Oxford 1948

Duffty, P., L. Spriet, M. H. Bryan, A. C. Bryan: Respiratory induction plethysmography (Respitrace): An evaluation of its use in the infant. Am. Rev. Respir. Dis. 123 (1981) 542–546

Eaton, T., St. Withy, E. Jeffrey et al.: Spirometry in Primary Care Practice. The Importance of Quality Assurance and the Impact of Spirometry Workshops. Chest 116 (1999) 416–423

Engström I., P. Karlberg, Ch. I. Swarts: Respiratory studies in children. Acta paediat. (Uppsala) 51 (1962) 68

Euler, U. S. v., G. Liljestrand: Observations on the pulmonary arterial blood pressure in the cat. Acta physiol. scand. 12 (1946) 301

Euler, C. v., G. Peretti: Dynamic and static contributions to the rhythmic γ-activation of primary and secondary spindle endings in external intercostal muscle. J. Physiol. 187 (1966) 501

Farhi, L. E.: Lung models for representation of VAQ distribution. In: Introduction to the definition on normal values for respiratory function in man. Panminerva Medica 1969

Farre, R., J. M. Montserrat, E. Ballester, L. Hernandez, M. Rotger, D. Navajas: Importance of the pulse oximeter averaging time when measuring oxygen desaturation in sleep apnea. Sleep 21 (1998) 386–390

Filley, G. F., D. J. MacIntosh, G. W. Wright: Carbon monoxide uptake and pulmonary diffusing capacity in normal subjects at rest and during exercise. J. clin. Invest. 33 (1954) 530

Finlayson, J. K., M. N. Luria, C. A. Stanfield, P. N. Yu: Hemodynamic studies in acute pulmonary edema. Ann. Intern. Med. 54 (1961) 244

Fishman, A. P.: Respiratory gases in the regulation of the pulmonary circulation. Physiol. Rev. 41 (1961) 214

FitzGerald, M. P. The changes in the breathing and the blood at various high altitudes. Philos. Trans. R. Soc. London Ser. B 203 (1913) 351–371

Frossard, N., P. J. Barnes: Mediators of asthma: new opportunities for treatment. Eur. Respirat. Soc. Proceedings of a meeting in Strasbourg, France 2000; Vol. 10, 73: 239–332

Gautrin, D., J.-G. Lapierre, J.-L. Malo, Cl. Jnfante-Rivard: Airway Hyperresponsiveness and Symptoms of Asthma in a Six-Year Follow-up Study of Childhood Asthma. Chest 116 (1999) 1659–1664

Gil, J., H. Bachofen: Morphometric study of Triton rinsed, air and saline filled, excised lungs. Fed. Pros. 36 (1977) 493

Gil, J., E. R. Weibel: Morphological study of pressure-volume hysteresis in rat lungs fixed by vasculas perfusion. Resp. Physiol. 15 (1972) 190–205

Gislason, T., B. Benediktsdottir: Snoring, apneic episodes, and nocturnal hypoxemia among children 6 months to 6 years old: an epidemiologic study of lower limit of prevalence. Chest 107 (1995) 963–966

Gleadhill, I. C., A. R. Schwartz, N. Schubert, R. A. Wise, S. Permutt, P. L. Smith: Upper airway collapsibility in snorers and in patients with obstructive hypopnea and apnea. Am. Rev. Respir. Dis 143 (1991) 1300–1303

Gloger, K.: Die Altersabhängigkeit des Pulmonalarteriendruckes während stufenweise gesteigerter Ergometerarbeit. Z. Kreisl.-Forsch. 61 (1972) 728

Gribetz, I., N. R. Frank, M. E. Avery: Static-volume-pressure relations of excised lungs of infants with hyaline membrane disease, newborn and stillborn infants. J. clin. Invest. 38 (1959) 2168

Grol, M. H., J. Gerritsen, J. M. Vonk et al.: Risk Factors for Growth and Decline of Lung Function in Asthmatic Individuals up to Age 42 years. A 30-year Follow-up Study. Am. J. Respir. Crit. Care Med. 160 (1999) 1830–1837

Grosse-Brockhoff, F., W. Schoedel: Der effektive schädliche Raum. Pflügers Arch. Ges. Physiol. 238 (1936) 213

Grosse-Brockhoff, F.: Hämodynamik der Lungenkreislaufstörungen. Dtsch. Ges. Kreisl.-Forsch. 17 (1951) 34

Guerini, C., G. Pistelli, A. Paci et al.: Pulmonary volumes in children. I. Normal values, in males of 6 to 15 years old. Bull. Eur. Physiopathol. Respir. 6 (1970) 701–719

Anhang

Guilleminault C., M. Partinen, K. Hollman, N. Powell, R. Stoohs: Familial aggregates in obstructive sleep apnea syndrome. Chest 107 (1995) 1545–1551

Guilleminault C., R. Stoohs: Arousal, increased respiratory efforts, blood pressure and obstructive sleep apnoea. J. Sleep Res. 4 (1995) 117–124

Guilleminault, C., R. Stoohs, A. Clerk, M. Cetel, P. Maistros: A cause of excessive daytime sleepiness – the upper airway resistance syndrome. Chest 104 (1993) 781–787

Guilleminault, C., A. G. Tilkian, W. C. Dement: The sleep apnea syndromes. Ann. Rev. Med. 27 (1976) 465–484

Hahn, D. L.: Chlamydia pneumoniae, asthma, and COPD: what is the evidence? Ann. Allerg., Asthma & Immunol. 83 (1999) 271–292

Hankinson, J. L.: Does Poor Quality Render it Impractical? Chest 116/2 (1999) 276–277

Hautmann, H., S. Hefele, R. M. Huber: Referenzwerte für inspiratorische Munddrücke (PJmax, Po.1 max). Atemwegs.- Lungenkrkh. 25 (1999) 400–402

Hayek, H. v.: Die menschliche Lunge. Springer, Berlin 1953

He, J., M. Kryger, F. Zorick, W. Conway, T. Roth: Mortality and apnoea index in obstructive sleep apnoea. Chest 94 (1988) 9-14

Hedner, J., L. Grote: Cardiovascular consequences of obstructive sleep apnoea. Eur. Respir. Mon. 10 (1998) 227–265

Herberg, D., G. Reichel, W. T. Ulmer: Untersuchungen über die Abhängigkeit des absoluten und funktionellen Totraumes von der Ausatemgeschwindigkeit, alveolären Kohlensäurekonzentration, Atemmittellage und vom Lebensalter. Pflügers Arch. Ges. Physiol. 270 (1960) 467

Herberg, D.: Klinische Ventilationsbilder. Beitr. Klin. Tuberk. 138 (1968) 362

Hertz, C. W.: Die Durchblutungsgröße hypoventilierter Lungenbezirke. Verh. Dtsch. Ges. Kreisl.-Forsch. 21 (1955) 447

Holz, O., K. Richter, R. A. Jorres, P. Speckin, M. Mucke, H. Magnussen: Changes in Sputum composition between two inductions performed on consecutive days. Thorax 53 (1998) 83–86

Huch, A., R. Huch: Klinische und physiologische Aspekte der transcutanen Sauerstoffdruckmessung in der Perinatalmedizin. Z. Geburtsh. Perinat. 179 (1975) 235–249

Huch, R., A. Huch: Transcutane Überwachung des arteriellen PO_2 in der Anaesthesie. Einsatzfähigkeit der Methode am Beispiel von Kurznarkosen. Anaesthesist 23 (1974) 181–185

Hudgel, D. W., E. A. Gordon, S. Thanakitcharu, E. N. Bruce: Instability of ventilatory control in patients with obstructive sleep apnea. Am. J. Respir. Crit. Care Med. 158 (1998) 1142–1149

Hutchinson, D. C., G. Rocca, D. Honeybourne: Estimation of arterial oxygen tension in adult subjects using a transcutaneous electrode. Thorax 36 (1981) 473–477

Hutchinson, J.: Lecture on vital statistics, embracing an account of a new instrument for detecting the presence of disease of the system. Lancet (1844) 567–570, 594–596

Hutchinson, J.: On capacity of lungs and on respiratory functions with view of establishing precise and easy method of detecting disease by spirometer. Trans. Med.-chir. Soc. London 29 (1846) 137

Iber, C., P. Simon, J. B. Skatrud et al.: The Breuer-Hering reflex in humans: effects of pulmonary denervation and hypocapnia. Am. J. Respir. Crit. Care Med. 152 (1995) 217–224

Islam, M. S., W. T. Ulmer: Beziehungen zwischen intrathorakalem Gasvolumen, gefesselter Luft und der Form des Druckströmungsdiagrammes. Klin. Wschr. 49 (1971) 1222

Islam, M. S., W. T. Ulmer: Der Strömungswiderstand in den Atemwegen und das Lungenvolumen. Dtsch. med. Wschr. 102 (1977) 1187a

Islam, M. S., W. T. Ulmer: Referenzwerte der ventilatorischen Lungenfunktion. Prax. Klin. Pneumol. 37 (1983) 9–14

Islam, M. S., W. T. Ulmer: Influence of the Inhalative Aerosol Atrovent on Airway Resistance and Inrathoracic Gas Volume in Healthy volunteers of Different Ages Respiration 45 (1984) 225–231

Johnson, B. D., I. M. Weisman, R. J. Zeballos, K. C. Beck: Emerging concepts in the evaluation of ventilatory limitation during exercise. Chest 116 (1999) 488–503

Josenhans, W. T.: A ballistic method to determine the fraction of the tidal volume contributed by the diaphragm. Bibl. Cardiol. (Basel) 19 (1967) 68

Kahn, A., J. Groswasser, M. Sottiaux, E. Rebuffat, P. Franco: Clinical problems in relations to apparent life-threatening events in infants. Acta Paediat. 82 (1993) 107–110

Khoo, M. C. K., R. E. Kronauer, K. P. Strohl, A. S. Slutsky: Factors inducing periodic breathing in humans: A general model. J. Appl. Physiol. 53 (1982) 644–659

Kluge, A.: Oberflächenaktive Substanzen und Lungenmechanik. Verh. Ges. Lungen- u. Atmungs-Forsch. 1 (1967) 187

Konno, K., J. Mead: Measurement of the separate volume changes of rib cage and abdomen during breathing. J. Appl. Physiol. 22 (1967) 407–422

Kundson, R. J., M. D. Lebowitz, C. J. Holberg, B. Burrows: Changes in the normal maximal expiratory flow-volume curve with groth and aging. Am. Rev. Respir. Dis. 127 (1983) 725–734

Weiterführende bzw. Originalliteratur

Lafortuna, C. L., L. Passerini: A new instrument for the measurement of rib cage and abdomen circumference variation in respiration at rest and during exercise. Eur. J. Appl. Physiol. 71 (1995) 259–265

Lapp, H.: Über die Sperrarterien der Lunge und Anastomosen zwischen A. bronchialis und A. pulmonalis, über ihre Bedeutung, insbesondere für die Entstehung des hämorrhagischen Infarktes. Frankfurt. Z. Path. 62 (1951) 537

Lecheler, J.: Sprechstunde Asthma. Gräfe und Unzer Verlag GmbH, München 1995

Leevers, A. M., P. M. Simon, L. Xi, J. A. Dempsey: Apnoea following normocapnic mechanical ventilation in awake mammals – a demonstration of control system inertia. J. Physiol. 472 (1993) 749–768

Light, R. W., C. K. Mahutte, St. E. Brown: Etiology of carbon dioxide retention at rest and during exercise in chronic airflow obstruction. Chest 94 (1988) 61–67

Liistro, G., D. Rodenstein, D. Stanescu: Mechanics of the upper airways. In: European Respiratory Monograph, Respiratory Mechanics, Edited by J. Milic-Emili,: Nov. 1999, Vol. 4, Monograph 12, Sheffield/UK, p. 92–111

Lindemann, H., W. Leupold, B. Niggemann: Lungenfunktionsdiagnostik bei Kindern. W. Kohlhammer GmbH, Stuttgart 1997

Loeschcke, H. H.: The effectiveness of control of pH in the extracellular fluid of the brain by the respiratory control system. Pflügers Arch. ges. Physiol. 341 (1973) 43

Los, H., G. H. Koppelman, D. S. Postma: The importance of genetic influences in asthma. Eur. Respir. J. 14 (1999) 1210–1227

Lübbers, D. W., U. Grossmann: Gas exchange through the human epidermis as a basis of tcPO$_2$ and tcPCO$_2$ measurements. In: Huch, R., A. Huch: Continuous transcutaneous blood gas monitoring. Marcel Dekker, Inc., New York (1983) 1–33

Luttmann, H., R. Kaaden, L. Kreienbrock, C. Treiber-Klötzer, H. E. Wichmann: Normwerte für spirometrische Lungenfunktionsgrößen und den Peak-flow für 7- bis 18jährige. Pneumologie 51 (1997) 47–54

Macklem, P. T., W. M. Thurlbeck, R. G. Fraser: Chronic obstructive disease of small airways. Ann. Intern. Med. 74 (1971) 167

Magnan, A., F. F. Philip-Joët, M. Rey, M. Reynaud, F. Porri, A. Arnaud: End-tidal CO$_2$ analysis in sleep apnea syndrome – conditions for use. Chest 103 (1993) 129–131

Mahutte, C. K., T. M. Michiels, K. T. Hassell, D. M. Trueblood: Evaluation of a single transcutaneous P$_{O_2}$-P$_{CO_2}$ sensor in adult patients. Crit Care Med. 12 (1984) 1063–1066

Marcus, C. L., T. G. Keens, D. B. Bautista, W. S. von Pechmann, S. L. Davidson Ward: Obstructive sleep apnea in children with down syndrome. Pediatrics 88 (1991) 132–139

Marcus, C. L., K. J. Omlin, D. J. Basinski et al.: Normal polysomnographic values for children and adolescents. Am. Rev. Respir. Dis. 146 (1992) 1235–1239

Marek, W., A. Mailänder, W. T. Ulmer, Y. Yenmez: Zur Rolle des Histamins bei der allergeninduzierten broncho-konstriktorischen Sofortreaktion. Atemw.-Lungenkrkh. 16 (1990) 263–264

Matthys, H., R. Keller, H. Herzog: Plethysmographic assessment of trapped air in man. Respiration 27 (1970) 447

Matthys, H.: Notfall-, Bedarfs- und regelmäßige Langzeitspasmolyse bei Asthma. Atemw.-Lungenkrkh. 26 (2000) 117–124

Mead, J., J. Milic-Emili: Theory and methodology in respiratory mechanics with glossary of symbols. In: Fenn, W. O., H. Rahn: Handbook of Physiology, vol. III/1. American Physiological Society. Washington 1964

Mead, J., N. Peterson, G. Grimby, J. Mead: Pulmonary ventilation measured from body surface movements. Science 156 (1967) 1383–1384

Mehnert, A., J. Braun: Veränderungen von Proteinkonzentrationen und Differentialzellbildern in bronchoalveolärer Lavageflüssigkeit (BALF) durch artefizielle Blutkontamination. Atemw.-Lungenkrkh. 23 (1997) 725–729

Milic-Emili, J., J. Mead, J. M. Turner, E. M. Glauser: Improved technique for estimating pleural pressure from esophageal balloons. J. Appl. Physiol. 19 (1964) 207–211

Montserrat, J. M., R. Farre, E. Ballester, M. A. Felez, M. Pasto, D. Navajas: Evaluation of nasal prongs for estimating nasal flow. Am. J. Respir. Crit. Care Med. 155 (1997) 211–215

Müller, K.-M.: Bronchialarterien bei Lungenembolie und Lungeninfarkt. Pathologische Anatomie. Atemw.-Lungenkrkh. 7 (1981) 89–93

Müller, K.-M., A. Theile: Entwicklungsgeschichte und Anatomie der Lunge. Atemw.-Lungenkrkh. 21 (1995) 59–71

Muysers, K., U. Smidt: Die Analyse von Ventilationen, Perfusionen und Diffusion der Lunge mit Hilfe von Testgasen. Med. Thorac. 24 (1967) 211

Neergaard, K. van, K. Wirz: Über eine Methode zur Messung der Lungenelastizität am lebenden Menschen, insbesondere beim Emphysem. Z. klin. Med. 105 (1927) 35

Neuberger, M., M. Kundi, W. Wiesenberger, W. Frank: Lungenfunktionsreferenzwerte für Schüler von 6–16 Jahren. Pneumologie 48 (1994) 175–181

Anhang

Nickerson, B. G., C. Patterson, R. McCrea, F. Monaco: In vivo response times for a heated skin surface CO_2 electrode during rest and exercise. Pediatr. Pulmonol. 2 (1986) 135–140

Niewerth, H. J., A. Wiater: Polysomnographische Untersuchungen für Säuglinge und Kinder – Anleitung für die Laborarbeit. Somnologie 4 (2000) 43–52

Niggemann, B., R. Riedl-Seifert, J. Seidenberg: Rahmenempfehlungen zu Lungenfunktionsuntersuchungen im Kindesalter. Mitteilungen der Gesellschaft für Pädiatrische Pneumologie e.V. der Kinderarzt 26 (1995) 1154–1160

Nolte, D.: Mechanik der Trachea und Bronchien. Verh. Ges. Lungen- u. Atmungs-Forsch. 1 (1967) 197

Nolte, D.: Asthma. 4. Aufl. Urban & Schwarzenberg, München 1989

Ohta, K., N. Yamashita: Apoptosis of eosinophils and lymphocytes in allergic inflammation. J. Allergy Clin. Immunol. 104 (1999) 14–21

Olschewski, H., W. Seeger: Störungen des Gasaustausches – pathophysiologische Grundlagen. Atem.-Lungenkrkh. 12 (1999) 671–676

Otis, A. B., W. O. Fenn, H. Rahn: Mechanics of breathing in man. J. appl. Physiol. 2 (1949/50) 592

Pack, A. I., D. A. Silage, R. P. Millman, H. Knight, E. T. Shore, D. C. Chung: Spectral analysis of ventilation in elderly subjects awake and asleep. J. Appl. Physiol. 64 (1988) 1257–1267

Pappenheimer, J. R., H. P. Fishman, L. M. Borrero: New experimental methods of determination of effective alveolar gas composition and respiratory dead space in the anaesthetized dog and in man. J. appl. Physiol. 4 (1952) 855

Penzel, T.: Blood pressure analysis. J. Sleep Res. 4 (1995) 15–20

Penzel, T., U. Brandenburg, J. Fischer et al.: Empfehlungen zur computergestützten Aufzeichnung und Auswertung von Polygraphien. Somnologie 2 (1998) 42–48

Penzel, T., G. Hajak, R. M. Hoffmann et al.: Empfehlungen zur Durchführung und Auswertung polygraphischer Ableitungen im diagnostischen Schlaflabor. Z. EEG/EMG 24 (1993) 65–70

Penzel, T., J. Mayer, J. H. Peter, T. Podszus, K. H. Voigt, P. von Wichert: Continuous non-invasive blood pressure monitoring in patients with sleep disorders. Physiol. Res. 41 (1992) 11–17

Peter, J. H., H. Becker, J. Blanke et al.: Empfehlungen zur Diagnostik, Therapie und Langzeitbetreuung von Patienten mit Schlafapnoe. Med. Klin. 86 (1991) 46–50

Peter, J. H., H. Becker, U. Brandenburg et al.: Investigation and diagnosis of sleep apnoea syndrome. Eur. Respir. Mon. 10 (1998) 106–143

Peter, J. H., J. Blanke, W. Cassel et al.: Empfehlungen zur ambulanten Diagnostik der Schlafapnoe. Med. Klin. 87 (1992) 310–317

Petermann, F., J. Lecheler: Asthma bronchiale im Kindes- und Jugendalter. Behandlungskonzepte und Krankheitsbewältigung. 3. Auflage, Quintessenz Verlags-GmbH, München 1993

Peterson, D. D., A. I. Pack, D. A. Silage, A. P. Fishman: Effects of aging on ventilatory and occlusion pressure responses to hypoxia and hypercapnia. Am. Re. Respir. Dis. 124 (1981) 387–391

Pflüger, E.: Das Pneumometer. Pflügers Arch. Ges. Physiol. 29 (1882) 244

Phillipson, E. A., G. Bowes: Control of breathing during sleep. In: Cherniack, N. S., J. G. Widdicombe: Handbook of Physiology. The Respiratory System, Vol. II: Control of Breathing, Part 2. Am. Physiol. Soc., Bethesda (1986) 649–689

Piiper, J.: Verhalten des Strömungswiderstandes und der Blutfüllung im isolierten Lungenlappen des Hundes. Pflügers Arch. Ges. Physiol. 264 (1957) 596

Piiper, J.: Unequal distribution of pulmonary diffusing capacity and the alveolar-arterial PO_2 differences: theory. J. appl. Physiol. 16 (1961) 493

Pistelli, G., A. Paci, A. Dalle Lucke, C. Giuntini: Pulmonary volumes in children. II. Normal values in female children of 6 to 15 years old. Bull. Euro. Physiopathol. Respir. 14 (1978) 513–523

Podlesch, I., M. Stevanovic: Die Altersabhängigkeit der Diffusionskapazität der Lunge in Ruhe und während Belastung. Med. thorac. 23 (1966) 144

Poets, C. F., V. A. Stebbens, D. Richard, D. P. Southall: Prolonged episodes of hypoxemia in preterm infants undetectable by cardiorespiratory monitors. Pediatrics 95 (1995) 860–863

Polgar, G., V. Promadhat: Pulmonary function testing in children: Techniques and standards. Saunders, Philadelphia 1971

Quanjer, Ph. H.: Standardized lung function testing. Report Working party. Bull. Europ. Physiopath. Resp. 5 (1983) 11

Quanjer, Ph. H., J. Stocks, G. Polgar et al.: Compilation of reference values for lung function measurements in children. Eur. Respir./2 (Suppl. 4) (1989) 214 s–261 s

Quanjer, Ph. H., G. J. Tammeling, J. E. Cotes, O. F. Pederson, R. Peslin, J. Yernault: Lung volumes and forced ventilatory flows: report of working party, standardization of lung function tests. European Community for Steel and Coal-Official statement of the European Respiratory Society. Eur. Respir. J. 6 (Suppl. 16) (1993) 5–40

Radford, E. P.: Static mechanical properties of mammalian lungs. In: Fenn, W. O., H. Rahn: Handbook of Physiology, vol. III/1. American Physiological Society, Washington 1964

Rahn, H, A. B. Otis. Man's respiratory response during and after acclimatization to high altitude. Am. J. Physiol. 157 (1949) 445–462

Rasche, B.: Der Lungenreinigungsmechanismus und dessen Störungen bei Staubbelastung. In: Handbuch der inneren Medizin, Bd. IV/1, S. 71–100. Springer, Berlin 1976

Rasche, B. Das Sputum. In: Handbuch der inneren Medizin, Bd. IV/2, S. 205–234. Springer, Berlin-Heidelberg-New York 1979

Rasche, K.: Nächtliche Hypoxämien bei chronisch obstruktiven Lungenerkrankungen. Thieme, Stuttgart 1996

Rasche, K., B. Sanner, T. Schäfer et al.: Schlafbezogene Atmungsstörungen in Klinik und Praxis. Blackwell Wissenschafts-Verlag, Berlin 1999

Rechtschaffen, A., A. Kales: A manual of standardized terminology, techniques and scoring system for sleep stages of human subjects. US Dept. of Health, NIH, Neurological Information Network. Bethesda, MD 1968

Reichel, G., G. Dannenberg, R. Redecker: Elektrokardiographische und lungenfunktionsdiagnostische Vergleichsuntersuchungen zur Frage der Rechtsherzbelastung bei chronischer Emphysembronchitis und Silikose. Z. Kreisl.-Forsch. 57 (1968) 141

Reichel, G., G. Dannenberg, R. Redecker: Bestimmung der funktionellen Residualluftkapazität mit dem Ganzkörperplethysmographen und der Fremdgasmethode. Arch. Klin. Med. 215 (1968) 3

Reynolds, H. Y.: Bronchoalveolar lavage. Am. Rev. Respir. Dis. 135 (1987) 250–263

Rithalia, S. V., T. H. Clutton-Brock, T. Tinker: Characteristics of transcutaneous carbon dioxide tension monitors in normal adults and critically ill patients. Intensive Care Med. 10 (1984) 149–153

Robertson, J. S., W. E Siri, H. B. Jones: Lung ventilation patterns determined by analysis of nitrogen elimination rates: use of the mass spectrometer as a continuous gas analyzer. J. clin. Invest. 29 (1950) 577

Rooth, G., U. Hedstrand, H. Tyden, C. Ogren: The validity of the transcutaneous oxygen tension method in adults. Crit. Care Med. 4 (1976) 162–165

Rosen, C. L., L. d'Andrea, G. G. Haddad: Adult criteria for obstructive sleep apnea do not identify children with serious obstruction. Am. Rev. Respir. Dis. 146 (1992) 1231–1234

Rossier, P. H., H. Méan: L'insuffisance pulmonaire, ses diverses formes. Schweiz. med. Wschr. 73 (1943) 327

Rossier, P. H., K. Blickenstorfer: Espace mort et hyperventilation. Helv. med. Acta 13 (1946) 328

Rossier, P. H., A. Bühlmann, K. Wiesinger: Physiologie und Pathophysiologie der Atmung. Springer, Berlin 1956

Roussos, C., M. Fixley, D. Gross, P. T. Macklem: Fatigue of inspiratory muscles and their synergic behavior. J. Appl. Physiol.: Respirat. Environ. Exercise Physiol. 46 (1979) 897–904

Rühle, K. H.: Schlaf und gefährdete Atmung: Asthma – Schlafapnoe – chronisch obstruktive Bronchitis. Thieme, Stuttgart (1987) 1–102

Rühle, K. H., T. Kirchheiner, E. Schlenker: Oszillatorische Impedanz. Eine neue Methode in der Schlafapnoe-Diagnostik. In: Rühle, K. H.: Oszillatorische Impedanz bei schlafbezogenen Atemregulationsstörungen. Thieme, Stuttgart (1996) 26–35

Sackner, M. A.: Monitoring of ventilation without a physical connection to the airway. In: Sackner, M. A.: Diagnostic techniques in pulmonary disease. Part I. Marcel Dekker, New York (1980) 503–537

Sackner, M. A., B. P, Krieger: Noninvasive respiratory monitoring. In: Scharf, S. M., S. S. Cassidy: Heart-lung interactions in health and disease. Marcel Dekker, New York (1989) 663–805

Sackner, M. A., H. Watson, A. S. Belsito et al.: Calibration of respiration inductive plethysmograph during natural breathing. J. Appl. Physiol. 66 (1989) 410–420

Sanders, M. H., N. B. Kern, J. P. Costantino et al.: Accuracy of end-tidal and transcutaneous PCO_2 monitoring during sleep. Chest 106 (1994) 472–483

Sartene, R., C. Dartus, J. L. Bernard, M. Mathieu, M. D. Goldman: Comparison of thoracoabdominal calibration methods in normal human subjects. J. Appl. Physiol. 75 (1993) 2142–2150

Scarpelli, E. M.: Pulmonary physiology of the fetus, newborn, and child. Lea & Febiger, Philadelphia 1975

Schäfer, T.: Variability of vigilance and ventilation. Studies on the control of respiration during sleep. Resp. Physiol. 114 (1998) 37–48

Schäfer, T., M. Burmann-Urbanek, S. Glaser et al.: Multicenter-Studie „Kapnographie in der Schlafmedizin". Somnologie 3 (1999a) 3–13

Schäfer, T., N. Delis, F. Gopon: Quantitative Ventilationsmessung im Schlaf: Pneumotachographie im Vergleich zur Induktionsplethysmographie. Somnologie 3 (1999b) 59–59

Schäfer, T., M. E. Schläfke: Postnatale Entwicklung der Atmungsregulation. Pneumologie 51 (1997b) 411–414

Schäfer, T., M. E. Schläfke: Zusammenspiel von Schlaf und Atmung: Untersuchungen zur Atmungsregulation im Schlaf. Somnologie 1 (1997a) 21–26

Schäfer, T., M. E. Schläfke: Respiratory changes associated with rapid eye movements in normo- and hypercapnia during sleep. J. Appl. Physiol. 85 (1998) 2213–2219

Schäfer, T., W. T. Ulmer, M. E. Schläfke: Messung, Reproduzierbarkeit und Relevanz von CO_2-Atmungsantworten. Atemw.-Lungenkrkh. 26 (2000) 184–188

Schläfke M. E., J. Chen, P. Cumming, W. R. See, H. H. Loeschcke: Effect of coagulation of a formaly described area on the ventral medullary surface on the respiratory response to chemical stimuli on awake cats. Proc. Internat. Un. Physiol. Sci. 9 (1971) 498

Schläfke, M. E., C. Schäfer, T. Schäfer: Das Undine-Syndrom als kongenitales zentrales Hypoventilationssyndrom (CCHS). Somnologie 3 (1999) 128–133

Schläfke, M. E., W. R. See, A. Herker-See, H. H. Loeschcke: Respiratory response to hypoxia and hypercapnia after elimination of central chemosensitivity. Pfluegers Arch. 381 (1979) 241–248

Scholle, S., T. Schäfer: Atlas of states of sleep and wakefulness in infants and children. Somnologie 3 (1999) 163–241

Scott, G. C., N. K. Burki: The relationship of resting ventilation to mouth occlusion pressure – an index of resting respiratory function Chest 98 (1990) 900–906

Segal, B. S., J. G. Imman, I. R. Moss: Occlusion pressure response to inspiratory flow-resistive loading an anesthetized swine. J. Appl. Physiol. 71 (1991) 1774–1779

Serette, A., M. H. Kryger, N. R. Anthonisen: Ventilatory instability in patients with congestive heart failure and nocturnal Cheyne-Stokes respiration. Sleep 17 (1994) 527–534

Severinghaus, J. W., A. F. Bradley: Electrodes for blood pO_2 und pCO_2 determination. J. Appl. Physiol. 13 (1958) 515–520

Severinghaus, J. W.: Blood gas calculator. J. appl. Physiol. 21 (1966) 1108–1116

Shapiro, A., H. D. Cohen: The use of mercury capillary length gauges for the measurement of the volume of thoracic and diaphragmatic components of human respiration: a theoretical analysis and a practical method. Transact. NY. Acad. Sci. 27 (1965) 634–648

Shneerson, J.: Sleep in neuromuscular and thoracic cage disorders. Eur. Respir. Mon. 10 (1998) 324–344

Shneerson, J. M.: Disorders of ventilation. Blackwell Scientific Publications, Oxford 1998

Siafakas, N. M., H. K. Chang, M. Bonora, H. Gautier, J. Milic-Emili, B. Duron: Time course of phrenic activity and respiratory pressures during airway occlusion in cats. J. Appl. Physiol. 51 (1981) 99–108

Skatrud, J. B., J. A. Dempsey: Interaction of sleep state and chemical stimuli in sustaining rhythmic ventilation. J. Appl. Physiol. 55 (1983) 813–822

Smith, P. E. M., R. H. T. Edwards, P. M. A. Calverley: Ventilation and breathing pattern during sleep in Duchenne muscular dystrophy. Chest 96 (1989) 1346–1351

Smith, R. P., J. Argod, J. L. Pepin, P. A. Levy: Pulse transit time: an appraisal of potential clinical applications. Thorax 54 (1999) 452–457

Southall, D. P., J. M. Richards, V. Stebbens, A. J. Wilson, V. Taylor, J. R. Alexander: Cardiorespiratory function in 16 full-term infants with Sudden Infant Death Syndrome. Pediatrics 78 (1986) 787–796

Stow, R. W., R. F. Baer, B. F. Randall: Rapid measurement of the tension of carbon dioxide in blood. Arch. Phys. Med. Rehabil. 38 (1957) 646–650

Strausz, J., J. Müller-Quernheim, H. Steppling, A. Borkowski, R. Ferlinz: Sauerstoffradikalproduktion alveolärer Entzündungszellen bei Sarkoidose und bei idiopathischer Lungenfibrose. Pneumologie 43 (1989) 440–445

Sullivan, C. E., M. Berthon-Jones, F. G. Issa, L. Eves: Reversal of obstructive sleep apnea by continuous positive airway pressure applied through the nose. The Lancet 1 (1981) 862–865

Tabachnik, E., N. Muller, B. Toye, H. Levison: Measurement of ventilation in children using the respiratory inductive plethysmograph. Pediatrics 99 (1981) 895–899

Theegarten, D., G. Stamatis, K. Morgenroth: Relevante pathologisch-anatomische Befunde bei der Lungenvolumenreduktion des fortgeschrittenen Emphysems. Intensiv- u. Notfallbehandl. 22 (1997) 82–84

Theegarten, D., G. Stamatis, K. Morgenroth: The Role of Persisting Infections in the Pathogenesis of Pulmonary Emphysema. Pathol. Res. Pract. 195 (1999) 89–92

Theegarten, D., G. Mogilevski, A. Anhenn, G. Stamatis, M. Maass, K. Morgenroth: Evidence for chronic Clamydia pneumoniae infection in pulmonary emphysema. Eur. Respir. J. 16 (2000) (Suppl.) im Druck

Tirella, F. F.: Intractable postinfarction shock complicated by pulmonary edema. Conn. Med. J. 21 (1957) 415

Tobin, M. J., S. M. Guenther, W. Perez et al.: Konno-Mead analysis of ribcage-abdominal motion during successful and unsuccessful trials of weaning from mechanical ventilation. Am. Rev. Respir. Dis. 135 (1987a) 1320–1328

Tobin, M. J., G. Jenouri, B. Lind, H. Watson, A. Schneider, M. A. Sackner: Validation of respiratory inductive plethysmography in patients with pulmonary disease. Chest 83 (1983) 615–620

Tobin, M. J., W. Perez, S. M. Guenther, R. F. Lodato, D. R. Dantzker: Does rib cage-abdominal paradox signify respiratory muscle fatigue? J. Appl. Physiol. 63 (1987b) 851–860

Weiterführende bzw. Originalliteratur

Ulmer, W., A. Wenke: Bronchospirometrische Untersuchungen zur Frage der gasspannungsabhängigen Durchblutungsregulation der Alveolarkapillaren. Arch. Kreisl.-Forsch. 26 (1957) 256

Ulmer, W., M. Stammberger: Untersuchungen über den funktionellen Totraum bei Arbeit und bei willkürlich vertiefter Atmung. Pflügers Arch. ges. Physiol 268 (1959) 484

Ulmer, W. T., G. Reichel: Untersuchungen zum alveolär/arteriellen Kohlensäuredruckgradienten. In Bartels, H., E. Witzleb: Bad Oeynhausener Gespräche IV. Springer, Berlin 1961

Ulmer, W. T., F. Hertle, L. Krauss, X. Ap. Malikiosis: Untersuchungen über die interalveoläre Ventilation und über die Lageabhängigkeit des Ventilations/Perfusionsverhältnisses in der Lunge. Pflügers Arch. ges. Physiol. 275 (1962) 628

Ulmer, W. T., G. Reichel: Untersuchungen über die Altersabhängigkeit der alveolären und arteriellen Sauerstoff- und Kohlensäuredrucke. Klin. Wschr. 41 (1963) 1

Ulmer, W. T., F. Hertle, G. Reichel: Die Abhängigkeit des exspiratorisch alveolär/arteriellen Kohlensäuredruckgradienten von Körperlage und Lebensalter. Poumon 10 (1963c) 1305

Ulmer, W. T., E. Reif: Die obstruktiven Erkrankungen der Atemwege. Dtsch. med. Wschr. 90 (1965) 1803

Ulmer, W. T., E. Reif, W. Weller: Die obstruktiven Atemwegserkrankungen. Thieme, Stuttgart 1966

Ulmer, W. T., B. Rasche: Milchsäure- und Brenztraubensäurekonzentration im Armvenenblut bei gesunden Versuchspersonen unter Ruhebedingungen bei venöser Stauung und unter Arbeitsbelastung. Z. ges. exp. Med. 145 (1968) 185

Ulmer, W. T., H. Prugger, A. Bruck: Ein schnellanzeigendes Sauerstoffmessgerät zur fortlaufenden Messung der Sauerstoffkonzentration in der Atemluft. Pflügers Arch. Ges. Physiol. 270 (1960) 536

Ulmer, W. T., G. Berta, G. Reichel: Sauerstoff- und Kohlensäurepartialdruckmessung im arteriellen und Ohrläppchenkapillarblut mit stabilisierten Mikroelektroden. Med. Thorac. 20 (1963a) 235

Ulmer, W. T., G. Thews, G. Reichel: Klinische Anwendbarkeit einer Mikroanalysenmethode zur Bestimmung des Sauerstoff- und Kohlensäuredruckes im arteriellen Blut aus hyperämisierten Kapillaren. Verh. Dtsch. Ges. inn. Med. 69 (1963b) 670

Ulmer, W. T., I. Zimmermann: Histamine level in bronchial mucus and in blood. Eur. J. Respir. Dis. 64 (1983) 33–39

Ulmer, W. T.: Neural control of the bronchomotorsystem. In: Central Neurone Environment. Springer, Berlin 1983, pp. 129–133

Ulmer, W. T.: Die Lebenserwartung von Patienten mit chronisch obstruktiver Atemwegserkrankung. Z. ges. inn. Med. 43 (1988) 335–337

Ulmer, W., J. Kowalski, E. W. Schmidt: The flow-volume curve in patients with obstructive airway diseases. Partial analysis and functional importance. Pneumonol. Alergol. Pol. 65, 7–8 (1997) 435–445

Ulmer, W. T., M. Vollmer, E. W. Schmidt, G. Schultze-Werninghaus: Lungenfunktionsanalytische individuelle Korrelationen bei Patienten mit obstruktiver Atemwegserkrankung. I. Methodik und Volumina. Atemwegs- u. Lungenkrkh. 22 (1996) 282–288

Ulrik, C. S., V. Backer: Nonreversible airflow obstruction in life-long non-smokers with moderate to severe asthma. Eur. Respir. J. 14 (1999) 892–896

van der Ent, C. K., C. P. M. van der Grinten, N. E. L. Meessen, S. C. M. Luijendijk, P. G. H. Mulder, J. M. Bogaard: Time to peak tidal expiratory flow and the neuromuscular control of expiration. Eur. Respir. J. 12 (1998) 646–652

Vogel, J., U. Smidt: Impulse Oscillometry. pmi Verlagsgruppe GmbH, Frankfurt 1994

von der Hardt, H.: Funktionsdiagnostik. In: Fenner, A., H. von der Hardt (Hrsg.): Pädiatrische Pneumologie. Springer, Berlin 1985, 44–75

von der Hardt, H., R. Nowak-Beneke: Lung volumes in healthy boys and girls, 6–15 yeas of age. Lung 154 (1976) 51–63

von Wichert, P., K. Joseph, B. Müller, W. M. Franck: Bronchoalveolar lavage. Quantitation of intraalveolar fluid? Am. Rev. Resp. Dis. 147 (1993) 148–152

Walkenhorst, W.: Physikalische Eigenschaften von Stäuben sowie Grundlagen der Staubmessung und Staubbekämpfung. In: Handbuch der inneren Medizin, Bd. IV/1. Springer, Berlin 1976, S. 11–70

Wang, S. C., S. H. Ngai: General organization of central respiratory mechanism. In: Fenn, W. O., H. Rahn: Handbook of Physiology, vol. III. American Physiological Society. Washington 1964

Watson, H.: The technology of respiratory inductive plethysmography. In: Stott, F. D., E. B. Raftery, L. Goulding: ISAM 1979: Proceedings of the Third International Symposium on Ambulatory Monitoring. Academic Press, London 1980, 537–558

Watson, H. L., D. A. Poole, M. A. Sackner: Accuracy of respiratory inductive plethysmographic cross-sectional areas. J. Appl. Physiol. 65 (1988) 306–308

Weese-Mayer, D. E., A. S. Morrow, L. P. Conway, R. T. Brouillette, J. M. Silvestri: Assessing clinical significance of apnea exceeding fifteen seconds with event recording. J. Pediat. 117 (1990) 568–574

Anhang

Weeß, H.-G., C. Sauter, P. Geisler et al.: Arbeitsgruppe Vigilanz der Dt. Gesellschaft f. Schlafforschung und Schlafmedizin: Vigilanz, Einschlafneigung, Daueraufmerksamkeit, Müdigkeit, Schläfrigkeit – Diagnostische Instrumentarien zur Messung müdigkeits- und schläfrigkeitsbezogener Prozesse und deren Gütekriterien. Somnologie 4 (2000) 20–28

Wegner, R., D. Szadkowski: Normwerte für die Atemwiderstandsmessung nach der Verschlußdruckmethode. Pneumologie 51 (1997) 1010

Weibel, E. R.: Morphometry of the human lung. Springer, Berlin 1963

Weller, W., E. Reif: Methode zur Messung absoluter Intrapleuraldrucke mit dem Ösophagus-Ballonkatheter. Med. Thorac. 22 (1965) 574

West, J. B.: Ventilation Blood Flow and Gas Exchange. Blackwell, Oxford 1966

Whitelaw, W. A., J. P. Derenne, J. Milic-Emili: Occlusion pressure as a measure of respiratory centre output in conscious man. Respiration Physiol. 23 (1975) 181–199

Whyte, K. F., M. Gugger, G. A. Gould, J. Molloy, P. K. Wraith, N. J. Douglas: Accuracy of respiratory inductive plethysmograph in measuring tidal volume during sleep. J. Appl. Physiol. 71 (1991) 1866–1871

Wiater, A., H. J. Niewerth, T. Eckart et al.: Polysomnographical standards for infants and children. Somnologie 4 (2000) 39–42

Wiesch, D. G., D. A. Meyers, E. R. Bleeker: Genetics of asthma. J. Allergy Clin. Immunol. 104 (1999) 895–901

Wuthe, H., H. Pechmann, E. Müller, J. Vogel: Referenzwerte respiratorischer Funktionsparameter im Kindesalter. 8. Mitteilung: Referenzwerte für den oszillatorischen Atemtraktwiderstand. Dt. Gesundh.-Wesen 35 (1980) 592–595

Wyss, O. A. M., E. A. Koller: Die inspiratorische Reaktion als Abwehrmechanismus des Atmungsapparates. Beitr. Klin. Tuberk. 138 (1968) 243

Xie, A. L., R. Rutherford, F. Rankin, B. Wong, T. D. Bradley: Hypocapnia and increased ventilatory responsiveness in patients with idiopathic central sleep apnea. Am. J. Respir. Crit. Care Med. 152 (1995) 1950–1955

Xie, A. L., B. Wong, E. A. Phillipson, A. S. Slutsky, T. D. Bradley: Interaction of hyperventilation and arousal in the pathogenesis of idiopathic central sleep apnea. Am. J. Respir. Crit. Care Med. 150 (1994) 489–495

Young, T., M. Palta, J. Dempsey, J. Skatrud, S. Weber, S. Badr: The occurrence of sleep-disordered breathing among middle-aged adults. N. Engl. J. Med. 328 (1993) 1230–1235

Zapletal, A., T. Paul, M. Samanek: Die Bedeutung heutiger Methoden der Lungenfunktionsdiagnostik zur Feststellung einer Obstruktion der Atemwege bei Kindern und Jugendlichen. Z.Erkrank.Atm-Org. 149 (1977) 343–371

Zapletal, A., M. Samanek, T. Paul: Lung function in children and adolescents. Karger, Basel 1987

Zimmermann, I., W. T. Ulmer, S. H. Park: Histamine release into tracheal lumen and bronchial reactivity. Effect of local histamine administration on histamine release and bronchial reactivity. Res. Exp. Med. 183 (1983) 67–75

Zimmermann, I., W. T. Ulmer, D. Schött, H. Schwabl: Untersuchungen zur antigeninduzierten Histaminfreisetzung aus basophilen Granulozyten bei Patienten mit Atopie. Prax. Klin. Pneumol. 40 (1986) 415–418

Zimmermann, I., A. A. Bugalho de Almeida, D. Schött, H. Schwabl, W. T. Ulmer: Oral corticosteroids and histamine releasability of basophil. Respiration 54 (1988) 115–118

Sachverzeichnis

A

Abwehrfunktion, Überforderung 14
Adenoide 65
Alkalose, respiratorische 62 f
Allergene 14
– Provokationstest, inhalativer 115
Almitrine 61
Alveolardruck
– hoher 30
– mittlerer 29
Alveolargasabhängigkeit 19 f
Alveolarkapillaren
– Anastomosen 32
– Gasaustausch 43
– Membranen 42
Alveolarkollaps 11
Alveolarluft
– Gasaustausch 43
– ideale 19
– Kohlensäuredruckschwankungen, exspiratorische 29
– Partialdrücke 43
Alveolarluftanteil 19, 29
– Atemgasanalyse 109 f
Alveolarmakrophagen 15
Alveolarraum 18 ff
– Lavage, bronchoalveoläre 15
Alveolarvolumen, Einatemzugmethode 107
Alveolarwand
– Gasaustausch 42
– Oberflächenspannung 10
– Zellzusammensetzung 15
Alveolen
– Oberflächenfilm 10 f
– Oberflächenspannung 10 f
– Stabilität 15
Anastomosen
– Bronchialkreislauf 32
– kapilläre 33
– präkapilläre 33
Antiproteasen 13
α_1-Antitrypsinspiegel, Kinder 67
Apnoe, Atmungsstörung, schlafbezogene 125
Apnoe-Hypopnoe-Index 56
Apnoeindex 56
– Kinder 65
Apnoeschwelle 59
Arbeit
– Berechnung 155
– körperliche, Sauerstoffpartialdruck 43
Arbeitsplatzbelastung, Transferfaktorbestimmung 107 f
Arousal-Index 56
Arousal-Reaktion 54
Arousals
– REM- und Non-REM-Schlaf 54
– respiratorische 53 ff
Arteria
– femoralis, Druckübertragung 31 f
– pulmonalis
– – Belastungsversuch 110
– – Druckanstieg nach hämorrhagischem Schock 35 f
– – Druckbeziehungen 38
– – Druckübertragung 32
– – Durchflussdifferenzen, atemsynchrone 31
– – Gefäßwiderstand, Regulation 28
– – Komplettverschluss 33
– – Strömung 30
Asynchronie, Quantifizierung 122 f
Atelektasenbildung 10
Atemanhaltemethode 106
Atemantrieb
– Sollwertverstellung 59
– Vigilanz 56
Atemarbeit
– geringste 16
– Regulation 21
– Strömungswiderstände 3
Atemdynamik, Symbole, gebräuchliche 156 f
Atemeinstrombehinderung 98
Atemfluss, Messung 120
Atemfrequenz 16 f
– Mittelwerte 24
Atemgasanalyse
– Alveolarluftanteil 109 f
– bei Kindern 138
– Mischluftanteil 109
– Totraum, absoluter 109
Atemluft
– Partialdrücke 43
– Sauerstoffpartialdruckmessung 127
Atemmechanik
– Strömungswiderstand 3 ff
– Symbole, gebräuchliche 157
Atemminutenvolumen 16 f
– Mittelwerte 24
Atemmuskulaturschwäche, Peak-Flow-Messung 80
Atemregulation, zentrale Stellen 21
Atemtiefe 13
– Atemminutenvolumen 16
– Mittelwerte 24
– Rhythmik 17
Atemtrakt, Schwingungsverhalten 97
Atemvolumen, Messung 120
Atemwege, Strömungswiderstand (R_{aw}) 88
Atemwegserkrankungen
– Faktoren
– – endobronchiale 3
– – exobronchiale 3
– – obstruktive 3 ff
– – Vitalkapazität 77
Atemwegsobstruktion
– Druckübertragung 31
– Entzündungen 13
– Flussvolumenkurve 82
– Lungencompliancemessung 103

Sachverzeichnis

Atemwegsobstruktion
– Peak-Flow-Messung 80
– 1-Sekunden-Wert 78
– Strömungswiderstandskurve 89
Atemwegsrestriktion
– 1-Sekunden-Wert 78
– Lungencompliancemessung 103
Atemwegsstenose 80
Atemwegsströmungswiderstand
– Hypoventilation, alveoläre 61
– Inhomogenität 93
Atemwegsverschluss 93
Atemzüge, frustrane, Konno-Mead-Plots 122
Atemzugvolumen 16 f
– Induktionsplethysmographie 121
– Korrelation $P_{0,1}$ 100
Atmung
– Messung 120 ff
– Symbole, gebräuchliche 156 ff
Atmungsantrieb, nachlassender 61
Atmungsbewegung, Messung 120 ff
– – Auswertung 125 f
– – im Schlaf 122 ff
Atmungsbild, unruhiges 17
Atmungsmotorik, Koordination 122
Atmungsmuskulatur, Störung 51
Atmungsregulation 16 ff, 20 ff
Atmungsregulation, zentrale, chemische 21 f
Atmungsstörung
– Differenzierung 63
– schlafassoziierte 53 ff
– – bei Kindern 65, 131 f
– – – Normwerte 132
– – bei Säuglingen 64
– schlafbezogene 56 ff
Atmungssystem, Schlafstadien, Abhängigkeit 62
Atrovent 4, 138
Ausatemluft 19
Ausschöpfung, venöse, Belastungsversuch 110
Auswurfanamnese 14
Azetazolamid 61
AZV s. Ruheatemzugvolumen

B

Bakterien, Histaminproduktion 14
Balgspirometer 73
Barometerdruck
– Kohlensäuredruck, alveolärer 50
– Meeresspiegel 49
– Sauerstoffdruck, alveolärer 50
Bauchhöhle 8
Bauchwand 8
– Muskulatur 9
Beatmung
– Beendigung 52
– künstliche 50 ff
– maschinelle 63 f
Beatmungsmethoden 51 f
Beatmungsmodalitäten 52
Belastungsasthma 112
Belastungsuntersuchungen, bei Kindern 138
Belastungsversuch 110 f
Blut
– Kohlendioxid, physikalisch gelöst 151

– Sauerstoff, physikalisch gelöst 151
Blutazidose 29
Blutdruck 129
Blutentnahme 109
Blutersatzflüssigkeiten, Übertransfusion 35 f
Blutgasanalyse 108 f
– Atmungsstörung, schlafbezogene 126
– bei Kindern 137 f
– Methodik 108 f
– Schlafapnoe-Syndrom, obstruktives 57
– Sollwerte 109
Blutgase, arterielle, Atemregulation 20 ff
Blut-pH-Wert, Verschiebung 29
Bluttemperaturen, Hasselbalch-Henderson-Formel 148 f
Blutverlust, Totraumvergrößerung 35
Bohr-Effekt 40
Bohr-Formel 47
Boyle-Mariotte-Gesetz 86
Bronchialarterien, Anastomosen 32 f
Bronchialkreislauf 32
Bronchialmuskelfasern, Kinder 66
Bronchialmuskeltonus, erhöhter 4
Bronchialschleimbildung 14
Bronchialschleimhaut, Rezeptoren 13
Bronchialsystem
– im Kindesalter 66
– Schutzmechanismen 13 f
– Überempfindlichkeit 14
Bronchien 13
– Elastizität 8
– enge 66
– Generationen 7
– – – Totraum, anatomischer 18
Bronchitis 13 f
– chronische 14
– im Kindesalter 66 ff
– obstruktive 14
Bronchodilatationstest 115 f
– bei Kindern 138
– Langzeittherapie 116
β_2-Bronchodilatatoren 112
Bronchopneumonie 14
BTPS-Korrekturfaktoren 140

C

Carbaminohämoglobin 40
Cheyne-Stokes-Atmung 60
Chlorid, Umrechnungsfaktoren 151
C_L s. Lungencompliance
Clara-Zellen 15
CO s. Kohlenmonoxid
CO_2 s. Kohlendioxid
Compliance
– Hook-Gesetz 10
– Messung 10 ff
– spezifische 10 f
Continuous Positive Airway Pressure 57
Cor pulmonale
– – akutes 33 f
– – chronisches, Hochdruck, pulmonaler 37
– – Entstehung 28 f
CPAP-Therapie 63

Sachverzeichnis

D

Dehnbarkeit
– Lunge 8 ff
– – verminderte 97
– Thorax 8 ff
Diffusion 42 ff
Diffusionskapazität 27
Doppelspirometer 73
Druck, muskulärer, Einflussfaktoren 93
Druckmessung an der Nase 121
Druckschwankungen, atemsynchrone 30
Druckübertragung, venöse 31
Druckverhältnisse, Lungenkreislauf 25
Druck-Volumen-Diagramm,
   statisches 104
Dysmorphie, kraniofaziale 65
Dyspnoegrenze 110

E

Effortsyndrom 17
Einatemzugmethode (TL_{COsb}) 106
Einkonzentrationstest 113 f
– versus Mehrkonzentrationstest 115
Elastance 10
Elektroden
– Kohlendioxidpartialdruckmessung,
   transkutane 128
– Sauerstoffpartialdruckmessung,
   transkutane 127
Elektroenzephalogramm, Atmungsstörung, schlafbezogene 126
Elektrokardiogramm 129
Elektromyogramm,
   oberflächliches 120, 130
Elektrookulogramm 120
Emphysem
– Compliance, spezifische 11
– Flussvolumenkurve 82
Emphysembildung 11
– Verdacht bei Kindern 67
Emphysemknick, Flussvolumenkurve 82
Entspannungsobstruktion 3
Enzymanalyse 14
Epidemiologie, Schlafapnoe-Syndrom,
   obstruktives 57
Ergometrie, Umrechnungsfaktoren
   für Leistungseinheiten 155
ERV s. Reservevolumen, exspiratorisches
Erwachsene
– Atemfrequenz 24
– Atemzugvolumen 16
– Atrovent 138
– Funktionsparameter, Sollwerte 133
– Sollwertformeln
– – Einatemzugmethode 107
– – FVC 76
– – Gasvolumen, intrathorakales 86
– – Lungenkapazität 84
– – MEF-Werte 79
– – Peak-Flow-Messung 80
– – Reservevolumen, exspiratorisches 84
– – Resistance
– – – Oszilloresistometrie 97
– – – Unterbrechermethode 97
– – Sauerstoffpartialdruck,
   arterieller 109
– –1-Sekunden-Wert 77
– – Vitalkapazität 76

Erythrozytenstoffwechsel,
   Sauerstoffdissoziationskurve 40
Euler-Liljestrand-Effekt 28 f
European Respiratory Society,
   Sollwertfindung 94
EVC s. Vitalkapazität, exspiratorische
Exspirationsdauer, verlängerte,
   Kohlensäureabgabestörung 41

F

FEV1 %-Wert s. 1-Sekunden-Wert
Flussvolumenkurve (FV) 80 ff
– Befunddeutung 82 ff
– Knickkurve 82
– Methodik 80
– Qualitätskriterien 81
– Übergangskurve 82
FRC s. Residualluftkapazität, funktionelle
Frühgeborene, Schlafapnoe,
   prolongierte 64
Funktionsdiagnostik 71 ff
– altersabhängige 133 f
– Kinder 67
– Laborleiter 71 f
– Methodik 72
– nichtlaborgebundene 130 f
FVC, Sollwertformeln 94
– – bei Kindern 134

G

Ganzkörperplethysmographie 86 ff
– bei Kindern 136 f
– Korrelationen zu Spirometrie 92 ff
– Methodik 88 f
– Sollwerte 94
– Sollwertformeln 86, 94
– Strömungswiderstandshilfslinien 90 f
– Strömungswiderstandskurve 5 f, 88
– Verschlussdruckkurve 88
Gas, Partialdruck 43
Gasanalysatoren, Transferfaktor-
   bestimmung 108
Gasaustausch 38 ff
Gastransport, Symbole,
   gebräuchliche 158
Gastransportzone 18
Gasvolumen
– BTPS-Korrekturfaktoren 141
– ein- und ausgeatmete 16
– intrathorakales (IGV) 84 f
– – Einkonzentrationstest 113
– – Messverfahren 86 f
– – Sollwert 95
– – Sollwertformeln 86, 94
Gefäßwand, Remodelling 37
– – Cor pulmonale 37
– – hypoxisches 28 f
Gefesselte Luft s. Trapped Air
Gegenregulationsphase 33
Geschlecht, Sauerstoffpartialdruck 44
Gewebselastizität 8
Gewebshomöostase 23
Gewebswiderstand 7 ff
Gewicht s. Körpergewicht
Globalinsuffizienz 45
Glockenspirometer 73
Glomus caroticum 23

Sachverzeichnis

Granulozyten 15
Größe, Feststellung Körperoberfläche 150

H

Hämoglobin
– P_{50}-Wert 40
– Sauerstoff-Bindungskapazität 150
– Sauerstoffdiffusion 105 f
– Sauerstoffsättigung 39
Hämoglobin-Wert, Transferfaktorbestimmung 107 f
Hasselbalch-Henderson-Formel 148 f
Hautemphysem, Resorption 12
Helium 106
Herzerkrankungen 34 f
Herzinsuffizienz 34
Herz-Kreislauf-Parameter 129
Herztod, akuter 33
Herzzeitvolumen 27
Histamin 14
Hochdruck, pulmonaler 37
Höhenanpassung 28, 40
Höhenkrankheit 49
Hustenanamnese 13 f
Hyperkapnie, mit Schlafapnoe, zentraler 59
Hyperventilation, alveoläre 17
– – chronische 41 f
Hyperventilationssyndrom 17, 42
Hypnogramm 120
Hypokapnie 61
Hypopnoe
– Atmungsstörung, schlafbezogene 126
– obstruktive 53 ff
– – bei Säuglingen 65
Hypopnoeindex 56
Hypoventilation
– alveoläre 61 ff
– – Kohlensäureabgabestörung 41
– schlafassoziierte, Risikoerkrankungen 63
Hypoventilationssyndrom, angeborenes zentrales 62
– – – Säuglinge 64 f
Hypoxie
– alveoläre 29
– Schlafapnoe, zentrale 59 f
Hysterese 59

I

IGV s. Gasvolumen, intrathorakales
Immunologisches System, Entzündung, bronchiale 13
Induktionsplethysmographie
– Atemzugvolumen 121
– bei Kindern 131
– respiratorische 123
– – Kalibrierung 124
Intrapleuraldruck 9
Intrapleuralraum, Druck 30
IVC s. Vitalkapazität, inspiratorische

K

Kalium, Umrechnungsfaktoren 151
Kältefallen 15
Kapnographie 121 f
– Auswertung 129
– Messsystemanforderungen 128 f
Kinder
– Atemgasanalyse 138
– Atmungsstörung, schlafassoziierte 65
– – – Besonderheiten 131 f
– – – Normwerte 132
– Atrovent 138
– Belastungsuntersuchungen 138
– Blutgasanalyse 137 f
– Bronchialsystem 66
– Bronchitis, Risikofaktoren 67
– Bronchitisattacken 68
– Bronchodilatationstest 138
– Funktionsdiagnostik 133 ff
– Funktionsparameter, Sollwerte 133
– Ganzkörperplethysmographie 136
– Lungencompliance 137
– Oszilloresistometrie 137
– Resistance, totale, altersabhängige 137
– Sauerstoffpartialdruck, Grenzwerte 138
– Schleimdrüsen 66
– Spirometrie 134 ff
– Strömungswiderstandskurven 136
– Transferfaktor 137
– Two-stage-Vitalkapazität, Sollwertformeln 134
– Verschlussdruckkurven 136
Kohlendioxid (CO_2)
– physikalisch gelöst 151
– Regelkreis 21
– Umrechnungsfaktoren 151
Kohlendioxid-Antwort 116 ff
Kohlendioxid-Konzentrationskurve, exspiratorische 48
Kohlendioxidpartialdruck 127
– Erhöhung, Sauerstoffdissoziationskurve 40
– Messung
– – transkutane 128
– – versus arterielle 128
– Non-REM-Schlaf 62
Kohlendioxid-Rampenverfahren 117 f
Kohlendioxid-Response-Messungen 21, 118
Kohlendioxid-Rezeptoren 21
Kohlendioxid-Rückatmung 117
– Sensitivitätsmaß 117
Kohlenmonoxid (CO)
– alveolärer Wert 105
– Backpressure 107 f
– als Testgas 105
Kohlenmonoxid-Steady-State-Methode ($TL_{CO_{SS}}$) 107 f
Kohlensäure, Dissoziationskurve 42
Kohlensäureabgabe 40 ff
– Störung 41
Kohlensäuredruck
– alveolärer 22, 29, 40
– – Barometerdruck 50
– arterieller 41, 51
– Atemregulation 21 ff
– Schwankungen, exspiratorische 29
Kohlensäurezufuhr 41
Kondensatanalyse 14 f

Sachverzeichnis

Konno-Mead-Plots, Atemzüge, frustrane 122
Körpereigenschaften, Abkürzungen, gebräuchliche 160
Körpergewicht
– Feststellung Körperoberfläche 150
– Residualvolumen, funktionelles 9
– Sauerstoffpartialdruck 44
Körpergröße, Feststellung Körperoberfläche 150
Körperlage
– Atmungsstörung, schlafassoziierte 129
– Belastungsversuch 110
– Einatemzugmethode 106 f
– Sauerstoffpartialdruck 47
Körperoberfläche
– Normogramm 150
Kraft, Berechnung 155
Kreislauf
– Druckübertragung 31
– Symbole, gebräuchliche 158
Kurzschlussdurchblutung 45 f

L

Laktoferrin 15
Lavage, bronchoalveoläre 15
Least-Squares-Methode, Induktionsplethysmographie 123 f
Lecithin 10
Leistung, Berechnung 155
Linksherzinsuffizienz 27, 34
Lunge
– Elastizität 8
– Verteilungsstörungen 48 f
Lungencompliance (C_L) 10, 102 ff
– bei Kindern 137
– Sollwert 103
Lungendehnbarkeit
– Messung 102 ff
– quasi statische 103
– Sollwert 103
Lungendiffusionskapazität, bei Arbeitsbelastung 27
Lungenelastizität, Einflussfaktoren 93
Lungenembolie 33 f
– Hochdruck, pulmonaler 37
– Okklusionshypotonie 33 f
– Reversibilität 37
Lungenfibrose
– Compliance, spezifische 11
– Hochdruck, pulmonaler 37
– Reversibilität 37
Lungenfibrosierung, Flussvolumenkurve 83
Lungenfunktionslabor 72
Lungengefäßwiderstand 25 ff
– Regulation, alveolargasabhängige 28
Lungeninfarkt, hämorrhagischer 33
Lungenkapazität, totale (TLC) 84 ff
– – Befunddeutung 84
– – Sollwertformeln 94
– – Volumen 8
Lungenkreislauf 25 ff
– Blutfluss, gestörter 33 ff
– Strömung 26
– Strömungskurve 26
– Umgehung 29
Lungenödem 34
Lungenpartien
– Sauerstoffpartialdruck 47 f
– Ventilations-Perfusions-Werte 48
Lungenstauung 34
Lungenvolumen
– BTPS-Korrekturfaktoren 141
– statisches, Symbole, gebräuchliche 156
Lymphozyten 15

M

Magnetometer 123
Massenspektrometrie 109
Mechanorezeptoren 21
Medulla oblongata 21 f
MEF, Sollwert 79, 95
– – bei Kindern 136
Mehrkonzentrationstest 114 f
Membran, alveolokapilläre 105
Methacholin 113
– Mehrkonzentrationstest 114
Methämoglobin 40
Milchsäure 39
Minutenvolumen, Korrelation $P_{0,1}$ 99
Mischluftanteil 19
Mittelungszeit, Pulsoxymetrie 126
Molmassenspektroskopie 75
Mukoviszidose 13
Mundokklusionsdruck 21 ff, 98 ff
– erniedrigter 23
– Korrelationen 24
– – Atemzugvolumen 100
– – Minutenvolumen 99
– – Resistance, totale 101
– maximaler 24
– Mittelwerte 24

N

Nase, Druckmessung 121
Nervus
– glossopharyngeus 23
– vagus 4, 23
Niederdrucksystem 25
Non-REM-Schlaf
– Analyse 119 f
– Arousal, respiratorisches 54
– Atmungssystem 62
NREM s. Non-REM-Schlaf

O

O_2 s. Sauerstoff
Oberflächenelektromyogramm 120, 130
Oberflächenfilm, Dipolcharakter 10
Oberflächenkräfte, Lungendehnbarkeit 10
Oberflächenspannung, Alveolen 10
Oberflächenspannungskoeffizient 10
Obstruktion
– homogene 4
– inhomogene 5
– – Atmungsregulation 24
Ohm-Gesetz 96
Okklusionshypotonie 33
OSA s. Schlafapnoe, obstruktive
Ösophagusdruck 11
– Messung, Atmungsstörung, schlafbezogene 125

Sachverzeichnis

Ösophagusdruck
- Schwankungen, atemsynchrone 30

Ösophagussonde 11, 102
Oszilloresistometrie (ORM) 96 f
- bei Kindern 137
- Sollwerte 97

Overshot-Kurven, Flussvolumenkurve 83
Oxygenierung 126 f

P

$P_{0,1}$ s. Mundokklusionsdruck
Paralleltotraum 20
Parasympathikus 4
Partialinsuffizienz 46
$P_{CO_2 A}$ s. Kohlensäuredruck, alveolärer
Peak-Flow-Messung (PEF) 79 f
- Korrelation Resistance, totale 93
- Längsschnittergebnisse bei Kindern 136
- Sollwert 95
- Sollwertformeln 94
- – bei Kindern 134 ff
- Trapped-Air-Volumina 85

Pharynxmuskulatur 60 f
pH-Rezeptoren 20
pH-Werte
- Blut 22, 40
- Hasselbalch-Henderson-Formel 148 f
- Zerebrospinalflüssigkeit 22

Pleurablätter, Gleiten 12
Pleuradruck 11
Pleuraspalt 12
- Druckverhältnisse 8 f

Pneumokoniosen 15
Pneumotachograph 102 f
Pneumotachographie 74, 120 f
Polysomnographie 119
- bei Kindern 131
- Montagevorschlag 130
- bei Säuglingen 64
- Schlafapnoe, zentrale 58
- Schlafapnoe-Syndrom, obstruktives 55

Präzision 71
Progesteron 61
Proteasen 15
Proteaseninhibitoren 15
Provokationstest, inhalativer 112 ff
Pulmonalarterien, Anastomosen 33
Pulmonalisdruck
- Anstieg 28
- Belastung, körperliche 27 f
- Referenzdruck 30
- transmuraler 30

Pulmonalkreislauf 26
- Atmung 16, 30 ff

Pulsoxymetrie, transkutane 126
Pulstransitzeitmessung 129

Q

Qualitative Diagnostic Calibration (QDC)-Verfahren 125

R

Rauchen, Transferfaktorbestimmung 107 f

R_{aw} s. Atemwege, Strömungswiderstand
R_{eff} Strömungswiderstandswert, integraler 88
Regelkreise, Atemregulation 20 ff
REM-Rebound 64
REM-Schlaf
- Analyse 119 f
- Arousal, respiratorisches 54
- Atmungssystem 62

Reservekapillaren 27, 42 f
Reservekontaktzeit 42 f
Reservevolumen, exspiratorisches (ERV) 84 f
- – Sollwertformeln 94

Residualluftkapazität, funktionelle (FRC) 84 f
Residualvolumen (RV) 84 f
- funktionelles 84

Resistance 96
- totale (R_t) 88
- – altersabhängige, bei Kindern 137
- – Bronchodilatationstest 116
- – Einkonzentrationstest 113 f
- – Korrelation
- – – $P_{0,1}$ 101
- – – Peak-Flow-Messung 93
- – – 1-Sekunden-Wert 92
- – Mehrkonzentrationstest 115
- – Provokationstest, inhalativer 112
- – (R_t)-Linie 5, 90
- – Sollwert 95
- – Sollwertformeln 94
- – Variabilität 5

Respiratorischer Quotient 16
Respiratory-Disturbance-Index 56
Retraktionsdruck
- elastischer, Sollwertformeln 10
- Lunge 9

R_{os} 88
- Einkonzentrationstest 114

Ruheatemzugvolumen (AZV), Unterbrechermethode 97

S

Sauerstoff (O_2)
- Diffusionsmessung 105
- hämoglobingebundener 39
- physikalisch gelöst 151
- als Testgas 106

Sauerstoffaufnahme 38 f
- STPD-Korrekturfaktoren 142 ff

Sauerstoff-Desaturations-Index 56
Sauerstoffdiffusion 105
Sauerstoffdissoziationskurve 39 f
- Temperaturerhöhung 40

Sauerstoffdruck
- alveolärer
- – Barometerdruck 50
- – Erniedrigung 28
- – Sollwert 150
- arterieller 38 f, 51
- – Hyperventilation, alveoläre 17
- – Atmosphärendruckanhängigkeit 49
- – Atmungsregulation 23
- – Sollwerte, Blut, arterielles 153 f
- venöser 39

Sauerstoffdruckdifferenz
- alveolär-arterielle 29
- arteriovenöse 43

Sachverzeichnis

Sauerstoffmangel 49
– Hyperventilation, alveoläre 17
Sauerstoffpartialdruck
– Abhängigkeiten 44
– alveolärer 47
– Apnoeschwelle 59
– bei Kindern, Grenzwerte 138
– Messung
– – Atemluft 127
– – Elektroden, transkutane 127
Sauerstoffrezeptoren 23
Sauerstoffsättigung
– Cheyne-Stokes-Atmung 60
– Einkonzentrationstest 114
Sauerstoffschuld 39
Sauerstofftherapie 63
Sauerstoffverbrauch, Belastungsversuch 111
Säuglingstod, plötzlicher 64
Säure-Basen-Haushalt, Umrechnungsfaktoren 151
Schlaf, Analyse 119 f
Schlafapnoe
– Diagnostik, ambulante 130
– Funktionsdiagnostik, nichtlaborgebundene 56
– gemischte 58 f
– idiopathische zentrale 59 f
– obstruktive (OSA) 53 ff
– physiologische zentrale 59
– Polysomnographie 55
– prolongierte, Frühgeborene 64
– Schweregrad 56
– Therapieindikation 57
– zentrale 58 ff
– – mit Hyperkapnie 59
– – Polysomnographie 58
– – Therapie 61
Schlafapnoe-Syndrom, ausgeprägtes obstruktives 54 f
Schlafassoziierte Störungen, Analyse 119 ff
Schlaf-Elektroenzephalogramm 119
– bei Kindern 132
Schlaffragmentation 60
Schlafstadien
– Analyse 119 f
– Atmungssystem 62
Schläuche
– luftgefüllte, Atembewegungsmessung 123
– quecksilbergefüllte, Atembewegungsmessung 123
Schleimdrüsen, Kinder 66
Schnarchen, obstruktives 53
Schnarchgeräusch 129 f
Schock, hämorrhagischer 35 f
1-Sekunden-Wert (FEV1) 77 f
– Bronchodilatationstest 116
– Einkonzentrationstest 113 f
– Korrelation Resistance, totale 92
– Mehrkonzentrationstest 114 f
– Sollwert 95
– Sollwertformeln 94
– – bei Kindern 134 f
Sensibilisierung, allergische 15
Seufzeratmung 17
Skoliose 62 f
Sollwerte, Funktionsparameter
– – Erwachsene 133
– – Kinder 133

Sollwertformeln
– Blutgasanalyse 109
– Einatemzugmethode 107
– FEV1, bei Kindern 134 f
– FVC, bei Kindern 134
– Ganzkörperplethysmographie 86, 94
– Gasvolumen, intrathorakales 86
– Lungenkapazität, totale 84
– Peak-Flow-Messung 80
– – bei Kindern 134 ff
– Reservevolumen, exspiratorisches 84
– 1-Sekunden-Wert 77
– Spirometrie 94
– Two-stage-Vitalkapazität, bei Kindern 134
– Unterbrechermethode 97
– Vitalkapazität 76
– – exspiratorische, bei Kindern 134
– – inspiratorische, bei Kindern 134
Spirometer 16
Spirometrie 73 ff
– bei Kindern 134 ff
– Korrelation
– – Ganzkörperplethysmographie 92 ff
– – Strömungswiderstandskurven 92 f
– Sollwerte 94
– Sollwertformeln 94
– Umrechnung auf BTPS-Bedingungen 74
Sputum
– bei Bronchitis, chronischer 14
– Histaminkonzentration 14
– provoziertes 15
Sputumanalyse 14 f
Stauungsbronchitis 33
Stenoseatmung, experimentelle 21
STPD-Korrekturfaktoren 142 ff
Strömungswiderstand R_{aw}
– Atemwege 88
– Einflussfaktoren 93
– Oszilloresistometrie 97
– Provokationstest, inhalativer 112
Strömungswiderstandskurven 4 f
– Ganzkörperplethysmographie 88
– Kinder 136
– Korrelation Spirometriefunktionsparameter 92 f
– pathologische 89
Strömungswiderstandswerte, relative 7
Surfactant-Flüssigkeit 15
β_2-Sympathikomimetika 4, 115
Sympathikus 4

T

Tagesschläfrigkeit 56
Temperaturerhöhung, Sauerstoffdissoziationskurve 40
Theophyllin 61
Thermistor 121
Thoraxwand 8
– Dehnungskurve 9
– Elastizität 8
Thoraxwand-Zwerchfell-Antagonismus 47
Tiffeneau-Index 77 f
TLC s. Lungenkapazität, totale
TL_{COsb} s. Einatemzugmethode
TL_{COss} s. Kohlenmonoxid-Steady-State-Methode
Tonsillen, vergrößerte 65

Sachverzeichnis

Totraum
- absoluter 19
- anatomischer 18 f
- funktioneller 18 f
- Vergrößerung 19 f, 45 f

Totraumauswaschvolumen 107
Totraumluft 18
Totraumventilation
- Blutverlust 35
- Schock, hämorrhagischer 35

Trachealluft, Partialdrücke 43
Tracheastenose
- Strömungswiderstandskurve 89
- Vitalkapazität 77

Transferfaktor (T_{LCO}) 105 ff
- Aussagefähigkeit 108
- Fehlermöglichkeiten bei Bestimmung 107 f
- bei Kindern 137

U

Übertransfusion 35
Ultrarotabsorption 109
Umgebungsluft 43
Undine-Fluch-Syndrom 46
Unterbrechermethode 97
Upper Airway Resistance Syndrome 53
- Diagnose 57

V

VC s. Vitalkapazität
Ventilation 16 ff
- BTPS-Korrekturfaktoren 141
- serielle, Peak-Flow-Messung 80
- spezifische 17
- Symbole, gebräuchliche 157
- ungenügende, Differenzierung 23
- zirkumferenzielle
- - Einflussfaktoren 93
- - Peak-Flow-Messung 80

Ventilationsmessung, nichtinvasive, Genauigkeit 125
Ventilations-Perfusions-Inhomogenität 28 f
Ventilations-Perfusions-Quotienten 29
Ventilations-Perfusions-Werte, Lungenpartien 48

Ventrikel, rechter
- - Druckanpassung 37
- - Referenzdruck 30

Verschlussdruckkurven 6
- Ganzkörperplethysmographie 88
- Kinder 136

Verschlussdruckwinkel 87
Verteilungsstörungen
- Alveolarluft, ideale 19
- Durchblutung versus Ventilation 45 ff
- Sauerstoffdruckdifferenzen 29
- ventilatorische 48
- zirkulatorische 48 f

Videoaufzeichnung, Atmungsstörung, schlafassoziierte 130
Vitalkapazität (VC) 75 ff
- exspiratorische (EVC) 75
- - Sollwertformeln, bei Kindern 134
- inspiratorische (IVC) 75
- - Sollwert 95
- - Sollwertformeln 94
- - - bei Kindern 134
- Sollwertformeln 76
- Trapped-Air-Volumina 85
- Unterbrechermethode 97

Vitalkapazitätsspirometrie 73
- Befunddeutung 77
- Qualitätskriterien 76

Volumen-Bewegungs-Koeffizient 122

W

Wasserdampfdruck, Berechnungsformel 152
Wasserstoffionenkonzentration, Atemregulation 21 ff
Weckreaktion, kurzfristige 54 ff
Widerstände, elastische

Z

Zerebrospinalflüssigkeit, pH-Wert 22
Zilienverlust 13
Zwerchfell, Gesamtventilation 17
Zwerchfellineffizienz 45
Zwerchfell-Thoraxwand-Antagonismus 47